美容微针临床手册

CLINICAL GUIDE TO MICRONEEDLE COSMETOLOGY

主　编　郑　荃
顾　问　高景恒　杨蓉娅　刘　玮　徐　军
编　委　（以姓氏汉语拼音为序）
　　　　白　珠　陈　蔚　崔鲛鲤　杜锡萍
　　　　富秋涛　黄　荣　黄珊珊　黄卫红
　　　　黄亚东　黄媛媛　李　利　李纯青
　　　　李大铁　梁　虹　刘　翔　刘红梅
　　　　骆　丹　栾　琪　麦　跃　齐显龙
　　　　王小玉　夏　秋　谢卓玲　许进前
　　　　杨　鹏　苑凯华　张琳琳　郑　荃
　　　　郑晓晖　周业松

科学出版社
北　京

·版权所有 侵权必究·

举报电话：010-64030229；010-64034315；13501151303（打假办）

内 容 简 介

本书采用大篇分类方式进行归类管理，共分四篇三十八章。第一篇简要介绍美容皮肤科基础，包括皮肤的解剖生理、皮肤检测监测、皮肤病的症状学基础、皮肤病治疗学基础、皮肤损伤与修复、细胞生长因子及其美容应用和医学护肤品基础共七章。第二篇为美容微针基础。第三篇介绍常见美容皮肤病与美容微针应用。第四篇提出了皮肤亚健康与美容微针应用。本书编写宗旨为常用、实用和具有可操作性，第四篇为全新内容，力求反映最新膨胀纹、颈横纹、深皱纹、毛孔粗大、皮肤皱纹、皮肤暗黄、皮肤干燥、皮肤松弛、脂肪臃堆等在美容微针中的应用。

本书适用于医疗美容行业及相关专业工作人员阅读参考。

图书在版编目（CIP）数据

美容微针临床手册/郑荃主编 .—北京：科学出版社，2017.11
ISBN 978-7-03-054620-3

Ⅰ.美… Ⅱ.郑… Ⅲ.美容术–手册 Ⅳ.R97-62

中国版本图书馆 CIP 数据核字（2017）第 009114 号

责任编辑：丁海燕／责任校对：张怡君
责任印制：赵 博／封面设计：铭轩堂

科学出版社 出版
北京东黄城根北街 16 号
邮政编码：100717
http://www.sciencep.com
涿州市般润文化传播有限公司印刷
科学出版社发行 各地新华书店经销

*

2017 年 11 月第 一 版　开本：787×1092　1/16
2025 年 5 月第十二次印刷　印张：18
字数：436 000

定价：178.00 元

（如有印装质量问题，我社负责调换）

序 言

看到《美容微针临床手册》出版，我非常高兴。自早期我翻译引入中胚层疗法（国内亦有音译为"美塑疗法"）以来，引发了广大医疗美容工作者对这一新疗法的兴趣与关注，也受到美容市场的追捧。十年来也有同行发表从基础研究到临床应用的很多学术文献，共同促进这一新兴技术的发展壮大。我也欣喜地看到微针疗法的市场发展如此迅速，为医疗美容尤其是皮肤美容做出了重大的贡献。

从中胚层疗法（美塑疗法，Mesotherapy）到微针疗法（亦称美容微针疗法、美容微针），经历了不断的理论梳理及实践锤炼，从中胚层疗法的中胚层定点定量精准注射给药治疗，发展到全方位全层（含皮下组织甚或筋膜层组织）微针为主导的刺激、损伤和修复重建，以及配合多元化的顺势给药方式，构成了新型的中胚层治疗形式——微针疗法。我更高兴地看到借助于微针介导导入了射频能量，微针刺激的同时又深层精准地导入了射频能量，使得微针治疗对胶原等组织的刺激、损伤和修复重建能力得到了大幅度提高。线性微针疗法更充分体现了微针疗法的原理，将微针机械刺激和可吸收医用线性材料吸收过程对组织持续刺激作用发挥到极致，使线性微针疗法和线性微整形达到了高度统一。从中胚层疗法到微针疗法，从基础的中胚层注射到广阔拓展的微针疗法发展线路的形成，均可圈可点，可喜可贺。

微针疗法（micro-needle therapy，MNT）是指利用微细针状器械对皮肤软组织和（或）人体体表深层组织实施刺激或处理，以期获得治疗疾病或医疗效果等作用的一类医疗技术。微针疗法除主要利用微细针状器械作为基本治疗工具以外，常常还配合或辅助其他技术，如射频能量、药剂、营养成分或其他材料等元素的同步施予，以期获得更好的效果。微针疗法的本质可以理解为是以微针主导或介导的一种综合疗法。以上概念比较清晰、准确和完整地反映了微针疗法的本质。

本书的构想和编排也比较科学。基础部分的皮肤检测监测、皮肤创伤与修复、细胞生长因子及其临床应用等章节对微针疗法的学习应用十分必要。

作为微针疗法的基础篇章，特别值得细读，也可以说是反映微针疗法的发展方向，作者大胆地把大概念的微针疗法做了有意思的分类，试图帮助我们在更宽泛领域理解微针疗法。例如，针灸微针疗法，本质是中医学的针灸治疗方式；针刺微针疗法，包括滚轮微针、电动微针、梅花针等机械针刺方式等，是代表性美容微针疗法的类型；中胚层疗法（美塑疗法）或代表了注射微针疗法类别，水光微针、水光针、美塑枪注射等即是注射微针疗法的常用方式；介导微针疗法即借助于微针为导体，导入某种作用能量（射频能、光学能、化学能等）。目前有微针介导射频能量的射频微针成功用于皮肤治疗或皮肤抗衰年轻化；线性微针疗法是利用细小微针穿刺的同时注入或植入细小的线材（主要为可吸收的线性材料），从而发挥细小微针穿刺作用和植入线持续温和刺激作用。这种细小微针损伤刺激和持续线材吸收刺激带来的组织损伤修复及胶原等组织再生效应为我们用于皮肤抗衰年轻化提供了很好的想象空间。

作为微针疗法的临床手册，对每一种微针疗法技术的操作要领和示范细化论述是非常必要的。本书在专业章节和具体应用章节中都用不同形式的记录和描述，包括对常用微针疗法药剂配方和套组等都尽可能详尽展现，使读者学有所获、学有所用。

应用篇章比较有针对性和实用性。把常见美容皮肤疾病和常见皮肤亚健康问题做了简明扼要的论述，也对其常见治疗方法做了展示，便于读者在应用中有比较完整的概念。当然，也针对每一种疾病或问题着重介绍了微针疗法的治疗方法和优势，并对微针疗法和其他方法的联合治疗优势做了阐述，十分符合临床手册的应用性和实用性。

微针疗法作为新的领域、新的专业、新的技术，首部微针疗法专业著作——《美容微针临床手册》难免存在不足。本书作者较多、临床经验和写作风格不尽相同，希望尽快做出再版准备和布置，尤其是在操作和案例图片方面多做一些准备，将其质量提高到更高水平。

高景恒

2017 年 9 月 1 日于沈阳

前　言

微针疗法（又称美容微针疗法、美容微针）是一门年轻而又富有生命力的医疗美容技术学科，从初起到广泛应用，仅仅用了十年左右的时间。基于其初起而发展快速，应用广泛而大受欢迎，其规范性、系统性和科学性等方面却不尽如人意的现状，广大医疗美容尤其是皮肤美容工作者达成共识，必须尽快对这一领域进行研究、总结，使之形成初级体系和规范。只有这样，才有可能有方向地去发展这一学科和领域。经过几十位皮肤医疗和皮肤美容专家及临床工作者历经两年的付出，美容微针疗法的专业书——《美容微针临床手册》终于和广大医疗美容工作者见面了。尽管这本书还有需要完善的地方，但笔者依然希望它能带给广大医疗美容工作者一些可借鉴之处，更希望对广大医疗美容工作者有所帮助。同时，也希望专家们在工作中不断总结，在学习中不断提出有益建议和意见，便于笔者在不久的将来推出更完善的再版作品。

美容微针疗法已经形成且在不断完善中，并逐渐成为美容皮肤科学乃至美容医学实践中不可或缺的重要组成部分。

在多年的临床工作和医疗美容实践中，笔者体会到较多的医疗美容技术缺乏科学的归属管理，如美容激光、美容微针、注射美容、线性微整形、皮肤美容外科等，然而这些技术的应用却十分广泛而常见。其中，美容微针技术就是一个很好的例子。以往总是按专业习惯将其归为某些传统专业，更多的情形是附属于整形或美容外科之下，或分散于皮肤性病科甚至非医学机构之中。随着美容医学的不断完善和发展，这样的状况早已不适应人们对美容技术与质量的要求，微针疗法（美容微针）体系建设和规范建立成为美容医疗领域应运而生的发展趋势。根据多年医疗美容临床实践和美容医学教学实践的经验，我们认为微针疗法（美容微针）能比较恰当地概括这类技术的内涵，并由此开始微针疗法（美容微针）体系的建设工作和建立微针疗法（美容微针）的规范化发展方向，希望《美容微针临床手册》能在其中起到抛砖引玉的作用。

本书的构想和编写力图反映微针疗法（美容微针）的内涵，尽可能突出其实用性和可操作性的特点。由于涉及微针疗法（美容微针）的内容多而庞杂，全书采用大篇分类方式进行归类管理，共分4篇38章。

第一篇共7章，简要介绍美容皮肤科基础，包括皮肤的解剖生理、皮肤检测监测、皮肤病的症状学基础、皮肤病治疗学基础、皮肤损伤与修复、细胞生长因子及其美容应用和医学护肤品基础。

第二篇共7章，以美容微针为基础，较系统介绍微针疗法及美容微针的历史、概念和定义内涵，美容微针类型，美容微针基本原理，美容微针基本操作，美容微针药剂产品，美容微针术后护理及美容微针应用事项。本篇较大篇幅介绍了常见美容微针的操作过程及其示范，图文兼备，有利于初学者学习掌握微针操作。

第三篇共14章，介绍常见美容皮肤病与美容微针应用。每一种疾病编排顺序为疾病概要、常见病种的美容微针治疗及美容微针联合其他方法的治疗。为帮助广大医师强化美容微针应用，每一种疾病章节下特别设计了有针对性设问及解答，把常见临床困惑一一解答。部分疾病还展示了对比照片，以加深读者感官印象。常见病选取了痤疮、玫瑰痤疮、脂溢性皮炎、脱发、黄褐斑、炎症性色素沉着、外伤性色素沉着、黑变病、接触性皮炎、化妆品皮炎、激素依赖性皮炎、季节性皮炎、敏感肌、痘坑及凹疤等。

第四篇共10章，是全新内容，提出了皮肤亚健康与美容微针应用。内容主要涉及美容皮肤科治疗技术。编写宗旨为常用、实用和具有可操作性，力求反映最新膨胀纹、颈横纹、深皱纹、皮肤皱纹、肤色暗黄、皮肤干燥、皮肤松弛、毛孔粗大、脂肪臃堆等的相关知识。

由于本书作者较多，临床经验和写作风格不尽一致，书中难免有疏漏之处，恳请广大同仁及读者指正，以便再版时修订完善。

编　者

2017年9月

目 录

第一篇　美容皮肤科基础

第一章　皮肤的解剖生理 3
　第一节　表皮 3
　第二节　真皮 6
　第三节　皮下组织 7
　第四节　皮肤附属器 8
　第五节　皮肤的脉管、神经和肌肉 9
　第六节　表皮屏障 10
　第七节　皮肤的吸收功能 11

第二章　皮肤检测监测 13
　第一节　皮肤检测监测概述 13
　第二节　皮肤检测监测方法 13
　第三节　皮肤检测监测的应用 19

第三章　皮肤病的症状学基础 21
　第一节　皮肤病的自觉症状 21
　第二节　皮肤病的他觉症状 22
　第三节　皮肤病的诊断 24

第四章　皮肤病治疗学基础 28
　第一节　皮肤科内用药 28
　第二节　皮肤科外用药 35
　第三节　美容激光简介 37
　第四节　美容射频简介 40
　第五节　皮肤外科治疗 41
　第六节　其他美容疗法简介 43

第五章　皮肤损伤与修复 ········· 45
第一节　皮肤损伤概述 ········· 45
第二节　皮肤损伤修复原理 ········· 45
第三节　皮肤的修复再生过程 ········· 46

第六章　细胞生长因子及其美容应用 ········· 47
第一节　细胞生长因子概述 ········· 47
第二节　细胞生长因子作用及其在医学美容中的应用 ········· 49

第七章　医学护肤品基础 ········· 56
第一节　医学护肤品概述 ········· 56
第二节　医学护肤品的临床应用 ········· 57

第二篇　美容微针基础

第八章　微针疗法与美容微针疗法 ········· 63
第一节　微针疗法概述 ········· 63
第二节　美容微针疗法概念及定义 ········· 64
第三节　美容微针疗法属性 ········· 66
第四节　美容微针疗法应用概况 ········· 68

第九章　美容微针类型 ········· 70

第十章　美容微针基本原理 ········· 75

第十一章　美容微针基本操作 ········· 77
第一节　滚轮微针操作 ········· 77
第二节　水光微针操作 ········· 82
第三节　射频微针操作 ········· 90
第四节　单针微针操作 ········· 92
第五节　线性微针操作 ········· 95

第十二章　美容微针药剂产品 ········· 97
第一节　美容微针药剂产品类型 ········· 97
第二节　美容微针药剂产品作用 ········· 99
第三节　美容微针药剂产品选择 ········· 100

第十三章　美容微针术后护理 ········· 102
第一节　美容微针术后医学护理 ········· 102
第二节　美容微针术后家居护理 ········· 102
第三节　美容微针术后产品应用 ········· 103

第十四章　美容微针应用事项 ········· 105
第一节　美容微针医学属性 ········· 105

第二节　美容微针适应证及选择原则 ················· 106
第三节　美容微针禁忌证及其规避 ··················· 107
第四节　美容微针并发症及其处理 ··················· 107

第三篇　美容皮肤病与美容微针应用

第十五章　痤疮与美容微针应用 ················· 111
第一节　寻常痤疮概述 ··················· 111
第二节　痤疮治疗概要 ··················· 111
第三节　痤疮美容微针应用 ··················· 113
第四节　痤疮美容微针联合治疗 ··················· 114
第五节　痤疮的美容微针治疗设问及解答 ··················· 115
第六节　痤疮及美容微针治疗案例呈现 ··················· 117

第十六章　玫瑰痤疮与美容微针应用 ················· 119
第一节　玫瑰痤疮概述 ··················· 119
第二节　玫瑰痤疮治疗概述 ··················· 120
第三节　玫瑰痤疮美容微针应用 ··················· 122
第四节　玫瑰痤疮微针联合治疗 ··················· 123
第五节　玫瑰痤疮的美容微针治疗设问及解答 ··················· 123

第十七章　脂溢性皮炎与美容微针应用 ················· 125
第一节　脂溢性皮炎概述 ··················· 125
第二节　脂溢性皮炎治疗概要 ··················· 125
第三节　脂溢性皮炎美容微针应用 ··················· 127
第四节　脂溢性皮炎美容微针的联合治疗 ··················· 127
第五节　脂溢性皮炎美容微针治疗设问及解答 ··················· 128

第十八章　脱发治疗与美容微针应用 ················· 129
第一节　脱发的概述 ··················· 129
第二节　脱发治疗方法概要 ··················· 130
第三节　脱发治疗与美容微针应用 ··················· 131
第四节　脱发治疗美容微针联合治疗 ··················· 133
第五节　脱发美容微针治疗设问及解答 ··················· 133
第六节　脱发美容微针治疗案例呈现 ··················· 134

第十九章　黄褐斑与美容微针应用 ················· 135
第一节　黄褐斑概述 ··················· 135
第二节　黄褐斑治疗概要 ··················· 136
第三节　黄褐斑美容微针应用 ··················· 138

第四节　黄褐斑美容微针联合治疗 ··· 139
　　第五节　黄褐斑美容微针治疗设问及解答 ··· 139
　　第六节　黄褐斑及美容微针治疗案例呈现 ··· 140

第二十章　炎症性色素沉着与美容微针应用 ·· 143
　　第一节　炎症性色素沉着概述 ·· 143
　　第二节　炎症性色素沉着治疗概要 ·· 144
　　第三节　炎症性色素沉着美容微针应用 ··· 145
　　第四节　炎症性色素沉着美容微针联合治疗 ··· 145
　　第五节　炎症性色素沉着美容微针治疗设问及解答 ···························· 146
　　第六节　炎症性色素沉着美容微针治疗案例 ··· 147

第二十一章　外伤性色素沉着与美容微针应用 ·· 150
　　第一节　外伤性色素沉着概述 ·· 150
　　第二节　外伤性色素沉着治疗概要 ·· 151
　　第三节　外伤性色素沉着美容微针应用 ··· 152
　　第四节　外伤性色素沉着美容微针联合应用 ··· 153
　　第五节　外伤性色素沉着美容微针治疗设问及解答 ···························· 154
　　第六节　外伤性色素沉着及美容微针治疗案例呈现 ···························· 155

第二十二章　黑变病与美容微针治疗 ·· 157
　　第一节　黑变病概述 ·· 157
　　第二节　黑变病治疗概要 ·· 158
　　第三节　黑变病美容微针治疗 ·· 158
　　第四节　黑变病美容微针联合治疗 ·· 159

第二十三章　接触性皮炎与美容微针应用 ·· 160
　　第一节　接触性皮炎概述 ·· 160
　　第二节　接触性皮炎治疗概要 ·· 161
　　第三节　接触性皮炎美容微针应用 ·· 161
　　第四节　接触性皮炎美容微针治疗设问及解答 ····································· 162

第二十四章　化妆品皮炎与美容微针应用 ·· 163
　　第一节　化妆品皮炎概述 ·· 163
　　第二节　化妆品皮炎治疗概要 ·· 163
　　第三节　化妆品皮炎美容微针应用 ·· 165
　　第四节　化妆品皮炎美容微针联合治疗 ··· 165
　　第五节　化妆品皮炎美容微针治疗问题及解答 ····································· 166
　　第六节　化妆品皮炎及美容微针治疗案例 ··· 168

第二十五章　皮质类固醇激素依赖性皮炎与美容微针应用 ······················ 175
　　第一节　皮质类固醇激素依赖性皮炎概述 ··· 175

第二节　皮质类固醇激素依赖性皮炎治疗概要 ································ 176
　　第三节　皮质类固醇激素依赖性皮炎微针应用 ································ 177
　　第四节　皮质类固醇激素依赖性皮炎美容微针联合治疗 ······················ 178
　　第五节　美容微针皮质类固醇激素依赖性皮炎治疗设问及解答 ·············· 179
　　第六节　皮质类固醇激素依赖性皮炎及美容微针治疗案例呈现 ·············· 180

第二十六章　季节性皮炎与美容微针应用 ··· 183
　　第一节　季节性皮炎概述 ··· 183
　　第二节　季节性皮炎预防与治疗概要 ·· 184
　　第三节　季节性皮炎微针应用 ·· 184
　　第四节　季节性皮炎微针联合应用 ··· 185
　　第五节　季节性皮炎美容微针改善设问及解答 ······························· 186
　　第六节　季节性皮炎及美容微针治疗案例呈现 ······························· 187

第二十七章　敏感肌与美容微针应用 ·· 189
　　第一节　敏感肌概述 ··· 189
　　第二节　敏感肌治疗概要 ··· 192
　　第三节　敏感肌美容微针应用 ·· 194
　　第四节　敏感肌美容微针联合治疗 ··· 195
　　第五节　敏感肌美容微针治疗设问及解答 ···································· 195

第二十八章　痘坑及凹疤与美容微针应用 ·· 199
　　第一节　痘坑及凹疤概述 ··· 199
　　第二节　痘坑及凹疤治疗方法概要 ··· 199
　　第三节　痘坑及凹疤微针应用 ·· 201
　　第四节　痘坑及凹疤美容微针联合治疗 ······································· 202
　　第五节　凹陷性瘢痕美容微针治疗设问及解答 ······························· 203
　　第六节　凹陷性瘢痕及美容微针治疗案例呈现 ······························· 204

第四篇　皮肤亚健康与美容微针应用

第二十九章　膨胀纹与美容微针应用 ·· 209
　　第一节　膨胀纹概述 ··· 209
　　第二节　膨胀纹改善方法概要 ·· 210
　　第三节　膨胀纹美容微针应用 ·· 212
　　第四节　膨胀纹美容微针联合应用 ··· 213
　　第五节　膨胀纹美容微针改善设问及解答 ···································· 213
　　第六节　膨胀纹美容微针改善案例呈现 ······································· 214

第三十章　颈横纹与美容微针应用 ... 217
第一节　颈横纹概述 ... 217
第二节　颈横纹治疗概要 ... 217
第三节　美容微针在颈横纹的应用 ... 218
第四节　颈横纹微针联合治疗 ... 219
第五节　颈横纹微针治疗设问及解答 ... 219
第六节　颈横纹及美容微针改善案例呈现 ... 219

第三十一章　深皱纹与美容微针的应用 ... 221
第一节　深皱纹概述 ... 221
第二节　深皱纹改善方法概要 ... 222
第三节　深皱纹美容微针应用 ... 222
第四节　深皱纹美容微针联合运用 ... 224
第五节　深皱纹美容微针改善设问及解答 ... 225
第六节　深皱纹治疗的案例呈现 ... 226

第三十二章　皮肤皱纹与美容微针应用 ... 229
第一节　皮肤皱纹概述 ... 229
第二节　皮肤皱纹改善方法概要 ... 229
第三节　皮肤皱纹美容微针应用 ... 231
第四节　皮肤皱纹美容微针联合应用 ... 232
第五节　皮肤皱纹美容微针改善设问及解答 ... 233
第六节　皮肤皱纹及美容微针改善案例呈现 ... 234

第三十三章　肤色暗黄与美容微针应用 ... 235
第一节　肤色暗黄概述 ... 235
第二节　肤色暗黄改善方法概要 ... 235
第三节　肤色暗黄美容微针应用 ... 236
第四节　肤色暗黄美容微针联合应用 ... 237
第五节　肤色暗黄美容微针改善设问及解答 ... 238
第六节　肤色暗黄及美容微针改善案例呈现 ... 239

第三十四章　皮肤干燥与美容微针应用 ... 241
第一节　皮肤干燥概述 ... 241
第二节　皮肤干燥改善方法概要 ... 242
第三节　皮肤干燥微针改善应用 ... 243
第四节　皮肤干燥美容微针联合应用 ... 243
第五节　皮肤干燥美容微针改善设问及解答 ... 244
第六节　皮肤干燥及美容微针改善案例呈现 ... 245

第三十五章　皮肤松弛与美容微针应用 ... 249
第一节　皮肤松弛概述 ... 249
第二节　皮肤松弛改善方式概要 ... 250
第三节　皮肤松弛美容微针应用 ... 250
第四节　皮肤松弛美容微针联合应用 ... 252
第五节　皮肤松弛美容微针改善设问解答 ... 252
第六节　皮肤松弛美容微针改善案例呈现 ... 254

第三十六章　毛孔粗大的微针应用 ... 255
第一节　毛孔粗大概述 ... 255
第二节　毛孔粗大改善方法概要 ... 261
第三节　微针疗法应用于毛孔粗大 ... 263
第四节　毛孔粗大美容微针联合治疗 ... 264
第五节　毛孔粗大美容微针改善设问及解答 ... 264
第六节　毛孔粗大微针治疗案例呈现 ... 265

第三十七章　脂肪臃堆与美容微针应用 ... 267
第一节　脂肪臃堆概述 ... 267
第二节　脂肪臃堆改善法概要 ... 267
第三节　脂肪臃堆美容微针应用 ... 268
第四节　脂肪臃堆美容微针联合应用 ... 269

第三十八章　皮肤橘皮症与美容微针应用 ... 270
第一节　皮肤橘皮症概述 ... 270
第二节　皮肤橘皮症改善法概要 ... 270
第三节　皮肤橘皮症美容微针应用 ... 271
第四节　皮肤橘皮美容微针联合应用 ... 271

参考文献 ... 272

第一篇 美容皮肤科基础

第一章 皮肤的解剖生理

第一节 表 皮

皮肤位于人体的表面,是人体的第一道防线,有其特有的组织形态、生理功能。皮肤结构与各种医学美容技术和效果密切相关。

【皮肤概述】

1. 皮肤是人体最大的器官,总面积约为 $1.6m^2$,成年人皮肤总面积约为 $1.5m^2$,新生儿约为 $0.21m^2$,总重量约占体重的 16%。

2. 皮肤与人体所处的外界环境直接接触,在口、鼻、尿道口、阴道口、肛门等处与体内各种管腔表面的黏膜互相移行,对维持人体内环境稳定起到极其重要的作用。

3. 皮肤由表皮、真皮和皮下组织构成,表皮与真皮之间由基底膜带相连接。皮肤中除各种皮肤附属器,如毛发、皮脂腺、汗腺和甲等外,还含有丰富的血管、淋巴管、神经、肌肉。

4. 皮肤的厚度随年龄、部位而异,不包括皮下组织,通常为 0.5～4mm。表皮的厚度从 0.04mm(眼睑)到 1.6mm(足跖),平均约 0.1mm;真皮厚度是表皮的 15～40 倍。枕后、颈部、臀及掌跖等处皮肤较厚,眼睑、乳房和外阴等处皮肤较薄。

5. 组织学上,皮肤由三部分组成,由外往里依次为表皮、真皮和皮下组织(图 1-1)。化妆品的吸收需先渗透进入皮肤角质层,然后弥散进入表皮和真皮,最后进入血管和淋巴管。

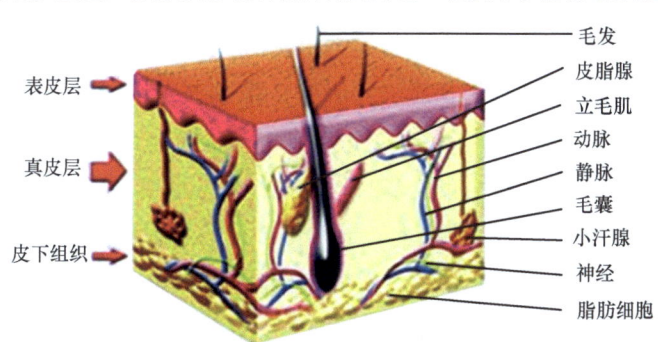

图 1-1 皮肤的解剖结构

【表皮组织结构】

表皮由胚胎期的外胚层演变而来，由角化的复层扁平上皮构成，主要由角质形成细胞（keratinocyte）、黑素细胞、朗格汉斯细胞（Langerhans cell）和少量梅克尔细胞（Merkel cell）构成。外用制剂，包括药物及化妆品后，其有效成分可溶解于角质层，形成储库，发挥作用。

1. 角质形成细胞　属上皮细胞，在其分化过程中胞质内逐渐形成具有保护作用的角蛋白。角蛋白是皮肤屏障最外层角质细胞的结构成分，也是指甲、毛发中主要骨架蛋白。这种结构蛋白的主要功能是维持上皮组织的完整性及连续性。研究发现，细胞角蛋白具有极高的保守性和组织分化特异性，与上皮细胞的增殖分化密切相关。

角质形成细胞是表皮的主要细胞，占表皮细胞的80%以上。角质形成细胞之间有一定的间隙，可见细胞间桥，即电镜下所见的桥粒，是细胞连接的桥梁。根据角质形成细胞的分化阶段和特点，表皮由内向外依次为基底层、棘层、颗粒层、透明层和角质层。其中，基底层借助基底膜带与真皮相连接（图1-2）。

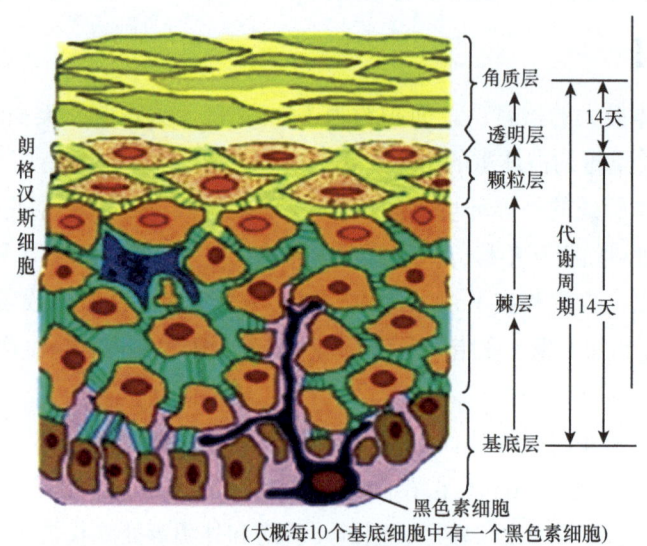

图1-2　角质形成细胞结构

（1）基底层：基底层位于表皮的最下层，为一层排列整齐如栅栏状的柱状或立方状的基底细胞，附着于基膜带上。正常情况下约30%基底层细胞处于核分裂期，由基底层移行至颗粒层约需14天，再移行至角质层并脱落又需14天，共28天，称为表皮更替时间。

（2）棘层：棘层位于基底层上方，一般由4~8层细胞组成。细胞呈多角形，越位于表层，细胞越扁平。每个细胞均有较多的胞质突，称为棘突，故此层细胞称为棘细胞。

（3）颗粒层：颗粒层位于棘层之上，通常由2~4层扁平或梭形细胞组成，细胞质内充满粗大、深嗜碱性的透明角质颗粒。正常皮肤颗粒层的厚度与角质层的厚度成正比，因此在角质层较厚的掌跖，颗粒层细胞可多达10层。

（4）透明层：透明层仅见于掌跖等角质层较厚的表皮，是一层位于颗粒层上方、角质层下方的 2～3 层扁平、边界不清、无核、嗜酸性、紧密相连的细胞，是防止水及电解质通过的屏障。

（5）角质层：角质层细胞已不含细胞核，细胞器也几乎消失，由 5～10 层已经死亡的细胞组成。角质层是防止外界物质进入体内和体内水分丢失的主要屏障。为了使角质层保持一定的张力和弹性，角质层内的角蛋白必须与相应的水分水合，否则会影响皮肤的顺应性，进而影响皮肤的屏障功能。

（6）角质形成细胞间及与基膜带的连接：角质形成细胞间依靠桥粒及细胞间黏合物质相互连接，基底细胞依靠真皮侧胞膜上的半桥粒与其下的基膜带相连接。

（7）表皮下基膜带（basement membrane zone，BMZ）：用过碘酸雪夫染色（PAS 染色）时，在表皮真皮连接处可见 0.5～1μm 厚的均匀一致的紫红色带，呈现 PAS 反应阳性，说明含有相当多量的中性黏多糖，称为表皮下基膜带。此带在苏木精 - 伊红（HE）染色切片中看不到。基膜带除连接真 - 表皮外，还具有渗透和屏障作用。表皮内无血管，营养物质可通过此带进入表皮，代谢产物可通过此带进入真皮，但可限制分子质量大于 40 000Da 的大分子通过。当基膜带损伤时，炎症细胞、肿瘤细胞和一些大分子可通过此带进入表皮，表皮的黑素颗粒也会掉入真皮。

2. 表皮内的树突状细胞（dendritic cells）　除角质形成细胞外，正常表皮内还有黑素细胞、朗格汉斯细胞和梅克尔细胞。

（1）黑素细胞（melanocyte）：来源于外胚叶的神经嵴，主要位于表皮的基底层，约占基底层细胞的 10%。在 HE 染色切片中，黑素细胞的胞质透明，胞核较小，故又称透明细胞。银染色及 DOPA 染色显示黑素细胞有较多的树枝状突起，伸向邻近的基底细胞和棘细胞。每一个黑素细胞借助树枝状突起可与周围 10～36 个角质形成细胞接触，向它们输送黑素颗粒，形成一个表皮黑素单元。

人体皮肤的颜色主要取决于角质形成细胞内存储的黑素。一般来讲，存储黑素多的人肤色更深，也更受到光保护。研究表明，不同种族的人的黑素细胞个数并没有明显差异。人体接受紫外线照射后，肤色深浅主要取决于黑素生成的多少和黑素转入角质细胞的多少，生成黑素蛋白越多并且转入角质细胞的越多，肤色就越深，反之就越浅。

根据皮肤颜色对日光照射后的灼伤或晒黑的反应特点，美国皮肤科医师 Fitzpatrick 将人类皮肤分为Ⅰ～Ⅵ型。Ⅰ型：总是灼伤，从不晒黑；Ⅱ型：总是灼伤，有时晒黑；Ⅲ型：有时灼伤，有时晒黑；Ⅳ型：很少灼伤，经常晒黑；Ⅴ型：从不灼伤，经常晒黑；Ⅵ型：从不灼伤，总是晒黑。一般认为欧美人皮肤基底层黑素含量少，皮肤属于Ⅰ、Ⅱ型；东南亚黄色皮肤为Ⅲ、Ⅳ型，皮肤基底层黑素含量中等；非洲棕黑色皮肤为Ⅴ、Ⅵ型，皮肤基底层黑素含量很高。由此可见，无论哪种肤型，都应注意防晒，防止皮肤灼伤、晒黑，甚至患皮肤癌。

（2）朗格汉斯细胞：朗格汉斯细胞是一种来源于骨髓及脾的免疫活性细胞，主要存在于表皮中部，大多位于棘层中上层。胞质透明，占表皮细胞的 3%～5%。HE 染色切片中，朗格汉斯细胞难以辨认，氯化金染色能显示其树枝状突起。朗格汉斯细胞能摄取外界物质，兼有吞噬及吞饮作用，并具有抗原提呈作用，故又称其为抗原提呈细胞，在皮肤的接触性变态反应和同种异体皮肤移植时的排斥反应中起重要作用。

（3）梅克尔细胞：梅克尔细胞位于表皮和口腔黏膜下面，相当罕见，分布不规则，在HE染色切片中，梅克尔细胞难以辨认。据推测，梅克尔细胞是一种触觉感觉细胞。

第二节 真 皮

真皮主要由结缔组织构成，可分两层，即真皮乳头层和网状层，两层间无截然界线。乳头层靠近表皮下部，较薄，其乳头向上与表皮突犬牙交错相连，乳头层内有丰富的毛细血管和毛细淋巴管，并有游离神经末梢；网状层内含较大的血管、淋巴管、神经及皮肤附属器、肌肉等结构。真皮结缔组织由胶原纤维、网状纤维、弹性纤维、细胞和基质构成。

皮肤老化主要表现为真皮的改变，光老化最明显的组织学特征是弹性组织变性。自然老化的皮肤中糖胺聚糖减少，而光老化皮肤中可见糖胺聚糖增多、断裂的弹性纤维沉积、真皮细胞外基质蛋白和胶原减少等。因此，抗老化作用通常都是主要作用于真皮结构，包括细胞及细胞外基质成分。其首要目的都是恢复细胞外基质的正常结构，增加胶原含量。抗皮肤老化的基本要素是通过防晒、保湿和修复皮肤屏障功能、抗氧化，促进细胞分化、增殖，增加胶原和弹性蛋白等达到目的。

【真皮组织结构】

1. 胶原纤维　胶原纤维是真皮结缔组织的主要成分，在真皮内均结合成束，在各部位的胶原束粗细不等，在乳头层内的胶原束不但最细，而且无一定的方向。在真皮的中、下部胶原纤维较粗，呈束状，且走向几乎与皮面平行。胶原纤维韧性大，抗拉力强，但缺乏弹性。

光老化皮肤的一个突出特征是成熟的胶原纤维嗜碱性变。光老化皮肤真皮淋巴细胞和巨噬细胞增多而呈现慢性炎症；由于胶原网络支架的减少，血管缺乏支持而易破裂出现紫癜。由此可见，防晒、做好光防护对预防皮肤光老化至关重要，且应从小开始，而不应等到皮肤已经出现肉眼可见的老化表现时才开始。此外，皮肤胶原含量与性别相关，女性本身的胶原含量较低，因此，比男性更早显出衰老。单就皮肤而言，女性比男性要提早15年出现衰老。

2. 网状纤维　网状纤维并非独立的纤维成分，仅是幼稚的、纤细的、未成熟的纤维，HE染色难以显示，银染呈黑色，故又称嗜银纤维。网状纤维由网状原纤维聚合而成，主要成分为Ⅲ型胶原。

3. 弹性纤维　弹性纤维也较细，在HE染色切片中可见弹性纤维呈波浪状缠绕在胶原束之间。弹性纤维使皮肤具有弹性，拉长后可恢复原状。

4. 细胞　真皮结缔组织间可见成纤维细胞、肥大细胞、巨噬细胞、淋巴细胞和其他白细胞，以及朗格汉斯细胞、真皮树突细胞、噬黑素细胞等。成纤维细胞产生多种纤维和基质，也有学者认为肥大细胞与基质的形成有关。成纤维细胞作为皮肤组织中的主要细胞，与皮肤结构重建、细胞外基质代谢等功能密切相关，因此也成为人们研究与开发各种治疗损容性皮肤病的仪器设备、药物制剂与产品，乃至化妆品的主要目标细胞。

5. 基质　基质是一种无定形均质状物质，由成纤维细胞产生，充填于纤维和细胞之间。主要化学成分为蛋白多糖、水、电解质等。蛋白多糖主要包括透明质酸、硫酸软骨素B、硫酸软骨素C等，使基质形成具许多微孔隙的分子筛立体构型。小于这些孔隙的物质，如水、电解质、营养物质和代谢产物可自由通过进行物质交换；大于孔隙者，如细菌则不能通过，被限于局部，有利于吞噬细胞吞噬。HE染色基质看不到，用阿申兰（Alcian blue）及胶样铁（Colloidiron）等可使其显色。

6. 透明质酸　透明质酸又称为玻尿酸，即现在注射美容产业的"宠儿"，也可以加入化妆品中。它是一种天然多醣体，本身有许多个亲水基团，大分子结构还能够层层折叠成网状，把水容纳在空隙中，因此有着超强的吸水能力。1g玻尿酸可以吸收1000g水分，相当于1000倍吸水能力，保湿效果是胶原蛋白的16倍，是当今文献中公认的最佳保湿产品，被称为"最佳保湿因子"。透明质酸在保湿、修复、营养皮肤的作用上起着关键作用，是人体组织中保持水分最重要的物质，它的含量会随着年龄的增长而减少，若真皮基质中的透明质酸减少，会导致皮肤结合水含量下降，从而使皮肤变得干燥、无光泽、弹性降低，产生皱纹、粗糙暗沉及肤色不均匀等问题。

7. 表皮　表皮是皮肤最外层的保护屏障，表皮角质层的含水率应维持在15%～20%，通常其含水量为20%～35%。当表皮的含水量降低至10%甚至更低时，就会发生明显的缺水表现，而且自己也能感觉到皮肤干燥不适。上述情况出现后，合理地应用透明质酸可以使肌肤重新水润起来。

透明质酸应用于皮肤表面后，吸水效果可逐渐超过角质层的水合度，在短时间里能让角质水分充盈。事实上，就透明质酸的保湿原理来讲，应称其为"增湿剂"更确切，但由于分子量大难以通过涂抹方式进入皮肤深处组织。

第三节　皮下组织

真皮下面为皮下组织，又称皮下脂肪层或脂膜。其结缔组织纤维皆自真皮下部延续而来，与真皮无明显界线，下方与肌膜等组织相连。皮下组织由疏松结缔组织及脂肪小叶组成，其厚度因身体不同部位及营养状况而异。脂肪小叶中充满着脂肪细胞，细胞质中含有脂肪，细胞核被挤至一边。小叶间隔将脂肪细胞分为小叶、间隔的纤维结缔组织与真皮相连续，除胶原束外，还有大的血管网、淋巴管和神经。真皮乳头层微血管紧靠表皮基底层，因此某些化妆品成分从皮肤到达血液的同时，也可移入真皮深层，部分进入血循环，部分脂溶性的物质则储存于脂肪层。

【皮下组织结构】

1. 脂肪是成人人体变化最大的组织，人体脂肪细胞数目到了青春期后就不再增加。

故成年以前应尽量避免发胖，才能把脂肪细胞数目维持于最适当量；成年以后才发胖的人，一般是脂肪细胞储藏多余脂肪而使得体积变大造成。

2. 人体脂肪分为浅层（浅层皮下脂肪）和深层（深层皮下脂肪和内脏脂肪组织）。减肥的时候，首先消耗的是浅层脂肪，其次才是深层脂肪；反之，合成脂肪的时候，先合成深层脂肪，后合成浅层脂肪。因此，深层脂肪容易合成、不易分解，是普通的减肥方法很难动员到的脂肪组织。

3. 皮下脂肪组织的分布可看作一种第二性征，男女脂肪在体内的分布是不同的。男性倾向于集中在腹部和身体上半部，而女性则位于下半部，特别是臀部和大腿。两性脂肪组织分布的不同导致女性更易出现橘皮现象。

第四节　皮肤附属器

【皮肤附属器结构】

皮肤附属器包括毛发、皮脂腺、汗腺和甲，均由外胚层分化而来。

1. 毛发　毛发的生长周期可分为生长期（anagen，约3年）、退行期（catagen，约3周）和休止期（telogen，约3个月）（图1-3）。各部位毛发并非同时生长或脱落，全部毛发中约80%处于生长期，正常人每日可脱落70～100根头发，同时也有等量的头发再生。头发生长速率为每天0.27～0.4mm，经3～4年可长至50～60cm。毛发性状与遗传、健康状况、激素水平、药物和气候等因素有关。

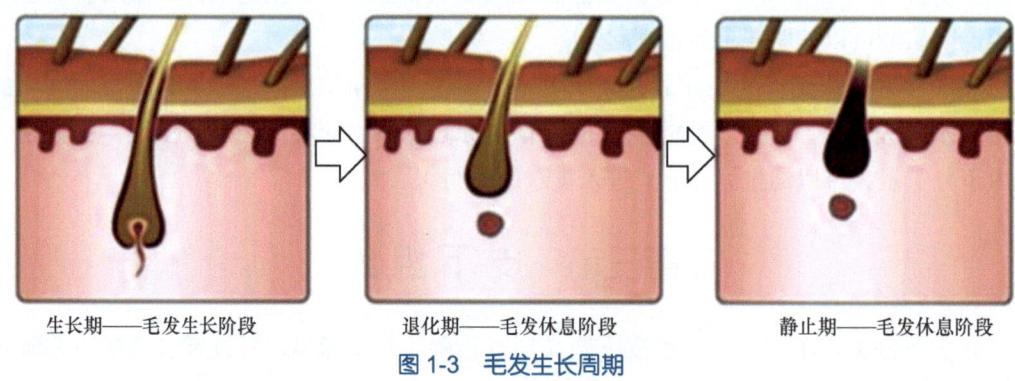

生长期——毛发生长阶段　　退化期——毛发休息阶段　　静止期——毛发休息阶段

图1-3　毛发生长周期

2. 皮脂腺　皮脂腺是一种可产生脂质的器官，属泡状腺体。导管由复层鳞状上皮构成，开口于毛囊上部，位于立毛肌和毛囊的夹角之间，立毛肌收缩可促进皮脂排泄。除掌跖和指趾屈侧以外的全身皮肤均有皮脂腺，头面及胸背上部等处皮脂腺较多，称为皮脂溢出部位。皮脂腺也有生长周期，但与毛囊生长周期无关，一般一生只发生两次，主要受雄激素水平控制，毛囊皮脂腺结构见图1-4。

3. 汗腺　根据结构与功能不同汗腺可分为小汗腺和顶泌汗腺。

（1）小汗腺（eccrine glands）：除唇红、鼓膜、甲床、乳头、包皮内侧、阴茎头、小阴唇及阴蒂外,小汗腺遍布全身,总数 160 万～400 万个,以掌跖、腋、额部较多,背部较少。小汗腺受交感神经系统支配,神经介质为乙酰胆碱。

（2）顶泌汗腺（apocrine glands）：曾称大汗腺,主要分布在腋窝、乳晕、脐周、肛周、包皮、阴阜和小阴唇,偶见于面部、头皮和躯干。此外,外耳道耵聍腺、眼睑的睫腺及乳晕的乳轮腺也属于变形的顶泌汗腺。大汗腺的分泌主要受性激素影响,青春期分泌旺盛。

4. 甲　甲的外露部分称为甲板,近甲根处的新月状淡色区称为甲半月,甲板周围的皮肤称为甲郭,伸入近端皮肤中的部分称为甲根,甲板下的皮肤称为甲床,其中位于甲根下者称为甲母质（甲基质）,是甲的生长区,甲下真皮富含血管（图 1-5）。指甲生长速率约每 3 个月 1cm,趾甲生长速率约每 9 个月 1cm。疾病、营养状况、环境和生活习惯的改变可影响甲的性状和生长速率。

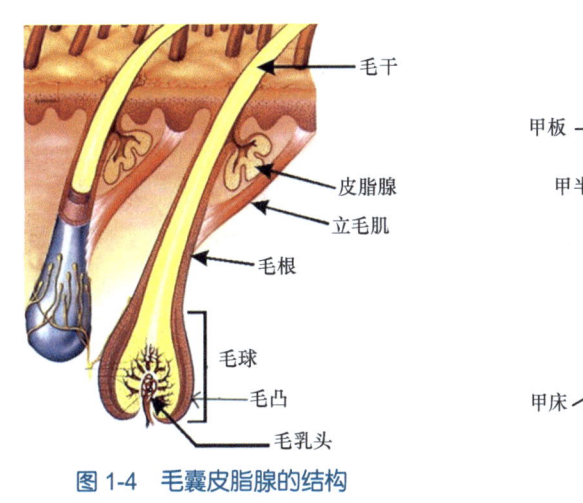

图 1-4　毛囊皮脂腺的结构

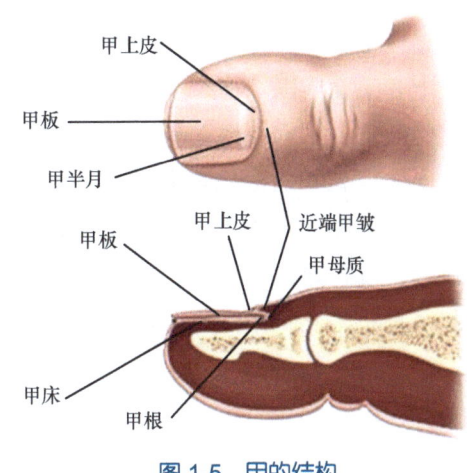

图 1-5　甲的结构

第五节　皮肤的脉管、神经和肌肉

【皮肤的脉管】

1. 皮肤的血管　皮肤血管的结构特点有助于其营养代谢和调节体温等作用的发挥。皮肤血管分布于真皮及皮下组织内,可分为五丛,由内而外依次如下。

（1）皮下血管丛：位于皮下组织深部,是皮肤内最大的血管丛,供给皮下组织的营养。

（2）真皮下血管丛：位于皮下组织的上部,供给汗腺、汗管、毛乳头和皮脂腺的营养。

（3）真皮中血管丛：位于真皮深部,主要调节各丛血管之间的血液循环,并供给汗管、毛囊和皮脂腺的营养。

（4）乳头下血管丛：位于乳头层下部,具有储血的功能。此丛血管的走向与表皮平行,故对皮肤颜色影响很大。

（5）乳头层血管丛：位于真皮乳头层上部,此丛血管多迂曲,主要供给真皮乳头及表皮营养。

2. 皮肤的淋巴管 皮肤中的淋巴比较少，淋巴液循环于表皮细胞的间隙和真皮胶原纤维之间，淋巴管开始于真皮乳头层的中、下部交界处，由此汇入皮下组织的淋巴管，再经淋巴结到达大淋巴管，最后进入全身的体循环。毛细淋巴管管壁很薄，内皮细胞之间通透性较大，且毛细淋巴管内的压力低于毛细血管及周围组织间隙的渗透压，故皮肤中的组织液、游走细胞、细菌、肿瘤细胞等均易通过淋巴管到达淋巴结，最后被吞噬处理或引起免疫反应。此外，肿瘤细胞也可通过淋巴管转移到皮肤。

【皮肤的神经】

皮肤中有丰富的神经分布，可分为感觉神经和运动神经，通过与中枢神经系统之间的联系感受各种刺激、支配靶器官活动及完成各种神经反射。皮肤的神经支配呈节段性，但相邻节段间有部分重叠。神经纤维多分布在真皮和皮下组织。

1. 感觉神经 可分为神经小体和游离神经末梢，后者呈细小树枝状分支，主要分布在表皮下和毛囊周围。神经小体主要分布在无毛皮肤（如手指）。过去认为这些小体可分别感受压觉、触觉、热觉和冷觉，但目前发现仅有游离神经末梢而无神经小体的部位也能区分这些不同刺激，说明皮肤的感觉神经极为复杂。

2. 运动神经 运动神经来自交感神经节后纤维，其中肾上腺素能神经纤维支配立毛肌、血管、血管球、顶泌汗腺和小汗腺的肌上皮细胞，胆碱能神经纤维支配小汗腺的分泌细胞，面部骨骼肌由面神经支配。

【皮肤的肌肉】

立毛肌是皮肤内最常见的肌肉类型，由纤细的平滑肌纤维束构成，其一端起自真皮乳头层，另一端插入毛囊中部的结缔组织鞘内。当精神紧张及寒冷时，立毛肌收缩可引起毛发直立，形成所谓的"鸡皮疙瘩"。此外尚有阴囊肌膜、乳晕平滑肌、血管壁平滑肌等肌肉组织，汗腺周围的肌上皮细胞也具有某些平滑肌功能。面部表情肌和颈部的颈阔肌属于骨骼肌。

第六节 表皮屏障

表皮细胞在分化的各阶段，其类脂的组成有显著差异，如由基底层到角质层，胆固醇、脂肪酸、神经酰胺含量逐渐增多，而磷脂则逐渐减少。角质形成细胞与结构性脂质构成了著名的"砖墙结构"，是皮肤屏障的重要部分。角质形成细胞（KC）就好比"砖块"，连接角质形成细胞的桥粒起"钢筋"的作用，角质层细胞间脂类组成的"水泥"起黏合作用。同时，一些物质如神经酰胺、游离脂肪酸与胆固醇以最佳比例充满整个角质层细胞间质，防止体内水分和电解质的异常流失，同时阻止有害物质的进入，起到维持机体稳态的作用。

【表皮屏障的重要性】

1. 健康的皮肤屏障能够抵御外界有害物、刺激物和日光进入，同时具有保湿及调节作用，拥有健康的皮肤屏障就等于拥有了美丽自然的皮肤。

2. 皮肤屏障受损会使得皮肤自身防御能力不足，皮肤极易敏感受损。2011 年全球皮肤免疫学进展的重大发现之一：当表皮完整时，皮肤表面的细菌、真菌或病毒等共生菌不致病，一旦表皮受损（即皮肤屏障破坏），这些共生菌就会进入真皮而引发免疫性炎症反应。

第七节 皮肤的吸收功能

皮肤具有吸收外界物质的能力，称之为经皮吸收、渗透或透入，经皮吸收也是现代皮肤科外用药物治疗皮肤病的理论基础。皮肤主要通过三种途径进行吸收：①角质层（主要途径）；②毛囊皮脂腺；③汗管口。

【影响皮肤吸收功能的因素】

1. 皮肤的结构和部位　①皮肤的吸收能力与角质层的厚薄、完整性及其通透性有关，一般而言依次为阴囊＞前额＞下肢屈侧＞上臂屈侧＞前臂＞掌跖。②皮肤损伤导致的角质层破坏也可使损伤部位皮肤的吸收作用大大增强。在物理性创伤后皮肤屏障受损，磨损和粘剥后的皮肤易透入，若用胶布将角质层全部粘剥去，水分经皮肤外渗可增加 30 倍，各种外界分子的渗入也同样加速。因此皮肤损伤面积较大时，应注意药物过量吸收所引起的不良反应。③某些皮肤疾病，如急性红斑和荨麻疹对皮肤的屏障和吸收作用无影响，而存在角化不全的皮肤病（如银屑病和湿疹）可使屏障功能减弱而吸收功能增强，皮损处水分弥散加快，外用治疗药物在该处也比在正常皮肤处更易透入。

2. 角质层的水合程度　皮肤角质层的水合程度越高，皮肤的吸收能力就越强。药物外用后用塑料薄膜封包要比单纯外用的吸收系数高 100 倍，就是由于封包阻止了局部汗液和水分的蒸发，角质层水合程度提高的结果。

3. 被吸收物质的理化性质

（1）完整皮肤只能吸收少量水分和微量气体，水溶性物质不易被吸收。而对脂溶性物质吸收良好（如脂溶性维生素和脂溶性激素），对油脂类物质也吸收良好，主要吸收途径为毛囊和皮脂腺，吸收强弱顺序为羊毛脂＞凡士林＞植物油＞液状石蜡。皮肤尚能吸收多种重金属（如汞、铅、砷、铜等）及其盐类。

（2）物质的分子质量与皮肤吸收率之间无明显相关。一般而言，物质浓度与皮肤吸收率成正比，但某些物质（如石炭酚）高浓度时可引起角蛋白凝固，反而使皮肤通透性降低，导致吸收不良。

（3）剂型对物质吸收亦有明显影响，同种物质不同剂型，皮肤的吸收率差距甚大，如粉剂和水溶液中的药物很难吸收，霜剂可被少量吸收，软膏和硬膏可促进吸收，加入有机溶媒可显著提高脂溶性和水溶性药物的吸收。

4.外界环境因素　①环境温度升高可使皮肤血管扩张、血流速度增加，加快已透入组织内物质的弥散，从而使皮肤吸收能力提高；②当皮肤充血、血流增速时，经过表皮到真皮的物质很快即被移去，所以皮肤表面与深层之间的物质浓度差大，物质易于透入；③环境湿度也可影响皮肤对水分的吸收，当环境湿度增大时，角质层水合程度增加，细胞内外水分浓度差减少，使皮肤对水分的吸收减少。相反，如果外界湿度降低，皮肤变得很干燥，当角质层内水分降到10%以下时，吸收水分能力明显增强。

（骆　丹）

第二章 皮肤检测监测

第一节 皮肤检测监测概述

在皮肤问题的诊断和处理中,视诊是非常重要的一环,对于皮肤问题的性质判断、发生发展、预后转归和治疗方法的选择均有重要意义。但传统的肉眼视诊,不可避免带有一定的主观性与局限性。皮肤检测仪器能够扩大肉眼的广度与深度,是皮肤科医师的"第三只眼",并使得客观的监测评判成为可能。

应用现代生物物理学、光学、电子学、信息技术和计算机科学的理论和技术开发的生物工程学仪器设备,能够捕捉活体皮肤包括角质层含水量、透皮水丢失、皮肤脂质、pH、皮肤颜色等生物物理特性,具有无创、实时、在体、定量、客观、便捷的特点,对于皮肤问题的辅助判断具有重要的价值。借助于检测仪器的皮肤检测体系属于皮肤科中日益壮大的新兴领域,正被越来越多的皮肤科医师和化妆品公司所重视和采用。现在,有越来越多的仪器应用于临床,能捕捉到越来越多的皮肤信息。

第二节 皮肤检测监测方法

目前皮肤的检测体系可分为两大类,能够分别体现皮肤的生物学和形态学特征。

【皮肤生物学参数】

皮肤的水分和油脂是皮肤健康的两大要素。皮肤的pH体现皮肤的酸性屏障,对于屏障功能的完整性具有重要意义。皮肤颜色的判断可作为炎症性皮肤病和色素性皮肤病的辅助手段。

【角质层含水量】

1. 皮肤水分指的是皮肤最外层角质层的含水量。

2. 健康的角质层具有重要的水合功能,保持适当的含水量是维持皮肤基本结构和功能的重要前提,使皮肤具有柔润光滑的外观。这个水分主要来自皮肤下层,部分来自外界环境。

3. 当外界湿度大于角质层湿度时，角质层具有从外界吸湿的能力。如果角质层水合功能受损，会导致皮肤干燥、粗糙，甚至出现鳞屑、裂隙。

4. 角质层含水量（hydration state/water content of stratum corneum）受年龄、性别、部位等因素影响。一般面部、躯干角质层含水量更高，而下肢相对较低。

5. 角质层含水量的检测包括直接法与间接法。磁共振光谱仪、衰减全反射傅里叶变换红外光谱仪、近红外光谱仪等可对角质层的水分子直接进行测量，准确可靠，但仪器价格昂贵、测量繁琐，仅限于少数科研机构使用。而基于角质层电生理特性的间接测量法由于简便易行，应用更为广泛。

6. 在皮肤角质层，氢离子的流动构成主要的电荷运动，因此其含水量与皮肤表面的电学参数紧密相关。我们可以通过电容、电导、电阻等电学参数来间接反映角质层的含水量。需要注意的是，水分与角蛋白结合的紧密程度不同会呈现不同的电学特征，因此角质层含水量与其导电能力并不成简单的正比关系，需要基于仪器厂商反复测量的大数据分析得出结论。

7. 角质层含水量的检测会受到外界因素的干扰，因此为保证测量结果的可重复性与可信度，测试时需要恒定的外界温度（不高于22℃）、湿度（不高于50%）及测量时施加的压力。

【经表皮失水】

1. 健康的角质层构成皮肤的屏障，能够预防水分丢失，对皮肤的水分储存具有重要价值。我们通过经表皮失水（transepidermal water loss，TEWL）（又翻译为"透皮水丢失"）来评价这一功能，反映水分透过表皮散失的情况。透皮水丢失是个连续的过程，受到外界湿度、温度、季节、皮肤角质层含水量的影响。不同部位的透皮水丢失不同，手掌、足底、手背、前额等部位透皮水丢失相对较高。任何对皮肤屏障的损伤行为（如创伤、烧伤、晒伤、接触溶剂或表面活性剂、极端干燥）都会导致透皮水丢失增加。

2. 透皮水丢失的测量使用特殊设计的两端开放的圆柱形腔体测量探头在皮肤表面形成相对稳定的测试小环境，透过两组温度、湿度传感器测定近表皮（约1cm内）由角质层水分散失形成的在不同两点的水蒸气压梯度，按照Fick's原则，计算TEWL值以$g/(cm^2 \cdot h)$表示。这一水分散失值会受到出汗的干扰，因此需要外界温度不高于22℃，不致出汗的外界环境。

【皮肤表面脂质】

1. 皮肤油脂的适度分泌是皮肤健康的标志之一，能够减少水分蒸发、预防微生物感染、影响外用产品的吸收。因此评估油脂分泌对于皮肤问题的判定、正确护肤方案的选择很重要。

2. 皮肤表面的脂质（skin surface lipids，SSL）是皮脂腺分泌的皮脂（sebum）、角质层合成的脂质、汗液残留的复杂的脂质混合物，由三酰甘油、脂肪酸、蜡酯、角鲨烯、胆固醇酯、胆固醇等组成。

3.皮肤脂质的分泌是个动态的过程，我们可以通过皮肤脂质测量仪测定皮肤最初去脂（外用溶剂或表面清洁剂）后一段时间内一定面积的皮肤表面收集到的脂质量。脂质的收集可通过溶剂萃取法、卷烟纸法、膨润土凝胶法、毛玻璃法、塑料薄膜法、脂带法等。溶剂萃取法是利用脂质溶于有机溶剂的特性，用己烷、乙醚等有机溶剂将一定面积上的脂质洗脱下来。继之采用称量法定量或色谱法定性分析收集的脂质。卷烟纸法属于溶剂萃取法的改进，将4层乙醚浸泡的卷烟纸固定皮肤表面3h采集脂质，可用于皮脂分泌率的测定。膨润土凝胶作为吸收剂的测量法类似于卷烟纸法，测量更敏感，但需收集12h，耗时更长。毛玻璃法或塑料薄膜法基于在毛玻璃/塑料薄膜表面涂上油脂后由于油脂填平了粗糙的表面使其变得平滑、有更多的光线可通过表面、毛玻璃/塑料薄膜的透明度增加的原理。通过透明度变化的测定可以间接反映脂质分泌的量，该法收集方法简单快捷，数分钟就能出结果，能够即时测量当下的脂质分泌量。结果可以是脂质的读数，以 mg 皮脂/（$cm^2 \cdot min$）表示。该指标能用于判别皮肤类型，如干性、干/中性、中性、中性/油性、油性。脂带法采用能吸收脂质的聚合膜，通过1h后脂带上印衬的脂质分泌的图像进行分析，可进行脂质斑点的半定量分级或是采用油斑光度仪进行定量，但由于脂带的相对封包会影响皮肤的水分和温度，对结果造成一定的干扰。上述测量能够客观地量化皮肤表面的脂质分泌。缺点是设备比较贵，并且有一定的耗材。测量时要保证每次相对恒定的外界环境，贴压膜时用力要一致，应用时间相同，不然会造成人为的误差。

【皮肤表面 pH】

1.皮肤表面的 pH 是评价皮肤健康的重要指标。氨基酸、乳酸、脂肪酸等成分构成角质层的酸性屏障，它是内源性和外源性多种机制共同作用的结果。内源性来源包括酶的分解、膜逆向转运/泵等，外源性来源包括汗液皮脂的游离脂肪酸、丝聚蛋白的水溶性产物、微生物代谢产物、小汗腺的乳酸。这个酸性屏障能够抵御病原微生物的侵袭，在皮肤屏障稳态中发挥重要作用（图2-1）。

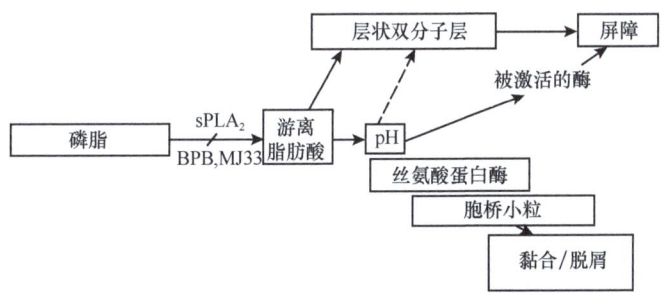

图 2-1 角质层酸性屏障的组成和功能

2. 皮肤各层存在 pH 梯度。角质层从外及里，氢离子浓度降低 1/1000～1/100，pH 为 4～6，依部位、性别、种族而不同。而颗粒层的 pH 约为 6.8，几乎等于生理值，与人体内环境相仿。这个 pH 梯度能保证表皮不同层次不同酶的差异性激活，是表皮功能正常运行的重要条件。

3. 皮肤表面的 pH 受到年龄、性别、疾病、外用产品的影响。在生长发育的不同阶段，皮肤表面的 pH 会有一定的变化，但微酸性仍是正常成人的最佳范围。

4. pH 的改变可以诱发或加重某些皮肤病，同时某些疾病也可以影响皮肤表面的 pH。例如，特应性皮炎、寻常型鱼鳞病、糖尿病患者皮肤表面的 pH 均明显高于正常人；血液透析患者，尽管其血液的 pH 较低，但其皮肤表面的 pH 均显著高于正常人。皮肤 pH 越高，皮肤屏障功能越差，角质层的致密性和黏合性降低，容易引起皮肤干燥和瘙痒，对外界刺激更加敏感，易发生皮肤感染，产生炎症反应。

5. 皮肤 pH 的测量有电极法、荧光寿命成像显微技术（fluorescence lifetime imaging microscopy）、电子自旋/顺磁共振成像（elcetron spin resonance imaging）等。电极法应用最为广泛，操作简单易行。它通过测量皮肤表面 $1cm^2$ 面积中玻璃电极与水合皮肤电极交界处的电位，计算得出皮肤表面的氢离子浓度。每次测量前需要用标准液进行校正，并且清洁皮肤，以减少外用化妆品的干扰。但是电极法不能精确区分角质层下方细胞外基质或细胞内液的差别，导致数据有一定误差。荧光寿命成像显微技术联合显微镜与 pH 敏感的荧光物质，能够测量不同区域的 pH。这些荧光物质在酸性与碱性环境中的激发光谱与发射荧光的强度/波长不一样，从而体现 pH 差异。电子自旋/顺磁共振成像利用氢离子的共振成像原理来进行不同部位浓度的测定。但是荧光寿命成像显微技术与电子自旋/顺磁共振成像设备昂贵，操作繁琐，目前仅限于科研阶段。

【皮肤颜色】

1. 皮肤颜色（skin color）是皮肤最明显的特征，黑色的黑素、黄色的胡萝卜素、红色的氧合血红蛋白、蓝色的还原血红蛋白决定了最终的肤色。

2. 人类皮肤的颜色可分为构成性肤色（constitutive skin color）与选择性肤色（facultative skin color）。①构成性肤色以非曝光部位的颜色为代表，主要由遗传决定，不同种族的肤色不同，但由于遗传基因的不均一性，即使同一种族，其构成性肤色也有差别；②选择性肤色以曝光部位为代表，受饮食、居住环境、生活习惯、日晒、疾病等因素影响，即使同一个人，不同年龄、不同季节、不同部位的颜色也有差异。

3. 颜色是个心理物理量，既与肉眼的视觉特性有关，又与所观测到的光线辐射相关。如何能够客观定量的检测肤色，人们做了不少努力。19 世纪末，Broca 建立了一个 34 色的比色卡（tone scale），他的学生 Topinard 将之简化，人们可以方便地与比色卡比对确认肤色（图 2-2）。

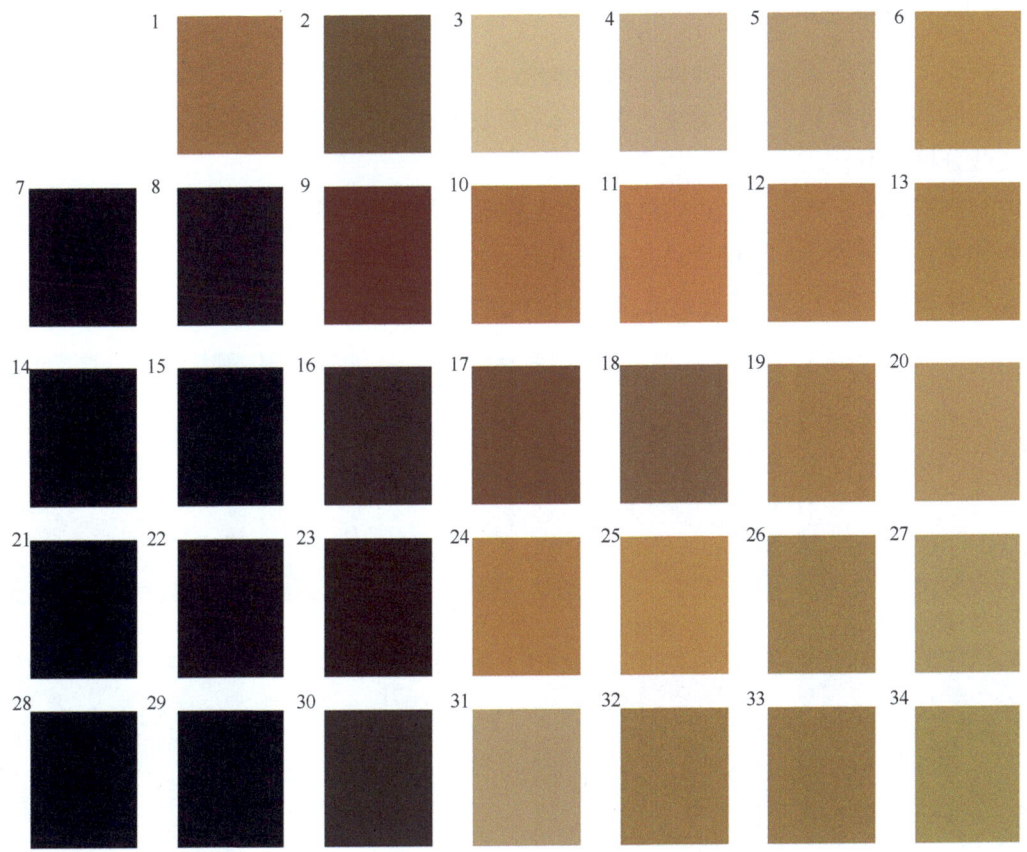

图 2-2　皮肤比色卡

比色法曾被广泛使用，但是由于皮肤的多层性、非平面性及不同部位颜色的不均匀分布，使得皮肤颜色的数据库并不精确。目前使用的皮肤颜色检测仪以电-光谱辐射仪（tele-spectroradiometers，TSRs）和分光光度仪（spectrophotometers，SPs）为代表，能够客观地量化皮肤的颜色值。电-光谱辐射仪，又称光度积分型测色仪器，是模拟人眼的三刺激值特性，用光电积分效应直接测得颜色的三刺激值。电-光谱辐射仪利用具有特定光谱灵敏度的光电积分元件，根据与颜色成比例的仪器响应数值计算得出物体色的三刺激值或色度坐标，同时使用颜色滤光片，对所用的光电探测器的光谱响应进行滤色修正，使其与国际照明委员会（CIE）标准观察者一致；同时，对照明光源也加以滤色修正，使之符合标准照明体的相对光谱功率分布。由于在测量原理上存在误差，其精度不及分光光度仪。分光光度仪不是直接测量颜色的三刺激值本身，而是测量物体的光谱反射/透射特性，即光谱辐亮度因数/光谱透射比，再选用国际照明委员会推荐的标准照明体和标准观察者，通过积分球计算求得颜色的三刺激值、色度坐标和可见光波段内的反射光谱。

4. 1991 年 Chardon 等基于国际照明委员会的 Lab 色度空间提出皮肤颜色分级，根据测试结果计算个体类型角（individual topology angle，ITA°），计算公式为 ITA°={ATAN[(L-50)/b]}180°/3.14159。ITA 角是肤色在 L 与 b 值构成的几何平面中所处的位置角度，角度越大，肤色越浅。能够从量化的角度反映肤色空间多维的改变，操作简单。

【皮肤形态学观察】

皮肤形态学观察（skin surface topography）可分为大体观察与微观观察。大体观察技术有皮肤图像分析仪、皮肤镜等；微观观察有皮肤超声、共聚焦显微镜、基于复制技术的皮肤分析仪等。

1. 皮肤图像分析系统　以 VISIA 为代表的皮肤图像分析系统，利用白炽光、紫外线、偏振光下的数码摄影，可综合评估皮肤质地、皱纹、纹理、毛孔、斑点、油脂分布、血管分布等情况，便于治疗追踪随访和治疗前后皮肤变化的定量比较（图 2-3）。

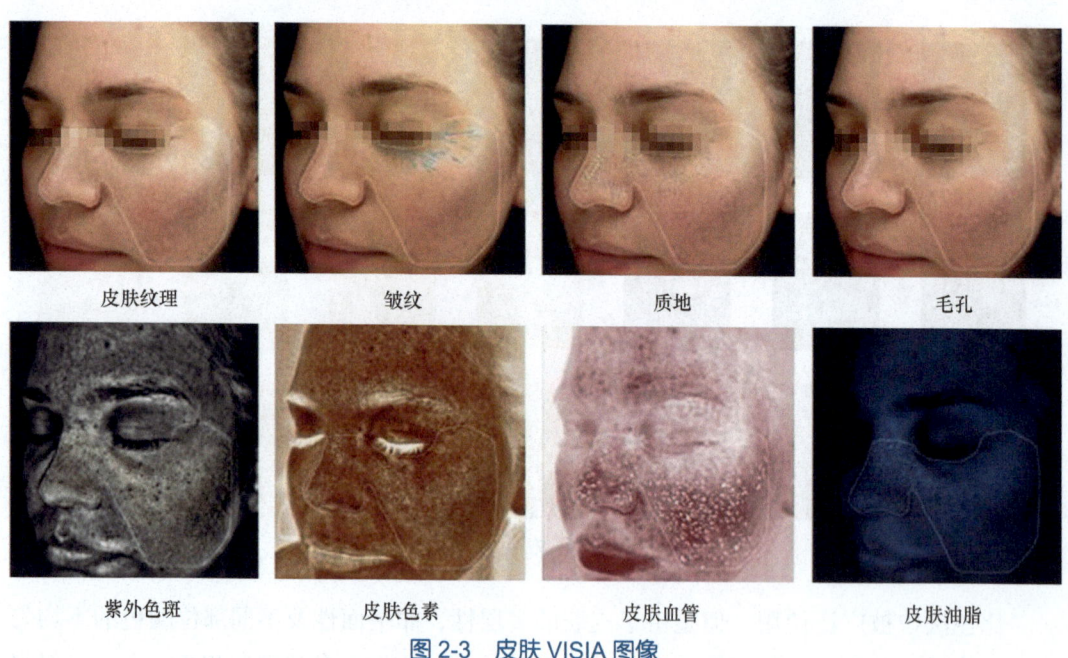

皮肤纹理　　　　皱纹　　　　质地　　　　毛孔

紫外色斑　　　　皮肤色素　　　皮肤血管　　皮肤油脂

图 2-3　皮肤 VISIA 图像

紫外线和偏振光摄影可以纠正普通白炽光下的视觉盲区，对皮肤问题有更全面的判断。我们利用紫外线能够被表皮内色素吸收的特性来辅助鉴别色素性问题，判断色素发生的部位：白癜风皮损处表皮内色素消失，所有光线都被反射回来，表现出比周围正常区域更为明亮的蓝白色斑片；色素增加性疾病的基底层色素增加，紫外线被吸收得更多，病变区域显得比周围正常区域更暗；而真皮层的色素在紫外线下与周围正常皮肤无显著差异。利用卟啉的紫外线下荧光反应可以了解油脂的主要分布情况。偏振光摄影去除了不同方向光线的干扰可以观察到不同深度皮肤的表现：当发射的偏振光平行通过镜头滤光片，主要显示皮肤表面的情况（如纹理、脱屑等），色素、血管情况不明显；而当镜头滤光片垂直于闪光灯滤光片，规则反射光被阻断后过滤了皮肤表面信息，此时色素性损害、血管情况更为清晰。

2. 皮肤镜　皮肤镜（dermatoscope）是 20 倍放大镜的发光手持式光学设施，结合在皮肤上外涂矿物油或乙醇溶液来改变皮肤表面折光性，能够观察角质层、表真皮连接处和真皮乳头层的细微结构。皮肤镜在评价色素性疾病，特别是鉴别良恶性黑素细胞病变和非黑色细胞性色素性疾病时有重要的辅助价值，可作为脂溢性角化、日光性角化、色素痣、基底细胞癌、恶性黑色素瘤鉴别诊断的辅助手段，已成为皮肤科一种重要的诊断手段。

3. 其他　传统的皮肤微观结构的观察依赖于组织病理检查，虽然简便，但是有创，会留下瘢痕。高频超声可以无创地观察皮肤的微观结构，提供皮肤肥厚或萎缩的量化数据，进行肿瘤定位，有助于皮损范围或治疗有效性的判断。共聚焦显微成像技术（confocal laser microscopes）基于细胞器和组织结构自身的折射率差异而实现高分辨率成像，可用于检查浅表皮肤（表皮和真皮乳头层），可以观察角质形成细胞的形状、厚度、毛细血管的血流动力学，能实现无创、实时动态检测，可获得组织的三维图像，结果易于储存。目前，临床可应用于皮肤肿瘤、色素性疾病、血管性疾病等诊断与鉴别诊断，实时动态监测鲜红斑治疗前后血管内血流变化、测量皮肤厚度、监测药物渗透皮肤过程等。

基于复制技术（replica）的皮肤分析仪首先将皮肤表面的形态复制至柔软的硝酸纤维或硅酮橡胶材料上，再转移至树脂等材料，在光学或电子显微镜下观察。可以二维成像观察，也可三维重建观察。辅助偏振光技术，皮肤表面纹理复制品的阴影可通过图像分析计算体积，以此量化皮肤表面纹理和皱纹，可以得到皱纹、粗糙度和各类深浅皱纹分布频率的数据及皱纹三维图像的直观图。

第三节　皮肤检测监测的应用

皮肤检测仪器的出现改变了皮肤科的监测方式，实现了无创观察皮肤的内在结构，极大地改善了以往只能通过有创的活检病理检查才能发现皮肤真相的面貌，能够发现普通肉眼无法观察的细微差别，帮助在一些皮肤病早期捕捉到被肉眼所忽略的变化。皮肤检测仪器从最初的皮肤疾病延伸到皮肤医学美容、皮肤药代动力学及一些皮肤疾病的研究，有广大的用武之地。

【皮肤分型及治疗方案选择的依据】

依据皮肤检测仪器我们能够全面客观地了解皮肤的生物学特性，对皮肤的敏感、色素、皱纹、水油等情况进行综合分型。正确的皮肤分型是选择适合的化妆品与皮肤治疗方案的重要前提，能够增加有效性，减少不良反应。

【皮肤问题的预警与研究】

了解皮肤状况能对一些职业的选择进行预判断，如干性皮肤人群不适合在化工厂接触酸碱等化学物质；早期诊断老年性干燥症；高雄激素人群的皮脂监测可以预防或早期处理痤疮；研究治疗药物的作用机制或不良反应，如痤疮用药的皮脂抑制作用，或某些外用药对皮肤屏障的破坏；研究皮肤疾病或慢性疾病状态下皮肤特性的改变，如黄褐斑多伴有皮肤屏障功能的下降、糖尿病患者皮脂腺活性受抑制。

【化妆品与医学美容治疗技术的有效性与安全性评价】

1. 角质层含水量的测量对于保湿产品的研发、通过局部外用药纠正异常角质层含水量来治疗皮肤病都是非常重要的。

2. 皮肤颜色的测量可以评价美白类化妆品或祛斑激光的有效性。皮肤脂质的测量可以评价控油类化妆品或果酸、水杨酸的治疗效果。

3. 皮肤表面纹理、皱纹的测量可以评价祛皱类化妆品、抗衰类激光、肉毒毒素注射、透明质酸注射的前后效果。

4. 皮肤屏障可以监测化妆品与医学美容治疗技术的安全性。

【皮肤屏障功能的监测】

通过角质层含水量、透皮水丢失、皮肤表面 pH、皮肤表面脂质等参数可以综合评价皮肤屏障功能。当皮肤屏障功能受损时，角质层含水量下降、透皮水丢失增加、皮肤表面 pH 升高、皮肤表面脂质减少或者组成发生变化。皮肤屏障功能的监测有助于敏感皮肤、炎症性皮肤病（湿疹、银屑病等）、黄褐斑、痤疮的辅助诊断及治疗方案的选择，帮助判断皮肤治疗方案的有效性与安全性，对于化妆品安全使用的保驾护航也具有重要意义。

【疾病的辅助诊断】

通过皮肤颜色的判定可以评估皮损的性质和程度，监测不同刺激引起的皮肤反应，评价治疗疗效。通过测定皮肤屏障功能可以了解湿疹、银屑病等的病情严重程度以及治疗转归。皮肤镜、共聚焦显微镜、高频超声有助于皮肤肿瘤的鉴别诊断。

（李　利　黄珊珊）

第三章 皮肤病的症状学基础

皮肤病的症状即皮肤病的临床表现,是诊断皮肤病的重要依据。临床检查皮肤病应包括全身系统检查和皮肤病的症状检查,前者与内科检查的要求基本相同,这里只重点介绍皮肤病特征性症状,即皮肤病的自觉症状和他觉症状。

第一节 皮肤病的自觉症状

皮肤病的自觉症状亦称主观症状,即皮肤病患者自己感觉到的不舒服症状,主要包括瘙痒、疼痛、烧灼、麻木等。这些症状的轻重程度、范围大小与皮肤病的病种及患者个体感受能力的差异有关。

1. 瘙痒(pruritus) 是皮肤病最常见的自觉症状。瘙痒的程度有轻有重;瘙痒发作的时间可呈间断性、持续性或偶发性;瘙痒的范围可局限在某部位或泛发全身性痒。临床常见的明显的瘙痒性皮肤病如慢性单纯性苔藓、慢性湿疹、老年瘙痒症、疥疮等;皮肤过敏即变态反应性皮炎往往对瘙痒及瘙痒程度有一定鉴别诊断意义。一些内脏疾病也可引起全身性皮肤瘙痒,如恶性肿瘤、糖尿病、肝胆疾病等。

2. 疼痛(pain) 部分皮肤病能引起患者局限性疼痛,不同的病情其痛感亦有不同。疖、痈可有跳痛;丹毒、老年性带状疱疹疼痛比较明显;结节性红斑、鸡眼有压痛;淋病多在排尿时疼痛较重。

3. 烧灼(burning sensation) 是一种灼热痛,常见于单纯疱疹、接触性皮炎、药疹等。

4. 麻木(numb) 是局部感觉神经末梢受损所致,如麻风、股外侧皮神经炎等。

5. 蚁行感(formication sign) 是一种感觉异常,常见于瘤型麻风。

6. 不适感(discomfort) 是一种不确定的异常感觉状态,往往用不舒服、难受、不愉悦感等词语描述。

7. 其他 尚有些皮肤病可引起局部感觉迟钝、感觉丧失等。引起全身反应时,患者可有发热、畏寒、头痛、乏力、嗜睡及食欲缺乏等。

第二节 皮肤病的他觉症状

他觉症状是检查皮疹部位时能够看到或摸到的体征,也称客观症状,亦称皮肤损害,简称皮损或皮疹,是诊断皮肤病的重要依据,也是美容皮肤科的重要基础知识。皮疹分为原发性与继发性两种,前者是由皮肤病理改变直接引起的初发的皮疹;继发性皮疹是由原发性皮疹演变或因搔抓、治疗不当、继发感染等其他因素所致的皮疹。但这两者有时并非都能区分清楚,如脓疱在脓疱疮是原发性皮疹,而老年瘙痒症则可能属继发感染性皮疹。

【原发性皮疹】

1. 斑疹(macule) 简称斑,为病变处局限性皮肤颜色改变,既不高起,也不凹陷,大小与形状不一。直径大于2cm者称斑片,小于2mm称斑点。皮疹检查时仅能视诊,但不能触及。根据斑疹颜色不同,分为以下几种。

(1)红斑:局部毛细血管扩张所致,呈红色、鲜红色或暗红色等,压之褪色。根据不同病种,红斑可以是炎症性的,如丹毒、红斑型药疹;亦有非炎症性者,如鲜红斑痣。

(2)出血斑:亦称瘀斑,是皮内毛细血管破裂或血液渗出至周围组织所致,多为紫红色,压之不褪色。直径大于2mm称瘀斑,小于2mm称瘀点。

(3)色素沉着斑:皮内色素增多所致,呈褐色、淡褐色或黑色,如雀斑、黄褐斑。人为的皮内注入外源性色素,称文身。

(4)色素减退斑或色素脱失斑:由于皮内色素减少或脱失所致。前者呈灰白色,如花斑癣;后者呈乳白色,如白癜风。

2. 丘疹(papule) 位于表皮或真皮上部的局限性、实质性、隆起性皮疹,直径小于0.5cm,可触及。形态各异,如圆形、椭圆形、扁平状、乳头状;颜色有红色、淡红色、暗红色等。表面可平滑,如扁平疣;表面粗糙不平或呈乳头状,如寻常疣;顶部可有凹陷似脐窝状,如传染性软疣。丘疹呈扁平而稍隆起者称斑丘疹;丘疹顶端有水疱者称丘疱疹;若是脓疱称丘脓疱疹;丘疹扩大或相互融合呈扁平隆起,直径在1cm以上者称斑块;位于毛囊口的丘疹称毛囊性丘疹;集簇性小丘疹称苔藓。

3. 结节(nodule) 位于真皮或皮下组织的局限性、实质性皮疹,呈圆形、椭圆形或不规则形。结节多由炎症浸润、代谢产物沉积、寄生虫感染、肿瘤组织等引起,可隆起皮面,也有位于皮内但可触及。直径大于2cm者称肿块;高度增生性肿块称肿瘤。良性者如血管瘤;恶性者如鳞状细胞上皮瘤。

4. 水疱(vesicle) 位于表皮内、表皮下或真皮上部的局限性、隆起性、含有浆液的腔隙性皮疹。直径大于1cm者称大疱;含有血性液体者称血疱;集簇性小水疱称疱疹。疱壁紧张或松弛,疱液清或浑浊。表皮内水疱壁较薄易破呈糜烂面,如单纯疱疹;表皮下疱壁较厚不易破,如大疱性类天疱疮;疱周可有红晕,如水痘。

5. 脓疱(pustule) 为高出皮面含有脓液的疱,可原发,也可继发于水疱。疱液浑浊、稀薄或黏稠，疱周多有红晕。浅在性脓疱破后呈糜烂、结脓性痂；深在性脓疱破后多呈溃疡，愈后易留瘢痕。脓疱可为感染所致，如脓疱疮；也有非感染性者，如脓疱性银屑病。

6. 风团（wheal） 为真皮浅层局限性、暂时性、隆起性水肿，大小不一。形态可有圆形、椭圆形、不规则形；颜色有皮色、淡红色或苍白色，周围常有红晕，消退后不留痕迹，多见于荨麻疹患者。经搔抓或受机械性刺激后出现的条索状风团，称皮肤划痕症。

7. 囊肿（cyst） 多位于真皮或皮下组织，为含有液体、黏稠分泌物或半固体物质的具有囊壁的皮疹。大小不一，形状有圆形或椭圆形，可隆起或位于皮内，触之有弹性，如皮脂腺囊肿。

【继发性皮疹】

1. 鳞屑（scale） 为表皮角质层异常角化脱落的碎屑，也可为疱壁破溃干涸形成。鳞屑量可多可少，大小不一，菲薄或多层，干燥或油腻，粘连或积厚。例如，单纯糠疹是少量干燥细碎鳞屑；头皮脂溢性皮炎是油腻性糠秕样鳞屑；银屑病是银白色干燥多层鳞屑；石棉状糠疹是粘着厚积的鳞屑；剥脱性皮炎是全身性、大量、大片状鳞屑。

2. 糜烂（erosion） 为表皮或黏膜上皮局限性破损，基底面平坦、红色、湿润，有浆液性渗出。大小不一，常由浅在性水疱、脓疱破裂或局部浸渍形成，愈后不留瘢痕。

3. 溃疡（ulcer） 为深达真皮以下的局限性破损，基底面高低不平，有浆液、脓液、血液或坏死组织。大小与深浅不一，常由感染（如疖、痈）、循环障碍（小腿静脉曲张）、肿瘤坏死或外伤等引起，愈后留瘢痕。

4. 痂（crust） 为皮损处渗出物、分泌物干涸，加之破坏的上皮组织形成的附着物。浆液形成的淡黄色痂称浆液痂；脓液形成的蜜黄色痂称脓痂；血性液体形成的棕红色或暗红色痂称血痂。

5. 瘢痕（scar） 为真皮或真皮以下组织破损后，由新生结缔组织修复所致。表面光滑，无皮纹或皮肤附属器，无弹性，不出汗。临床可见4种瘢痕。①平滑瘢痕：瘢痕组织与周围皮面相平；②萎缩性瘢痕：局部变薄凹陷；③肥厚性瘢痕：明显高出皮面；④瘢痕疙瘩：既高出皮面又向周围扩展增生呈蟹足状。

6. 抓痕（excoriation） 亦称表皮剥蚀，多见于瘙痒性皮肤病，经搔抓或其他机械性刺激摩擦后致表皮浅在性损伤，呈条状或点片状搔抓痕迹，常伴渗出、血痂、脱屑。

7. 皲裂（fissure） 为皮肤表面不规则条形裂隙，可深达真皮层。常见于手足、口周、肛周等处，多因局部皮肤干燥肥厚或炎症浸润，导致变硬、弹性下降，加之活动中受外力牵拉或伸缩形成皲裂。

8. 萎缩（atrophy） 是发生于表皮、真皮、皮下组织的变薄凹陷。①表皮萎缩是由于表皮细胞层数减少变薄，局部凹陷，皮纹变浅或消失；②真皮萎缩是真皮结缔组织减少，局部凹陷，皮肤附属器亦可萎缩，但皮纹正常；③皮下组织萎缩为皮下脂肪减少，局部明显凹陷，皮纹正常。

9. 苔藓样变（lichenification） 亦称苔藓化，为局部皮肤组织增厚粗糙，皮沟加深，皮嵴隆起，似皮革样。常见于慢性瘙痒性皮肤病经长期搔抓所致，如慢性单纯性苔藓、慢性湿疹等。

第三节 皮肤病的诊断

皮肤病的诊断需根据详细的病因、病史及全面的体格检查、皮肤病症状与必要的实验室检查，尤其是皮疹的辨认进行综合分析后，得出正确的诊断。美容皮肤病的诊断依然遵循皮肤病诊断的基本规则。

【病史】

1. 一般资料　注意患者姓名、性别、年龄、籍贯、种族、婚姻、职业、嗜好等。因为有些皮肤病与上述因素有关，如黄褐斑多见于女性怀孕者；脓疱疮多见于儿童；麻风有地区性，多见于我国南部地域；多形性日光疹与阳光照射有关。

2. 主诉　为患者就诊的主要原因，包括自觉症状、皮疹及其部位与病期。

3. 现病史　包括：①发病原因或诱因；②皮疹的部位、排列、形态、大小、数目、颜色；③出疹的先后次序，皮疹的演变规律；④病情进展速度，是否加重、缓解或复发；⑤皮疹与季节、气候、环境、职业的关系；⑥有无全身症状；⑦治疗经过、所用药物及其疗效和不良反应。

4. 既往史　曾患过何种类似或相关皮肤病、传染病；有无药物、食物过敏史及其他变态反应性疾病。

5. 个人史　包括：①患者居住地及生活、饮食习惯；②有无烟酒及其他嗜好；③职业、婚姻状况；④女性初潮及月经情况，妊娠与生育史；⑤不洁性交史；⑥个人皮肤护理及美容习惯等。

6. 家族史　家族直系成员中有无类似疾病及变态反应性、传染性、遗传性、癌肿性疾病，是否近亲结婚。

【全身体格检查】

对患者进行全身系统性体格检查是皮肤病诊断中的一个重要步骤，因为许多皮肤病与内脏系统有关或是内脏疾病的症状之一。全身体格检查的要求同内科诊断学。

【皮疹检查】

多数皮肤病的症状具有特征性，尤其皮疹多数形之于外，看得见，摸得着。由于皮疹的外表性、直观性特征，在检查皮疹时要注重视诊与触诊，必要时结合物理检查或实验室检查协助诊断。检查皮疹应在自然光线、室温下全面检查皮肤、黏膜、毛发、甲及其他附属器，以便全面了解皮疹的真实状况。

1. 视诊　主要是用眼观察或用3～5倍放大镜检查皮疹状况。

（1）性质：明确是原发性还是继发性皮疹；是单一种还是多种皮疹；新近出现的还

是陈旧性皮疹。

（2）部位：部分皮肤病皮疹常有好发部位，如痤疮好发于面部；掌跖脓疱病常见于手掌与足跖部。因此一定要确认皮疹位于什么部位，如头皮、面部、鼻部、口周、须部、颈部、躯干部、腋部、乳房部、甲部、掌跖部、外生殖部、腹股沟部、脂溢部、多汗部、皮肤黏膜交界处、四肢伸侧还是屈侧、暴露或遮盖部位等。

（3）分布：皮疹的分布也多有规律性，如带状疱疹是单侧带状分布；湿疹多为对称性。注意皮疹分布是全身性还是局限性；是否对称；是否沿血管或神经分布区；是否呈线状、带状、环状、多环状、弧线状排列或虹膜形、蝶形；是孤立散在还是成群密集等。

（4）形状：为圆形、圆锥形、椭圆形、多角形、地图形、不规则形、扁平状或半球形隆起等。

（5）颜色：皮疹颜色也多有诊断意义，如正常肤色或红色、蓝色、黄色、紫色、黑色、白色等，同时注意其色调，如鲜红色、淡红色、紫红色、暗红色、乳白色、灰白色、灰黑色等。

（6）表面：皮疹表面可为光滑、光泽、粗糙、干燥、湿润、乳头状、菜花状、脐窝状等，注意有无糜烂、溃疡、渗出、溢脓、结痂、鳞屑等。

（7）大小和数目：皮疹大小多用直径多少厘米或毫米表示，也可用常见实物如针头、粟粒、绿豆、黄豆、蚕豆、鸡蛋、手掌等对比描述。皮疹数量少者以具体数字表示；数量多则用较多、甚多估量描述。

（8）边缘与界线：边缘整齐或不整齐；界线是清楚、比较清楚或模糊不清。

（9）基底：宽、窄或呈蒂状。

（10）内含物：若为腔隙性皮疹（例如疱），应注意内含物是浆液、脓液、黏液、血液、皮脂、角化物、异物等，并检查疱壁厚薄，是张力性还是松弛性疱。

（11）毛发和甲：毛发，尤其是头发、眉毛、胡须、阴毛的长短、粗细、颜色、光泽、密度；甲的颜色、形状、厚度、光泽度、透明度、表面状况等。

2. 触诊　一般用手指或竹签进行触诊检查，若是传染性皮肤病应戴乳胶手套。触诊时注意：①皮疹的大小、形状、深浅、软硬、弹性及活动度；有无波动、浸润、增厚、凹陷、变薄等；②皮疹界线与轮廓是否清楚，与基底或周围组织是否粘连、固定或可以移动；③局部温度高或低；④有无触痛、压痛、感觉过敏或减弱；⑤浅表淋巴结有无肿大、触痛或粘连；⑥皮肤腺体分泌物，如汗液与皮脂的多少。

3. 物理学检查　可分为以下几种方法。

（1）玻片压疹检查：对某些红斑性皮肤病，用透明玻片按压红斑处，若为炎症性或毛细血管扩张引起者，压之红斑消退，松开玻片红斑色复原；若为出血性瘀斑、瘀点，玻片压之颜色不变；寻常狼疮的结节玻片压之局部呈现特征性苹果酱色，有诊断价值。

（2）皮肤划痕试验：用钝器尖端轻划患者前臂或背部皮肤，可出现三联反应：①划后3～15s出现红色线条；②15～45s后红线条两侧出现红晕；③1～3min后划痕处出现苍白色条索状风团。此结果称皮肤划痕症阳性，多见于某些荨麻疹患者。

（3）棘层松解检查：亦称棘层细胞松解征或尼氏征（Nikolsky sign）。表现为：①手指轻压水疱顶，水疱扩大；②手指推压水疱，可使水疱移位；③稍用力摩擦水疱间外观正常的皮肤，可使表皮剥离；④牵拉破损水疱壁，可将水疱旁外观正常的皮肤一同撕脱，此现象常见于天疱疮、大疱性表皮松解型药疹等。

（4）滤过紫外线（Wood灯）检查：是在暗室中应用经含有氧化镍的紫色石英玻璃过滤后的长波紫外线照射皮疹，并根据其出现的不同荧光，对于一些浅部真菌病、卟啉症有诊断价值。如头癣中白癣的鳞屑与病发呈亮绿色荧光；黄癣痂为暗绿色荧光；黑点癣无荧光；红癣皮疹为珊瑚红色荧光。

【实验室检查】

1. 斑贴试验　是测定机体迟发型接触性变态反应的一种方法，可寻找接触变应原或某些职业性皮炎的致敏物，临床应用较多。

（1）方法：将被试验物品原物或配制成适当浓度的浸液、溶液、软膏、粉剂作试剂，置放或浸涂在长宽各1cm的2～4层厚纱布或专用的斑贴试验片上，粘贴在前臂屈侧或脊柱旁皮肤，再盖一层2cm×2cm玻璃纸后固定，24～48h后揭下被试验物，48h、72h、96h各观察判定结果一次，并做记录。试验的同时要设对照试验。

（2）结果：斑贴试验处无反应为阴性（-）；轻微红斑但不痒为可疑（±）；红斑伴瘙痒为弱阳性（+）；水肿性红斑、丘疹伴瘙痒为中等阳性（++）；明显红肿、水疱、丘疹伴痒痛为强阳性（+++）。

（3）临床意义：阴性反应表示对被试物无敏感性；阳性反应表示对被试物过敏。注意原发刺激性或其他因素所致的假阳性，若有此反应会很快消失，而过敏反应在24～48h内呈增强趋势。

（4）注意事项：①被试验物与原致敏物应一致，但应选择好浓度，以免引起强烈反应；②原发刺激物不宜做斑贴试验；③急性皮炎期不应做斑贴试验；④试验结果可疑时可重做试验；⑤对试验结果判断要客观；⑥正确设置对照试验。

2. 划破试验　主要用于测定Ⅰ型（速发型）变态反应患者的变应原，如寻找荨麻疹或特应性皮炎的致病因素。对高度敏感者有一定危险性。

（1）方法：患者前臂屈侧常规消毒后，用注射器针头在皮肤表面划1cm长的划痕，深度以划破表皮不出血为宜，然后滴试剂1滴，再用针柄轻摩擦1次。对侧前臂应做对照试验，30min后观察结果。

（2）结果：无反应为阴性（-）；局部出现直径小于0.5cm的轻度水肿性红斑为可疑（±）；出现直径0.5cm的风团，有红晕为弱阳性（+）；风团直径0.5～1.0cm，有明显红晕为中等阳性（++）；风团直径1cm以上，有明显红晕或伪足为强阳性（+++）。

（3）临床意义：阴性反应表示对被试物无敏感性；阳性反应表示对被试验物过敏，但应注意假阳性。

（4）注意事项：①对于高度敏感者有引起过敏性休克的危险性，禁做该试验；②服用抗组胺药患者应停药 48h 后测试；③预备 0.1% 肾上腺素、地塞米松针剂，以备出现严重反应时抢救使用。

3. 皮内试验　原理与应用范围同划破试验。分即刻反应型（如青霉素、破伤风抗毒素）和迟发反应型（如结核菌素、麻风菌素）两种。试验中将试剂适当稀释，皮内注射 0.5～1ml，15～30min 观察结果，若出现风团及红晕为即刻反应阳性。反应严重者几分钟即可发生休克，甚至死亡，所以应慎用。迟发反应者 24～72h 观察结果，红斑浸润在 0.5～1cm 为阳性（+）；1.0～2.0cm 为中等阳性（++）；2.0cm 以上者为强阳性（+++）。

注意事项：①对高度敏感者或有过敏性休克病史者禁做该试验；②试验前备好急救药品，熟悉抢救措施；③注射试剂后，密切观察，一旦出现全身反应，立即进行抢救性治疗。

4. 其他检查　可分为以下几种方法。

（1）真菌直接镜检：对于浅部真菌病患者，取活动性皮疹边缘处鳞屑、甲屑、病发、菌痂等标本置载玻片上，加 1 滴 10% 氢氧化钾液以溶解角质，加盖玻片，酒精灯火焰上微加温以加速角质溶解，再用棉棒轻轻压紧盖玻片，吸去周围溢液，置显微镜下由低倍到高倍观察。找到菌丝和孢子即有诊断价值，可确定皮疹内有真菌。若需确定菌种，进行真菌培养及菌种鉴定。镜检真菌阴性也不能完全排除真菌病的诊断，可重复镜检或真菌培养，并应综合判断。

（2）疥螨检查：①针挑法。先用蓝墨水滴于皮疹处寻找隧道，用消毒 6 号注射器针头挑出隧道末端灰白色点置载玻片上。②刮片法。消毒手术刀片蘸少许矿物油轻刮新丘疹或水疱 6～7 次，将刮取物置载玻片上。置好标本后，滴 1 滴生理盐水，加盖玻片，在放大镜或低倍显微镜下寻找疥螨、虫卵。疥螨椭圆扁平，黄白色或淡黄褐色，腹侧有 4 对足。

（3）毛囊蠕形螨（亦称毛囊虫）检查：正常人毛囊内可有少量毛囊蠕形螨，而毛囊蠕形螨皮炎（亦称毛囊虫皮炎）患者的数量较多。检查时选择鼻翼部有脓疱或丘疹处，乙醇消毒后，先轻挤压局部，可挤出毛孔内皮脂，再用刮刀或手术刀背面刮取皮脂样物，置载玻片上，滴一滴甘油，加盖玻片，轻压平，低倍镜下寻找活的毛囊蠕形螨。该虫体长 0.1～0.4mm，躯体前部有腭体和 4 对足。

（黄卫红　郑　荃）

第四章 皮肤病治疗学基础

第一节 皮肤科内用药

皮肤性病科常用的药物主要有抗组胺药、糖皮质激素、抗生素、抗病毒药、抗真菌药物、免疫抑制剂、免疫调节剂、维A酸类药物、维生素等。

一、抗组胺药

抗组胺药（antihistaminics）是皮肤科常用药物。

组胺主要储存在于血液中的嗜酸性、嗜碱性粒细胞和组织中的肥大细胞的分泌颗粒中，当机体受到免疫原或其他理化因素刺激时，细胞发生脱颗粒，组胺被释放出，同时释放白三烯、前列腺素等。组胺主要通过组胺受体而发挥药理作用，H_1 受体主要分布在皮肤、黏膜、血管及脑组织，H_2 受体主要分布于消化道，皮肤微小血管有 H_1、H_2 两种受体。

【组胺 H_1 受体拮抗药】

根据年代不同可分为以下几类。

1. 20 世纪 80 年代以前的为第 1 代抗组胺药，如苯海拉明、马来酸氯苯那敏（扑尔敏）、异丙嗪、酮替芬等，第 1 代较易透过血 - 脑屏障，均有不同程度的中枢抑制作用，易引起嗜睡、注意力下降，且 H_1 受体选择性差，药物有部分抗胆碱及抗 5- 羟色胺作用，易产生口干、视物模糊及胃肠道不适等不良反应。

2. 20 世纪 80 年代以后出现了第 2 代抗组胺药，如包括特非那定、阿司咪唑、西替利嗪、依巴斯汀、依匹斯汀、美喹他嗪、咪唑斯汀等，因 H_1 受体选择性高，抗胆碱能作用小，且不易透过血 - 脑屏障，无镇静作用，其中枢神经系统不良反应相对较少，称为非镇静抗组胺药。但部分药物具有心脏毒性，特别是特非那定和阿司咪唑，可导致各种心律失常。

3. 近年来出现的一些第 2 代抗组胺药的代谢物，有学者称为第 3 代抗组胺药，其代表药物有左西替利嗪、非索非那定、地洛他定、去甲阿司咪唑、地氯雷他定等，临床疗效与母剂相当或更好，但不良反应较小，具有较高的安全性。

此外还可根据化学结构分为乙醇胺类（苯海拉明）、羟胺类（氯苯那敏、阿伐斯汀）、哌啶类（赛庚啶、咪唑斯汀、氯雷他定、特非那丁）、哌嗪类（羟嗪、去氯羟嗪）、吩噻嗪类（异丙嗪、异丁嗪）。

【组胺 H_2 受体拮抗药】

主要用于抑制胃酸的分泌，包括西咪替丁、雷尼替丁、法莫替丁等，可用于慢性荨麻疹等。

二、糖皮质激素

糖皮质激素（glucocorticoid）同时具有抗炎、免疫抑制、抗细胞毒性、抗休克和抗增生等多种作用。

【适应证】

1. 常用于过敏性皮肤病（如较严重的急性荨麻疹、过敏性休克）。
2. 自身免疫性疾病（如皮肌炎、系统性红斑狼疮等）。
3. 某些严重感染性皮肤病。
4. 糖皮质激素具有抑制肾上腺皮质功能亢进引起的雄激素分泌、抗炎及免疫抑制作用。口服糖皮质激素主要用于暴发性痤疮或聚合性痤疮，因为这些类型的痤疮往往与过度的免疫反应和炎症反应有关，短暂使用糖皮质激素可以起到免疫抑制及抗炎作用。要注意糖皮质激素本身可诱发痤疮，口服仅用于炎症较严重的患者，而且是小量、短期使用。

【分类】

临床上常用的糖皮质激素按作用效果可分为以下几种。
1. 低效　如氢化可的松，成人口服剂量 20～40mg/d，静脉注射为 100～400mg/d。
2. 中效　如泼尼松，成人口服剂量为 15～60mg/d；泼尼松龙，成人口服剂量为 15～60mg/d，静脉注射为 10～20mg/d；甲基泼尼松龙，成人口服剂量为 16～40mg/d，静脉注射为 40～80mg/d。
3. 高效　如地塞米松，成人口服剂量为 1.5～12mg/d，静脉注射为 2～20mg/d。

【使用方法】

应遵循的原则：①选择合适的糖皮质激素；②开始足量，逐渐减量，最后使用维持量。以泼尼松为例，一般成人用量 30mg/d 以下为小剂量，常用于较轻的病情，如接触性皮炎、急性荨麻疹等，也可用于暴发性或聚合性痤疮；30～60mg/d 为中剂量，多用于自身免疫性皮肤病，如皮肌炎、天疱疮、大疱性类天疱疮等；60mg/d 以上为大剂量，一般用于较严重患者，如重症天疱疮、重症药疹、中毒性大疱性表皮松解症等。冲击疗法是一种超大剂量疗法，主要用于激素常规治疗无效的危重患者，方法为甲基泼尼松龙 0.5～1.0g/d，连用 3～5 天后使用原剂量维持治疗。③皮损内注射糖皮质激素（如曲安奈德、泼尼松龙混悬液等）可用于瘢痕疙瘩、痤疮囊肿的治疗。

自身免疫性疾病及结缔组织病需长时间使用糖皮质激素，由于疗程较长，应注意不良反应，递减到维持量可采用每天或者隔天早晨顿服，可以减轻对下丘脑-垂体-肾上腺轴的抑制。

【不良反应】

长期大剂量使用糖皮质激素可能会导致多种不良反应，如满月脸、向心性肥胖、萎缩纹、皮下出血、痤疮、多毛、诱发或加重糖尿病、高血压、白内障、激发微生物的感染、消化道黏膜出血、肾上腺皮质功能减退、水电解质紊乱、骨质疏松、缺血性骨坏死、神经精神系统症状等。

三、抗 生 素

1. 青霉素类与半合成青霉素类　青霉素类药物有苄星青霉素、水剂青霉素、青霉素G钾（钠）盐等；半合成青霉素类药物有氨苄青霉素（氨苄西林）、羧氨苄青霉素（阿莫西林）、羧苄青霉素（卡比西林）等；主要用于治疗革兰阳性菌感染（丹毒、蜂窝织炎、疖、痈等）、淋病、梅毒等，一些广谱青霉素还可用于革兰阴性菌的感染及铜绿假单胞菌等。

2. 头孢菌素类　包括第一代（头孢拉定、头孢氨苄等）、第二代（头孢呋辛钠、头孢美唑等）、第三代（头孢他啶、头孢噻肟钠等）、第四代头孢菌素（头孢匹罗、头孢吡肟等）；第一、第二代主要用于治疗各种皮肤、软组织感染（如脓疱疮、毛囊炎、丹毒、疖、痈等）；第三代、第四代主要适用于泌尿生殖道感染如淋菌性尿道炎、淋菌性盆腔炎等。

3. 大环内酯类　常用的有红霉素、交沙霉素、罗红霉素、克拉霉素、阿奇霉素等，抗菌谱与青霉素类相似但更广，主要用于治疗淋病、生殖道衣原体感染、痤疮等。

4. 氨基糖苷类　常用的包括依替米星、庆大霉素、新霉素类、大观霉素等，可用于治疗淋病、铜绿假单胞菌感染等。

5. 喹诺酮类　常用的有氧氟沙星、环丙沙星、莫西沙星等，主要用于治疗细菌性皮肤病、支原体、衣原体感染等。

6. 四环素类　常用的有四环素、多西环素、米诺环素等，可用于治疗痤疮、淋病、生殖道衣原体感染等。

口服抗生素是治疗痤疮特别是中、重度痤疮有效的方法之一。在众多定植的微生物（包括表皮葡萄球菌、痤疮丙酸杆菌、马拉色菌和其他革兰阴性杆菌等）中，只有痤疮丙酸杆菌与痤疮炎症反应加重有明确的关联，故选择针对痤疮丙酸杆菌敏感的抗生素是非常重要的。除感染引起的炎症外，免疫和非特异性炎症反应也参与了痤疮炎症性损害的过程，因此既能抑制痤疮丙酸杆菌繁殖，又兼顾非特异性抗炎症作用的抗生素应优先考虑使用。综合以上因素，结合抗生素药代动力学特别是选择性分布于皮脂溢出部位，应首选四环素类，其次是大环内酯类。四环素类中第一代四环素类药物如四环素口服吸收差，对痤疮丙酸杆菌的敏感性低；第二代四环素类药物如米诺环素、多西环素和赖甲四环素应优先选择，两者不宜相互替代。

防止或减缓痤疮丙酸杆菌产生耐药十分重要，这就要求在使用抗生素治疗痤疮应规范用药的剂量和疗程。通常米诺环素和多西环素的剂量为100～200mg/d，可以1次或分2次口服；四环素1.0g/d，分2次空腹口服；红霉素1.0g/d，分2次口服。疗程6～12周。

7. 磺胺类　如复方磺胺甲噁唑（复方新诺明）等，一般不作为首选，可用于治疗化脓性皮肤黏膜感染、非淋病性尿道炎等。

8. 碳青霉烯类与糖肽类　如亚胺培南、万古霉素等，主要用于耐青霉素的金黄色葡萄球菌感染、甲氧西林耐药金黄色葡萄球菌感染等。

9. 抗结核杆菌药　主要包括异烟肼、利福平、吡嗪酰胺、乙胺丁醇等。

10. 其他　氨苯砜、沙利度胺可用于治疗麻风杆菌感染；甲硝唑、替硝唑等可用于厌氧菌感染、滴虫、蠕形螨等。

四、抗病毒药

1. 核苷类抗病毒药　如阿昔洛韦、伐昔洛韦、泛昔洛韦、更昔洛韦等，主要用于治疗单纯疱疹病毒、水痘带状疱疹病毒、人疱疹病毒6型感染等。

2. 利巴韦林　又称病毒唑，是一种广谱抗病毒药物，可用于治疗水痘-带状疱疹病毒感染等。

3. 膦甲酸　主要用于治疗耐阿昔洛韦的疱疹病毒感染。

五、抗真菌药

1. 多烯类药物　两性霉素B为常用的多烯类抗真菌药，其抗菌谱较广，抗菌活性强，甚至具有杀菌效应，主要用于治疗各种深部真菌感染（系统性念珠菌病、曲霉病、隐球菌病等）。因毒性较强，使用时常需监测肝肾功能。

2. 非多烯类药物　灰黄霉素为非多烯类抗真菌药，通过干扰真菌DNA合成而阻滞真菌细胞分裂，发挥抗真菌作用。主要用于治疗浅表真菌感染，如体癣、股癣、头癣、浅表甲癣等，对于深部真菌一般无效。

3. 唑类　唑类是一类人工合成的广谱抗真菌药，主要通过干扰真菌细胞的麦角固醇合成，造成细胞膜受损，从而抑制真菌生长。

（1）酮康唑：广谱抗真菌药，可用于治疗皮肤癣菌、慢性皮肤黏膜念珠菌病、马拉色菌病、曲霉病等。但由于其肝毒性较强，目前临床较少应用。

（2）伊曲康唑：三唑类广谱抗真菌药，毒性较低，临床常用于治疗甲真菌病、念珠菌病、马拉色菌毛囊炎、花斑糠疹等，长期使用需监测肝功能。

（3）氟康唑：水溶性高的三唑类抗真菌药，毒性小，主要经肾排泄，能透过血-

脑屏障，可用于治疗皮肤癣菌病、甲真菌病、念珠菌病等。

4.丙烯胺类　特比萘芬是临床较常用的丙烯胺类抗真菌药，较灰黄霉素更安全有效，临床上主要用于治疗甲真菌病、皮肤癣菌病等。

5.其他　碘化钾是最早使用的抗真菌药之一，是治疗孢子菌丝病的首选药物；棘白菌素类药物通过破坏真菌细胞壁而发挥抑菌作用，可用于治疗念珠菌病、曲霉菌病等。

六、免疫抑制剂

免疫抑制剂是指能降低或抑制一种或一种以上免疫反应的制剂，多数可同时抑制体液免疫和细胞免疫，大多缺乏选择性和特异性，常与糖皮质激素联用治疗系统性红斑狼疮、皮肌炎、天疱疮、大疱性类天疱疮等，以增强疗效，有助于激素减量及不良反应，也可单独应用。长期使用可诱发感染、骨髓抑制、肝损伤、肿瘤等不良反应，故应慎用，用药期间应定期监测。一般将免疫抑制剂分为以下几类。

1.糖皮质激素　是临床上使用最早、应用最广泛的免疫抑制剂之一，包括泼尼松、甲泼尼龙、地塞米松、曲安奈德等。

2.细胞增殖抑制类

（1）细胞毒性药物：环磷酰胺属于烷化剂类，对B淋巴细胞、T淋巴细胞均有作用，但对B淋巴细胞的抑制作用更强。主要用于红斑狼疮、皮肌炎、硬皮病、天疱疮、变应性皮肤血管炎、原发性皮肤T细胞淋巴瘤等。成人剂量为$2\sim3$mg/（kg·d）口服，疗程$10\sim14$天，200mg静脉注射，隔日1次，或$500\sim1000$mg/m^{2}体表面积每月1次静脉输注。治疗自身免疫病的总量为$6\sim8$g。为减少对膀胱黏膜的毒性，用药期间应大量饮水。

（2）抗代谢药：包括甲氨蝶呤、硫唑嘌呤、来氟米特等。甲氨蝶呤为二氢叶酸还原酶抑制剂，通过与二氢叶酸还原酶结合而阻断二氢叶酸转化为四氢叶酸，从而影响DNA、RNA合成，发挥抗细胞增生作用。可用于重症银屑病、红斑狼疮、天疱疮等，成人剂量$5\sim10$mg/d，每天1次口服，每周$1\sim2$次，1个疗程安全量$50\sim100$mg。硫唑嘌呤在体内代谢形成6-巯基嘌呤，拮抗嘌呤从而阻断DNA复制，对T淋巴细胞有较强抑制作用，可用于治疗天疱疮、大疱性类天疱疮、红斑狼疮、皮肌炎等。成人剂量为$1.5\sim2.5$mg/（kg·d）口服，用药后需观察$3\sim6$个月。

3.真菌多肽类　包括环孢素A、他克莫司、霉酚酸酯等。①环孢素A是从真菌的代谢产物中提取的多肽，可选择性抑制T淋巴细胞，皮肤科用于治疗红斑狼疮、天疱疮、扁平苔癣等，初始剂量为$1\sim2$mg/（kg·d）口服，并逐渐缓慢加量，不宜超过3.5mg/（kg·d），或同剂量静脉给药，用药期间应监测肾功能及血压；②他克莫司是钙调磷酸酶抑制剂，免疫抑制作用机制与环孢素类似，系统用药用于红斑狼疮等，局部可外用于特应性皮炎、银屑病、扁平苔癣、天疱疮等；③霉酚酸酯通过抑制鸟嘌呤合成而选择性阻断T淋巴细胞和B淋巴细胞增殖，可用于治疗活动性狼疮性肾炎、类风湿关节炎等自身免疫性疾病及血管炎等。成人剂量$1\sim2$g/d，疗程视病种及病变程度而定。

4. 生物制剂类　包括针对各种细胞的表面分子及细胞因子的单克隆抗体等，如英夫利昔单抗、依那西普、奥玛珠单抗、利妥昔单抗等。

5. 中药、抗疟药及其他　雷公藤多苷、氯喹、羟氯喹、沙利度胺，生物碱类如长春新碱、秋水仙碱等。

七、免疫调节剂

免疫调节剂能调节机体的非特异性和特异性免疫反应，使不平衡的免疫反应趋于正常，主要用于病毒性皮肤病、自身免疫性疾病和皮肤肿瘤等辅助治疗，包括干扰素、卡介苗、左旋咪唑、转移因子、胸腺肽、人血丙种球蛋白等。

八、维A酸类

维A酸类也称维甲酸类、维生素A酸，是一组与维生素A结构类似的化合物，参与表皮细胞的增殖、分化、凋亡，具有抗炎及抑制皮脂分泌作用，此外还对抗光老化、抗肿瘤、调节免疫等作用。根据分子结构不同可分为三代。

1. 第一代　非芳香维A酸类，如全反式维A酸、异维A酸、维胺脂等，其中后两者对寻常型痤疮、掌跖角化病等具有良好疗效。

2. 第二代　单芳香维A酸类，如阿维A酯、阿维A酸等，阿维A是中、重度银屑病一线治疗药物，如泛发性脓疱型银屑病、红皮病型银屑病、顽固性银屑病等，还可用于掌跖角化病、鱼鳞病、毛囊角化病等，还可与糖皮质激素、光化学疗法（PUVA）联用可用于治疗皮肤肿瘤。长期使用需定期监测肝功能，妊娠期、哺乳期、严重肝肾功能损害者禁用。

3. 第三代　多芳香维A酸类，如阿达帕林、他扎罗汀为外用剂，主要用于治疗痤疮。

九、维生素类

1. 维生素A　又名视黄醇，其前体物质β胡萝卜素被人体吸收后50%可转变为具有生物活性的维生素A。对人体非常重要，促进生长发育，可维持上皮组织正常功能，调节人体表皮角化过程。可用于治疗鱼鳞病、毛周角化症、维生素A缺乏病等。长期服用应注意对肝的损害。

2. 维生素B　包含8种不同的维生素，其中维生素B_2、维生素B_6保健皮肤功效最显著，可促进生长发育、美容护肤等。维生素B_2缺乏可导致口角炎、唇炎、眼结膜炎、皮肤老化等。

3. 维生素C　可降低毛细血管通透性，具有抗氧化、抗衰老作用。主要用于防止坏血病及过敏性皮肤病、慢性炎症性皮肤病等的辅助治疗。此外，维生素C还能抑制黑色素的合成，用于色素性疾病的辅助治疗。

4. 维生素E　有促进生育、抗氧化、抗衰老、维护细胞膜、光防护等作用。主要用于血管性皮肤病、色素性皮肤病、卟啉病等的辅助治疗。

5. 维生素 PP 是由烟酸和烟酰胺组成，是构成辅酶的成分，并有降脂、防治皮肤病、维护消化及神经功能等作用。主要用于治疗烟酸缺乏症，也可用于光线性皮肤病、冻疮等的辅助治疗。

十、β 受体阻滞药

1. 非选择性 β 受体阻滞药 卡维地洛是近期研究的热点，它是非选择性 β 受体阻滞药，通过抑制血管周围平滑肌上 β 肾上腺素能受体而起到收缩血管的作用，同时还具有强大的抗氧化应激及抗炎作用，此外还能适当减慢心率、缓解患者的紧张情绪，主要适用于难治性的阵发性潮红和持久性红斑的玫瑰痤疮患者。卡维地洛（3.125～6.25mg，每日 2～3 次）治疗 3 周，对于难治性的面部毛细血管扩张型玫瑰痤疮可明显改善症状。

2. 普萘洛尔 自 2009 年以来，国内应用普萘洛尔治疗婴幼儿血管瘤的报道陆续出现，对其安全性和有效性进行评价，认为口服普萘洛尔治疗婴儿血管瘤安全有效，不良反应少，应成为婴幼儿血管瘤的一线治疗。用药剂量 1.0～1.5mg/（kg·d），最大剂量不超过 2.0mg/（kg·d）。普萘洛尔应在餐间服用，以避免低血糖发生。用药期间应严格按照医嘱服药，除非出现严重并发症或其他系统疾病，不擅自减量或停药，对避免复发或反弹至关重要。普萘洛尔的有效率高达 90% 以上。药物治疗必须持续至少 6 个月，过早停药会导致血管瘤反弹性生长。停药标准：血管瘤完全消退，或年龄超 1 岁，血管瘤增殖期结束。

十一、抗寄生虫药

1. 羟氯喹是 4- 氨基喹酮类的抗疟药，羟氯喹具有抗炎、抗增生及免疫调节等作用，已被广泛用于治疗风湿性关节炎、系统性红斑狼疮（SLE）、皮肌炎等自身免疫性疾病，能有效改善 SLE 患者面部的炎性红斑。

2. 羟氯喹抗炎效应及免疫抑制作用。羟氯喹对玫瑰痤疮、面部激素依赖性皮炎患者局部炎症性面部潮红和持续性红斑也存在一定的抑制效应。一般剂量为口服一次 200mg，每日 2 次，治疗面部红斑时口服 8 周，用于自身免疫性疾病时周期更长。

3. 需要注意的是羟氯喹有对眼损害的不良反应。眼科检查的内容包括视野、视力、辨色力、眼底检查等。如果发现视网膜的毒性表现，应立即停药，因为停药后的一段时期内视网膜的毒性病变还会继续发展，不能等到患者出现临床症状才停药。服用羟氯喹者有必要定期做眼科检查。一般要求在开始用药前或用药后的内应查一次眼科，以后每 6 个月复查一次。

十二、抗抑郁药

1. 黛力新是一种氟哌噻吨美利曲辛片剂（每一糖衣片含相当于 0.5mg 氟哌噻吨的二盐酸氟哌噻吨，以及相当于 10mg 美利曲辛的盐酸美利曲辛），主要用于治疗焦虑、抑郁和冷漠。

2. 黛力新中的氟哌噻吨增加多巴胺的释放，美利曲辛抑制去甲肾上腺素和5-羟色胺的再摄取，均可治疗躯体疼痛。镇痛效应为中度。故在皮肤科中黛力新与甲钴胺联合应用可以治疗带状疱疹后遗神经痛。

3. 由于黛力新可以有效降低血管神经高反应性，敏感性皮肤病如玫瑰痤疮、面部激素依赖性皮炎，使用黛力新后患者可以首先可以镇静下来后，其次面部皮肤血管收缩，皮肤敏感得到改善。

4. 黛力新的使用方法是成人每日2次，一次1片。待皮肤红斑减轻后，改为口服每日1片，维持1个月基本可以停药了。

（梁　虹）

第二节　皮肤科外用药

【治疗原则】

正确的局部药物治疗应综合考虑患处皮损特点，选择合适的药物、恰当的剂型、给药方式和给药时间等，使外用药物能够发挥最大的疗效，将不良反应减至最小。

【使用关键点】

1. 正确选用外用药种类　应根据皮肤病的病因、发病机制和自觉症状等进行选择。如细菌性皮肤病选用抗菌药物，变态反应性疾病选用抗过敏药物，瘙痒者选用止痒药，角化不全选用角质促成剂，角化过度选用角质剥脱剂等。

2. 合理选用外用药剂型　应根据皮损的特点（类型、所在部位和病期）选择适当的剂型，其遵循原则为：①急性皮炎仅有水肿、红斑、丘疹或水疱而无糜烂、渗出时选用洗剂或粉剂，渗出不多伴糜烂等继发皮损时选用糊剂或乳剂，渗出较多时宜选用溶液剂湿敷；②慢性皮炎皮肤浸润肥厚、苔藓化，可选用软膏或硬膏等。

3. 外用药的使用方法和注意事项　应根据个体的年龄、性别、皮损部位及大小、机体的反应性等不同情况选择用药；告知患者药物的正确使用方法和所需要注意的不良反应及处理方法等。

【制剂】

1. 粉剂　是一种或多种干燥粉末状药物均匀混合制成，具有干燥、保护、散热、止痒作用，主要用于急性皮炎的早期或涂擦药膏后外撒粉剂。常用的有滑石粉、炉甘石粉、氧化锌粉等。

2. 软膏　是易于涂展的半固体制剂，具有保护、润滑、水合的作用，软膏渗透性较乳剂更好，如盐酸金霉素软膏等。

3. 乳剂和霜剂　是油和水经乳化而成的剂型。有两种类型，乳剂为油包水，油为连续相，具有润滑、保护作用，如硅油乳膏等；霜剂为水包油，水为连续相，具有保护、润泽作用，如维生素 E 霜等。

4. 凝胶　是水、丙二醇和聚乙二醇及纤维素类衍生物等按比例配成的外用药物，具有润滑、清凉作用，且无刺激性。常用的有过氧化苯甲酰凝胶、阿达帕林凝胶、重组生长因子凝胶等。

5. 糊剂　是将高浓度（30%～50%）的粉末均匀加入油类基质制成，与软膏作用相似，但较软膏干燥，具有保护、收敛作用。常用的有复方氧化锌糊剂、口腔溃疡糊剂等。

6. 溶液　是药物溶于水性溶液制成。具有清洁、收敛、消炎作用，主要用湿敷，用于急性皮炎、湿疹类疾病。常用的有 3% 硼酸溶液、1∶5000～1∶10 000 高锰酸钾溶液、0.1% 硫酸铜溶液等。

7. 酊剂和醑剂　是药物溶于醇水性溶剂制成，当醇含量达 50%～95% 称为酊剂。醑剂则是含挥发性药物的乙醇溶液。常用的有 2% 碘酊、2.5% 酊剂、复方樟脑醑等。

8. 洗剂　是指含药物的溶液、乳状液、混悬液。使用前需振荡混匀，有止痒、解热、干燥及保护作用。常用的有炉甘石洗剂、复方硫黄洗剂等。

9. 气雾剂　是药物与抛射剂（如氟利昂、丙烷等）混匀后，呈雾状气溶胶。对湿疹化和破溃的皮肤无刺激，尤其适用于难以用药或直接用药会产生疼痛的皮肤。

10. 搽剂　是药物溶于油或乙醇皂液中制成。有收敛、润滑、止痒、保护作用。常用的有维生素 E 搽剂、25%～40% 氧化锌油搽剂、炉甘石搽剂等。

11. 硬膏　是一种具有黏性而柔韧的固体制剂，贴附于裱褙材料上（布料、纸料或有孔塑料）形成薄膜。具有清洁、保护、促进吸收的作用。常用的有氧化锌硬膏、肤疾宁硬膏、剥甲硬膏等。

【种类】

1. 清洁剂　用于清除皮损上的渗出液、污物、鳞屑、结痂等，如生理盐水、温水肥皂、植物油等。

2. 保护剂　用于保护皮肤，减少摩擦和外界刺激等，如炉甘石、滑石粉、氧化锌等。

3. 消毒防腐剂　用于消毒、防腐、杀菌等，如硼酸、高锰酸钾、过氧化氢、碘仿等。

4. 收敛剂　用于减少渗液、消除水肿、消退炎症反应等，如 0.2%～0.5% 硝酸银溶液、2% 明矾液、5% 甲醛等。

5. 腐蚀剂　用于破坏和去除增生的组织和赘生物等，如三氯乙酸、氢氧化钠、硝酸银溶液等。

6. 角质促成剂　用于促进角质正常分化，如 3% 水杨酸、3%～5% 硫黄、2%～5% 煤焦油等。

7. 角质剥脱剂　用于促使角质层剥脱，如 5%～10% 水杨酸、20%～40% 尿素、5%～10% 乳酸等。

8. 抗菌药　用于杀灭或抑制细菌，如 0.5%～3% 红霉素、2% 莫匹罗星、1% 四环素等。

9. 抗真菌药 用于杀灭或抑制真菌，如 1% 益康唑、2% 酮康唑、1% 联苯苄唑、1% 特比奈芬等。

10、抗病毒药 用于杀灭或抑制病毒，如重组人干扰素 a-2b 凝胶、阿昔洛韦、喷昔洛韦、10%～40% 足叶草酯等。

11. 抗寄生虫药 用于杀灭疥螨、虱等，如 5%～10% 硫黄、2% 甲硝唑、2.5% 间甲苯酰二乙胺等。

12. 止痒药 用于减轻局部瘙痒，如 5% 苯唑卡因、1% 苯酚、5%～10% 水合氯醛等。

13. 外用糖皮质激素 用于抗炎、抑制免疫反应、抗增殖、收缩血管，根据强度分级，弱效的常用的如 1% 乙酸氢化可的松、0.05% 醋酸地塞米松、0.05% 地奈德等；中效的常用的如 0.1% 糠酸莫米松、0.1% 曲安耐德、0.1% 丁酸氢化可的松、0.5% 醋酸氢化泼尼松等；强效的常用的如 0.05% 丙酸氟替卡松、0.05% 卤米松等；超强效的如 0.05% 氯倍他索等。

14. α- 肾上腺素能受体激动药 α- 肾上腺素能受体激动药通过特异性地与血管管壁上的平滑肌 α- 受体结合，阻断交感神经对外周血管的扩血管作用，从而收缩血管。用于治疗玫瑰痤疮的 α- 肾上腺素能受体激动药主要有溴莫尼定、羟甲唑啉及赛洛唑啉，目前研究较多的是溴莫尼定。Fowler 等发现，对面部弥漫性红斑的玫瑰痤疮患者每日外用 0.5% 酒石酸溴莫尼定凝胶，用药 30min 后弥漫性红斑开始减少，3h 后效果达峰值，红斑减少到基线水平，并可维持 6～8h。基于这些研究，0.5% 酒石酸溴莫尼定凝胶成为美国食品药品监督管理局（FDA）批准的唯一用于治疗非炎症性红斑血管扩张型玫瑰痤疮的外用制剂，但由于毛细血管管壁无平滑肌包绕，因此 α- 肾上腺素能受体激动药不能收缩毛细血管。

15. 伊维菌素 是阿维菌素的衍生物，主要用于治疗寄生虫感染，包括蠕虫、螨虫及虱子。玫瑰痤疮可能与面部蠕形螨感染有关，研究证明伊维菌素在玫瑰痤疮的治疗中发挥了抗炎、抗寄生虫的双重作用。Zuuren 等对 106 项随机对照临床试验（RCTs）进行系统评价后得出结论：高质量的证据支持外用壬二酸、伊维菌素来治疗丘疹脓疱型玫瑰痤疮，并且外用伊维菌素的疗效优于外用甲硝唑。以上研究对象均是中重度的丘疹脓疱型玫瑰痤疮患者，对于面部持续性的弥漫性红斑及血管扩张，通常是无效的。

16. 烟酰胺 又名维生素 B_3、维生素 PP、尼克酰胺，能显著抑制黑素小体向角质形成细胞转运，其抑制率为 35%～68%，进而有效地减少色素沉着、增加皮肤光泽度。其次，烟酰胺通过增加角质层中脂类物质，特别是神经酰胺的表达来减少水分经表皮丢失、增强皮肤的屏障功能。此外，局部用烟酰胺可阻止光引起的免疫抑制，减少紫外线（UVB 波段）照射后皮肤肿瘤的发生率。剂型有 2%、5% 的含烟酰胺的保湿剂。

（梁　虹）

第三节　美容激光简介

激光（laser）是受激辐射光放大（light amplification by stimulation emission of radiation）的简称。激光具有方向性强、发散角小、单色性好、亮度高等特点，可以通过选择性光热原理作用于靶组织，达到治疗目的，已经广泛应用于医学美容领域。此外，人们还利用特定光源所产生的宽光谱脉冲光进行各种损容性皮肤病的治疗，即强脉冲光（intense pulsed light，IPL）。

【原理与相关概念】

1. 原理　激光和 IPL 美容的治疗原理主要源于选择性光热原理，其含意为根据不同组织的生物学特性，选择合适的波长、能量、脉冲持续时间，以保证对病变组织进行有效治疗之同时，尽量避免对周围的正常组织造成损伤。

2. 靶组织　美容激光医学涉及的范围很多，但激光针对的靶组织主要是血红蛋白、黑色素、含水的组织、蛋白质，不同的靶组织对于光而言，有不同的吸收曲线，但最终作用的能量是热能。在选择性光热作用中可能会有几种热介导的损害机制发生，包括热变性、机械性损害及热分解。皮肤色基可选择性地吸收特定波长的光，如果色基的吸收光谱是已知的，那么可以选择合适波长的激光，对色基进行照射以得到理想的组织治疗作用。

3. 热弛豫和热弛豫时间　当组织靶目标吸收激光能量后，温度一定会升高，也必定会向周围邻近组织发生热的传导。那么靶目标的热向周围组织发生的这种热的传导的过程就是热弛豫，而衡量热弛豫速度的快慢就是热弛豫时间，实际上就是衡量组织冷却的快慢。热弛豫时间就是显微靶组织显著地冷却（温度降低一半时）所需要的时间。物体的热弛豫时间与物质大小的平方成正比。因此，在选择合适的脉冲时间或照射时间以取得血管的选择性光热作用很重要。

【生物效应】

1. 概念　激光和生物组织相互作用后所引起的激光与生物组织的任何变化，被称为激光的生物效应。激光可产生的生物效应包括热生物效应、压强效应、光化效应、电磁效应、弱激光刺激效应。

2. 影响因素　激光的生物效应取决于激光的性能、生物组织的性质及激光与生物组织的作用时间和方式。

【激光参数】

1. 激光剂量　激光医学剂量的度量最主要的目的是预测生物效应的结果，以达到正确控制激光照射人体组织的作用。

（1）输出方式：激光有两种输出方式，即连续波和脉冲波。脉冲波又根据脉冲时间的不同分为长脉冲、短脉冲和超脉冲。连续激光在作用的时间内很少变动或没有变动；脉冲激光是有规律地变动；超脉冲激光能在很短的时间内产生特别高的能量，如 Q 开关激光。

（2）物理剂量：物理剂量（D）等于激光束垂直照射到生物体单位面积上的功率（P/A）与照射时间（t）的乘积，又称激光流量。物理剂量四要素为激光功率、受照面积、照射时间、入射角。

（3）生物剂量：生物剂量是指生物体吸收激光能量后，根据所引起的生物组织反应的强弱程度进行分级，这种分级称为生物剂量。生物剂量因不同个体、同一个体不同部位、不同波长、不同工作方式而不同。

2. 激光参数　①波长：波长决定激光与组织相互作用的性质；②吸收系数：每单位长度光子被吸收的概率，μa（mm^{-1}）表示，μa 愈大吸光能力愈强；③穿透深度：为激光能量衰减到 1/e 时，激光穿透组织的深度，其中将原来光束强度衰减到 1/e 称为衰减距离，衰减到 1/10 称为消散距离。④脉冲宽度：脉冲波峰值（P）降低至一半（$P/2$）时所对应的两个时刻差称为脉冲宽度；⑤脉冲间隔：多（双）脉冲中两相邻脉冲宽度间的停顿时间称为脉冲间隔。

【激光分类】

激光器种类繁多，分类方法也有很多种。按产生激光的工作物质不同，激光器可以分为气体激光器、固体激光器、半导体激光器、液体激光器、化学激光器等；按工作方式，激光器可分为连续和脉冲两大类；按激光技术，激光器可分为静态脉冲激光器、调 Q 激光器、锁模激光器，也可分为单模（单纵模和单横模）激光器和多模激光器。

【适应证】

1. 色素相关损容性皮肤病

（1）表皮色素增加性皮肤病：色素异常表现形式较复杂，主要有以下三种：①色素细胞功能、形态异常而数量不增加，如雀斑；②色素细胞数量增加，如雀斑样痣、咖啡斑；③仅表现为噬黑素细胞增加，如黄褐斑、炎症后色素沉着，激光治疗对前两者疗效较好，而因全身或局部代谢异常所致如黄褐斑、炎症后色素沉着疗效不佳，甚至治疗后色素有加重可能。

（2）真皮色素增加性皮肤病：色素沉积部位较深，一般在真皮乳头层以下，如太田痣、伊滕痣、颧部褐青痣、文身、脱毛等，因色素位置深，传统治疗手段疗效极不理想，往往治疗不彻底或留下瘢痕，目前 Q 开关激光和强脉冲光是治疗真皮色素增加性皮肤病变的常用方法。

2. 血管相关损容性皮肤病　激光治疗血管性病变的机制在于激光可被血液中的氧合血红蛋白选择性吸收，产生热量从而使血管凝固或破坏。根据选择性光热作用理论，激光治疗血管性病变的最佳波长为靠近 542nm 及 577nm 的波长；最佳脉宽为几毫秒至几十毫秒；能量也应选择恰当，过高会遗留瘢痕，过低则无效。

血管相关损容性皮肤病最常见的是皮肤血管瘤和血管畸形，如婴幼儿血管瘤和鲜红斑痣，目前临床上常用的治疗血管性病变治疗的激光有脉冲染料激光、可调脉宽倍频 Nd：YAG 激光、强脉冲光。此外，毛细血管扩张症、玫瑰痤疮、血管角皮瘤等血管损容性皮肤病，皆可以选择针对血红蛋白的激光进行治疗。

3. 年轻化 激光或 IPL 对于年轻化的应用主要以"水"为靶色基，与以往的机械磨削法和化学剥脱法相比，激光对于面部年轻化具有很高的精确性和安全性，尤其是 2004 年问世的点阵激光，利用局灶性选择性光热原理，可以最大限度地避免副作用发生和疗效体现。其优点：①出血少；②损伤小；③手术时间短；④术后恢复快；⑤扫描手具可准确、方便地去除光老化。

激光治疗光老化的治疗机制：①汽化消除不平整的表皮层；②真皮胶原再生、重塑激光产生的热对真皮的作用，这是由于热作用所引起的胶原收缩的结果，新生胶原以缩短的胶原纤维为支架，形成新的提紧的组织结构，达到光老化皮肤和皱纹修复的目的。

激光面部年轻化的适应证主要包括全身情况良好的中老年人、出现皮肤松弛和皱纹者均适合做激光者，眶周、口周和面颊的皱纹是最好的适应证，但眉间、额部及鼻唇沟等处的与肌肉活动有关的皱纹激光术后仅能有不同程度的改善，术后皱纹易再生。这些部位的皱纹可结合肉毒毒素注射等治疗。

【小结】

激光利用其选择性光热原理，在医学美容应用颇为广泛。然而，与微针疗法有着类似理念的是点阵激光技术，都是利用微阵列策略，前者利用微针开放皮肤通道，后者通过激光开放通道，都起到将副作用"化整为零"将疗效"化零为整"的效果。但激光有其局限性，如受皮肤类型限制、激光有限的穿透深度，于是激光的应用与美容微针的应用又具有互补性。

第四节 美容射频简介

射频（radiofrequency，RF）也称为射频电流，是一种高频交流电磁波的简称。美国于 2002 年获 FDA 批准后，射频技术开始用于皮肤美容领域，具有祛皱、改善皮肤松弛、改善皮肤质量等效果，为皮肤年轻化技术的发展又提供了一个新的台阶。

【原理】

射频电流是受电阻的影响而转化为热能的。射频治疗是应用大功率的短波或微波作用于人体，人体组织是一个导电体，当射频电流经人体通过组织时，组织对射频电波的阻力，使组织内的水分子瞬间产生快速振荡，从而在电极之间产生一种急剧沿电力线方向地来回移动或振动。因各种离子的大小、质量、电荷和移动速度均不尽相同，在振动过程中互相摩擦或与周围的介质摩擦，产生热能选择性作用于真皮深层和深部的纤维隔，引起胶原纤维的收缩和新生胶原纤维沉积，并增加胶原纤维弹性。

【影响因素】

由于个体差异，不同的人有不同大小的电阻，根据欧姆定律，在一定的电压下，通过人体的电流因人体电阻的不同而不同。而人体电阻的大小主要受以下几种因素影响。①皮肤的条件：角质层厚薄、干湿度及粗糙程度。②电流的频率：在接触相同电流的条件下，电流频率高对人体的总阻抗小，电流频率低对人体的总阻抗大。③接触条件：接触松紧度、接触面的大小、接触面的清洁度及耦合剂的存在。④治疗部位的不同：人体内各种组织的导电能力主要取决于它们的含水量和相对密度。例如，肌肉、脑的含水量较大，阻抗就小；而肌腱和腱鞘、骨的含水量较小，肌腱和腱鞘是不良导体，脂肪和骨骼是最差的，则呈现的阻抗就大。⑤其他因素：皮肤有无破损等。

【射频分类】

1. 单极射频　正负两极没有在同一界面作用、穿透深度不可控——深层治疗、治疗有效深度为 10～15mm。

2. 双极射频　正负两极在同一界面作用、穿透深度为两电极距离的 1/2——浅层治疗、治疗有效深度为 2～4mm。

3. 其他　随着射频技术的发展，准单极、多级射频、射频联合磁脉冲、射频联合超声等射频设备相继问世，为射频的治疗带来多重选择。

【适应证和禁忌证】

1. 适应证　适用于任何光学类型的松弛皮肤、皱纹、痤疮瘢痕等，特别是轻度松弛的薄皮肤。70%～80% 的患者第一次治疗后即有轻微可感受到的皮肤改善，部分患者可达到激光换肤、面部提升术的效果。

2. 禁忌证　①皮肤癌病史或疑有皮肤癌变倾向的患者；②孕妇；③治疗区域有破溃或感染的区域；④装有心脏起搏器或除颤器的患者；⑤治疗区域有金属置入的患者。

【小结】

射频技术用于改善皮肤皱纹是美容的一种全新理念，与其他除皱方法相比，它具有安全性高、副作用极小、患者耐受性好的优点。目前射频技术在国外已有多年的临床应用，并取得显著疗效。虽然无创组织紧肤能产生满意的临床效果，但它并不等同于外科手术。作为医师，我们的目标是应用射频技术在外形修复和除皱紧肤领域为患者提供更好的医疗服务，达到更好的效果。

（栾　琪）

第五节　皮肤外科治疗

皮肤外科是皮肤病治疗学的一门亚分支学科，以皮肤病学和成形修复技术为基础，研究影响人体皮肤的形态、结构、生理、病理、美感的发生、发展及其规律。狭义上指手术皮肤外科学，广义上涵盖了手术、激光、物理治疗、毛发移植、脂肪移植、注射填充等多种治疗手段。

【治疗范畴和手段】

1. 手术外科　是皮肤外科最常用的手段，通过外科手术来治疗某些皮肤病或改善皮肤形态外观的方法，分诊断性手术、治疗性手术、皮肤美容外科手术三类。应用于皮肤肿瘤、脱发、酒渣鼻等治疗。

2. 激光外科　是近年来新兴的一种皮肤外科治疗手段，随着激光技术的快速发展，激光治疗的适应证正迅速扩大。主要用于解决手术无法治疗或者治疗风险较高的疾病，如色素性疾病、血管性疾病、多毛、皱纹、瘢痕等。常用的仪器有 CO_2 激光、Q 开关激光、染料激光、皮秒激光、剥脱及非剥脱点阵激光、YAG 激光、光动力等。

3. 冷冻外科　利用局部低温使病变的皮损处于缺血冷冻状态，最后干性坏死、脱落而治疗某些增生性皮肤病如各种疣、皮肤良性赘生物等。制冷剂主要有液氮（-196℃）、二氧化碳（-70℃）。

4. 电外科　是通过电离子或电灼设备直接烧灼皮肤及其表面的异常组织，依靠皮肤附件上皮的分化再生来修复上皮的一种治疗方法。广泛适用于治疗增生性皮肤病如各种疣、皮肤良性赘生物，也可用于治疗皮肤癌前损害和范围小于 1cm 的基底细胞癌和鳞状上皮癌。

5. 注射外科　注射外科既往主要适用于治疗血管瘤、瘢痕、腋臭、浅表囊肿、睑黄瘤、炎症增生性疾病等。近年来，肉毒素注射和各种填充剂注射、水光注射、微针注射等成为除皱和面部轮廓改善、提亮肤色等的重要手段。

6. 化学外科　化学外科是采用化学腐蚀剂及剥脱剂治疗皮肤病的一种方法。如羟基乙酸、硝酸银、苯酚（石碳酸）、水杨酸等祛除雀斑、睑黄瘤、各类小范围的疣类、痤疮、痘印等。

7. 皮肤磨削术　是近年发展起来的皮肤外科新技术，是使用一些器械或设备，对表皮和真皮浅层进行可控的机械性磨削，从而完成治疗及美容的一种治疗手段。具有手术操作更加精确、迅速，术后恢复快，并发症少等优点。适用于皮肤皱纹、瘢痕及浅表皮肤肿瘤。

8. 非整形皮肤外科　对于一些位于面、颈部等外露部位的恶性黑素瘤，为避免对患者美观造成不良影响，免疫调节剂（如 5% 咪喹莫特）或免疫调节剂联合光动力等方法应用于临床，取得了较好的效果。

【皮肤外科与相关学科的关系】

1. 皮肤外科学与皮肤科学的关系　皮肤科学是皮肤外科学的基础，皮肤外科学是皮肤科学的一个分支学科，丰富了皮肤科学的内涵。皮肤科学注重皮肤病的病因、病理变化及其发生、发展的规律，而皮科外科强调人体皮肤结构、形态、生理功能的改善，可以有效提高患者的生存质量。

2. 皮肤外科学与整形外科学的关系　两者有密切的联系。普通外科基本技能是皮肤外科学和整形外科学的基础，但皮肤外科学是皮肤科学、成形修复技术、医学美学结合的产物，Mohs 显微外科手术是皮肤外科特有的术种，不仅能保证皮肤肿瘤切净，而且有利于手术缺损的成形修复。整形外科学主要针对人体因为先天缺损或后天被破坏的体表器官或部位进行修复和再造，使其达到或接近正常的形态和功能。

3. 皮肤外科学与美容外科学的关系　美容外科是从整形外科发展而来一门学科，是为了改善外观容貌而实施的外科技术，主要针对人体正常体表器官或部位，通过手术或治疗让外貌变得更年轻、更美丽。美容外科针对正常人，治疗手段为手术。而皮肤外科主要针对皮肤病人，也包含部分正常人，治疗手段多样，有手术、激光、冷冻等。

【皮肤外科手术的影响因素】

1. 吸烟　循证医学研究表明：吸烟患者在接受皮肤外科手术后，术后并发症明显增加，主要包括伤口裂开、愈合时间延迟、感染、皮瓣移植坏死等。

2. 补充药物联合治疗　补充维生素C、生物素、凤梨酵素、蜂胶、甘菊等多种物质可以加速伤口愈合，抗炎、抗紫癜等。

3. 病理位点的选择　病理位置的正确选择有利于正确评估手术切除的范围和深度；影响医师误判的风险因素是病理取材和外科手术间隔6周及6周以上。

【并发症及处理】

1. 术中出血　是最常见的并发症。性别、使用抗凝血药或免疫抑制剂、手术类型及时间长于24min是出血并发症的独立危险因素。

2. 感染　多数为表皮化脓感染，很少出现系统感染。

3. 晕厥　血管迷走神经性晕厥是主要的麻醉并发症。

4. 血管闭塞　在软组织扩张手术、硬化剂或填充剂治疗时可发生。

第六节　其他美容疗法简介

火针疗法是一种传统的针刺疗法，是将特制的粗细针具烧红后于选定部位或穴位速刺疾出的疗法，最早记载于《黄帝内经》，在损容性皮肤病治疗中广泛应用。

【作用机制】

1. 中医观点　火针是火与针的结合，既有针开孔引邪外出，又以火温通经脉，故火针具有以热拔毒、祛腐排脓、生肌敛疮、软坚散结的作用。

2. 现代医学观点　火针刺入皮肤后，热力损伤引起组织受损，释放组胺使毛细血管通透性增加，引起损伤部位白细胞渗出和凝血因子释放，白细胞进而发挥吞噬细菌、真菌、坏死细胞及细胞碎片的一系列效应。火针进针处局部高温碳化，坏死，激发炎症反应，刺激机体自身修复。

【火针美容疗法在皮肤科的应用】

1. 痤疮　火针适用于结节囊肿型痤疮的治疗，尤其在囊腔内有较多脓液时，火针针刺后形成开放通道，充分按压挤出脓液，治疗效果较好。如在火针针清后，配合光动力治疗，效果更佳。

2. 皮脂腺囊肿　面、颈部皮脂腺囊肿治疗上比较棘手，传统治疗以手术切除为主，但切除局部依据囊肿的大小会留下相应的线性瘢痕；其他治疗方法如二氧化碳激光、电烙法也会留下瘢痕；火针烙法排脓治疗面部皮脂腺囊肿，局部创面仅留有小米粒大小瘢痕，治疗效果好，在临床应用较好。

3. 白癜风　火针点刺治疗白癜风，5～7天治疗1次，10次为1个疗程，3个疗程结束停止治疗。

4. 疣　各种疣如扁平疣、跖疣、尖锐湿疣等。

5. 斑秃　电火针联合穴位注射治疗斑秃，有一定的疗效。

6. 带状疱疹　火针治疗带状疱疹科减轻疼痛，加速皮损愈合。

7. 酒渣鼻　火针配合毫针针刺治疗或者放血加火针治疗酒渣鼻临床应用疗效较好。

【优点】

操作简单、经济、疗效快、效果好、副作用小。

【注意事项】

1. 治疗前不宜空腹，以防晕针。

2. 患处皮肤消毒，火针烧至通红发白。治疗后也需要消毒。

3. 注意避开大的血管和神经。

4. 治疗后1周内皮肤发红并且灼痛感，为正常现象。

5. 治疗后1～2天保持创面干燥，防止感染。

6. 治疗跖疣从中央进针，直至疣体根部，疣体大时可多几针。疣体过多时，避免一次性对所有疣体进针。

7. 治疗扁平疣，多宜斜刺，避免刺入真皮层。

8. 治疗白癜风、斑秃，患处面积较大，可选用三头分散的火针，每5mm进针一次，进针表浅即可。

9. 治疗乳腺囊肿，针后2周肿物会明显缩小，1个月左右消退。如1个月后肿物未消退，则需要再次火针。

（刘红梅）

第五章 皮肤损伤与修复

第一节 皮肤损伤概述

【定义】

1. 皮肤损伤是指受某种致病因子刺激而产生病理变化的总称。
2. 皮肤损伤有物理化学性损伤、机械创伤、烧伤、咬伤、日晒伤等。
3. 疾病导致的皮肤损伤原因有感染、寄生虫反应、过敏反应、神经功能紊乱、营养缺乏。

【伴随症状】

1. 鳞屑　皮肤表面脱落的呈鳞状的角质细胞碎片。常见于真菌感染、螨病、湿疹、维生素 A 缺乏症、锌缺乏症等疾病。
2. 痂皮　皮肤损伤表面的结痂后形成的膜状或板状物。可因各种外伤或动物啃咬导致病变部破溃后结痂。
3. 糜烂　为丘疹或结节表皮破损或水疱、脓疱破裂而形成的表皮组织缺损的潮湿面，常有干痂覆于表面，可出现在许多皮疹性疾病的过程中。
4. 溃疡　是真皮组织的大小、形状、深浅不一的缺损，其创缘较清楚，表面常被覆不洁的渗出物或伪膜。
5. 皲裂　为皮肤上发生的深浅不一的线状裂痕，多由皮肤角质化过度引起。
6. 坏死与坏疽　是指局部组织死亡的继发性皮肤损伤，无微生物参与者称为坏死，有微生物参与者称为坏疽。

第二节 皮肤损伤修复原理

【修复分期】

1. 皮肤损伤修复是一个复杂的过程。主要包含出血期、炎症期、增殖期和重塑期，四个分期彼此重叠递进。

2. 整个修复期间各种皮肤修复细胞参与损伤修复，主要有角质细胞、成纤维细胞、巨噬细胞、中性粒细胞、内皮细胞等。

【修复基本原理】

1. 首先皮肤损伤本身就是应激信号，刺激机体产生一系列修复生理反应。
2. 损伤后局部缺氧环境、损伤后各种生长因子及细胞因子的释放刺激创面修复细胞参与损伤修复。
3. 外界药物、光照、包扎等可以提供更好的损伤修复微环境，促进损伤修复。

【修复影响因素】

1. 营养条件　有许多损伤修复需要必要的营养物质，比如维生素A、糖类和脂肪酸。
2. 缺氧　一定程度的缺氧有利于皮肤再上皮化，而过度的缺氧导致慢性皮肤损伤。
3. 感染　感染可以导致皮肤损伤修复减慢。
4. 慢性疾病及免疫抑制　心血管疾病、糖尿病、获得性免疫功能缺陷综合征（艾滋病）等也可导致明显的损伤修复延迟。

第三节　皮肤的修复再生过程

【出血期】

皮肤损伤初期，血小板释放各种细胞因子及生长因子，这些众多的信号分子会激活更多的血小板、淋巴细胞及皮肤其他效应细胞。这些信号分子激活了各种效应细胞的炎症反应。

【炎症期】

中性粒细胞及巨噬细胞是此期间活跃的修复细胞，它们可以对抗感染，释放活性氧（reactive oxygen species，ROS），激活各种信号通路，承接修复过程进入下一阶段。但是如果炎症期过长，可能会导致皮肤损伤修复过程延长。

【增殖期】

主要是角质形成细胞的增殖及成纤维细胞的增殖和移行。角质细胞的增殖和移行主要是再上皮化过程，重新形成皮肤屏障。而成纤维细胞增殖移行可以分泌胶原，为角质细胞移行"铺路"。当然细胞之间也会通过分泌生长因子互相作用。

有此期间还有血管内皮细胞增殖，重新形成新的血管供应整个修复所需"材料"。

【重塑期】

此期间胶原的生成与降解达到平衡状态，然后胶原也同时由Ⅰ型胶原替换为Ⅲ型胶原。损伤部位逐渐形成瘢痕，此期往往可以持续1年以上。

（苑凯华）

第六章 细胞生长因子及其美容应用

第一节 细胞生长因子概述

细胞因子（cytokine）是主要由活化免疫细胞或非活化免疫细胞（如骨髓、胸腺中的基质细胞，血管内皮细胞、成纤维细胞等）合成分泌的低分子量可溶性蛋白质，具有调节免疫、血细胞生成、细胞生长及损伤组织修复等多种功能。细胞因子通过结合细胞表面的相应受体发挥生物学作用。细胞因子可被分为白细胞介素、干扰素、肿瘤坏死因子超家族、集落刺激因子、生长因子五大类。

生长因子是细胞因子的一种，由造血系统、免疫系统或炎症反应中的活化细胞产生，能调节细胞分化增殖和诱导细胞发挥功能，是高活性多功能的多肽、蛋白质或糖蛋白。目前研究显示，生长因子与生物的生长、发育、衰老、毛发生长、创伤修复有密切的关系。

蛋白质、多肽、氨基酸的关系见图6-1。

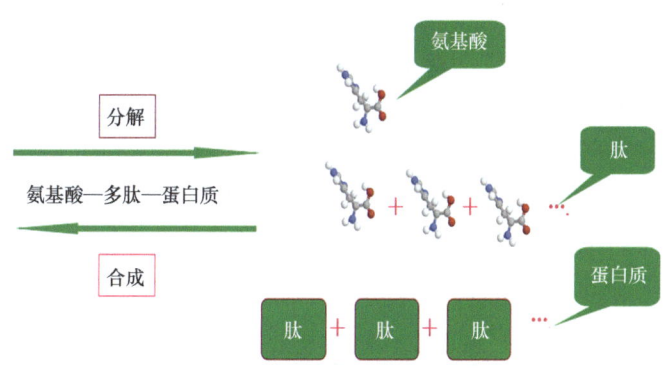

图6-1 蛋白质、多肽、氨基酸的关系

【细胞生长因子的历史】

见表6-1。

表6-1 细胞生长因子发现历史

发现时间	发现因子	发现人
1947年	NGF	Rita Levi-Montalcini
1957年	IGF	Salmon 和 Daughaday
1958年	EGF	Stanley Cohen 和 Levi-Montalcini
1973年	PDGF	Ross
1974年	FGF	Gospodarowicz
1978年	TGF	Delarco
1989年	KGF	Rubin
1989年	VEGF	Ferrara
1991年	CTGF	Bradham

【生长因子的特点和作用机制】

细胞生长因子原在医药领域发展，主要应用在烧伤科、外科、妇科、整形美容激光科等伤口创面愈合中。细胞生长因子可影响多种类型细胞的生长、分裂、分化、增殖和迁移，其作用亦可应用于美容护肤领域。护肤品现在已经从化学护肤向基因美容发展，具有效果显著、安全无不良反应等优点，使细胞生长因子护肤品成为护肤界的新宠，并广泛应用。

主要的细胞生长因子包括成纤维细胞生长因子（fibroblast growth factors, FGFs），人表皮细胞生长因子（human epidermal growth factor, EGF），角质细胞生长因子（keratinocyte growth factor, KGF）及血管内皮细胞生长因子（vascular endothelial growth factor, VEGF）等。其中因FGFs作用广泛，近年来备受关注，FGFs目前有23个成员，其中比较重要的主要包括酸性成纤维细胞生长因子（aFGF）和碱性成纤维细胞生长因子（bFGF）。常见类型如表6-2所示。

表6-2 常见部分生长因子来源及功能

生长因子	来源	功能
表皮生长因子（EGF）	下颌下腺	促进表皮与上皮细胞生长
促红细胞生长素（EPO）	肾、尿	调节成红细胞发育
类胰岛素生长因子（IGF）	血清	促进硫酸盐进入软骨组织促进软骨细胞分裂，对多种组织细胞起胰岛素样作用
神经生长因子（NGF）	下颌下腺	营养交感及感觉神经元
血小板来源生长因子（PDGF）	血小板	促进间质及胶质细胞生长
转化生长因子α（TGFα）	肿瘤细胞	类似于EGF
转化生长因子β（TGFβ）	肾、血小板	对某些细胞有促进剂抑制作用

1. 细胞生长因子的特点

（1）细胞生长因子的作用特点：表6-3。

表6-3 细胞生长因子的特点

特点	释义
多功能性质	不仅对一种细胞有作用，而是对多种细胞有作用
高活性	只需少许，便产生作用，多数在 $10^{-13} \sim 10^{-10}$ mol/L 的浓度即可发挥作用
对细胞的趋向性	在体外对组织修复细胞都有明显的趋向活性
促进细胞生长活性	促进一种或多种细胞的生长
刺激细胞间质的合成	刺激纤维结合蛋白、胶原蛋白、弹性蛋白的合成
血管生成的有力刺激剂	刺激新生血管的形成

（2）细胞生长因子的分泌特点：见表6-4和图6-2。

表6-4 细胞生长因子的分泌特点

分泌特点	释义
自分泌	作用于自身细胞
旁分泌	一种细胞的生长因子作用于另一种含其受体的细胞
内分泌	生长因子经过管道作用于一定距离的细胞

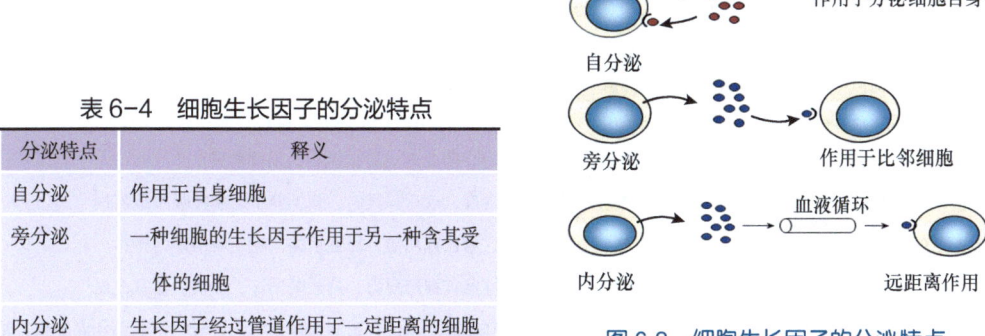

图6-2 细胞生长因子的分泌特点

2. 生长因子作用机制　细胞生长因子的生物学作用非常广泛。生长因子参与组织形态学变化的调节，并对细胞分化、迁移及功能性活动具有调节作用。能与特异性质膜受体结合，启动快速链式反应，导致DNA复制和细胞分裂的多肽。生长因子的作用途径见图6-3。

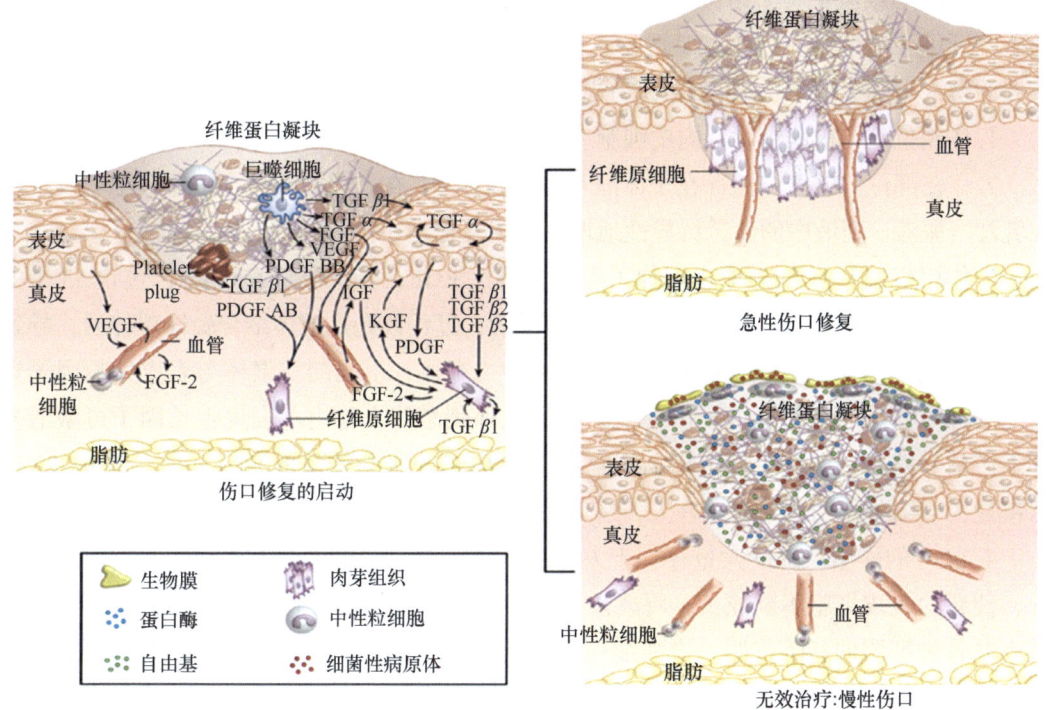

图6-3 生长因子作用途径

第二节　细胞生长因子作用及其在医学美容中的应用

细胞生长因子的临床应用十分广泛，对人体各大系统都能起作用，尤其在各种手术后、烧伤、口腔科、慢性创面、整形美容方面都有很好的效果。细胞生长因子对人体的作用见表6-5。

表 6-5 细胞生长因子对人体的作用

人体系统	作用
骨骼系统	促进生成大量的成骨细胞、抑制破骨细胞。治疗骨质疏松、股骨头坏死、关节炎、风湿病和因钙缺乏导致的疾病
消化系统	加强胃肠功能，促进消化酶的分解，增进食欲，治疗慢性胃炎
血液系统	加强骨髓造血功能，促进干细胞生成，进而生成大量红细胞和白细胞。加强左心室厚度，增强心肌弹性力，高效治疗心脏病。有效清除血液中低密度蛋白，防止在血管壁沉积，治疗血栓
呼吸系统	加强肺部细胞功能，修正气血屏障，消除肺部毒素，治疗肺气肿、肺供养不足和呼吸系统疾病
内分泌系统	促进人体激素生长，加强各种酶、激素的分泌，增强肾功能，加强水的代谢，帮助体内排毒
生殖系统	刺激性激素分泌，强壮性器官肌肉组织，加强性器官神经耐力，打开微循环，加快性器官充血
免疫系统	刺激胸腺再生，加快淋巴 T 细胞、B 细胞、吞噬细胞的生成，提高免疫功能，吞噬病毒病菌和癌细胞，治疗癌症和肿瘤
神经系统	加快恢复神经系统功能，促进脑神经细胞、树突生成，逆转脑萎缩，加快深度睡眠。治疗老年性痴呆、神经衰弱、记忆力减退、神经性头痛等

【各细胞生长因子的作用】

表皮生长因子（EGF） 基于在 EGF 等方面的成就，Cohen 博士等获得了 1986 年的诺贝尔生物学或医学奖。诺贝尔奖评委组给予评价："EGF 的发现和研究，为生命科学的研究开辟了一个具有广泛重要性的新领域。"1999 年，EGF 的研究成果被世界最具权威性的学术周刊美国 *Science* 杂志评为当年十大科学成就之首。

1. 作用位点　皮肤细胞、内皮细胞。

2. 存在部位　EGF 广泛存在于体液和多种腺体中，在人体的绝大多数体液中均发现，在乳汁、尿液、精液中的含量特异性地增高，但在血清中浓度较低。

3. 作用机制　前 EGF 原水解加工形成可溶性 EGF，分子质量 6200Da，包含 53 个氨基酸，3 个二硫键。EGF 受体通过二聚化而激活，过程首先是配体结合受体单体后，导致细胞外区域的相互作用形式同源和异源的多种二聚体；不同的二聚体与表皮生长因子受体的 6 种配体形成的不同组合可将不同的细胞外刺激传入胞内。表皮生长因子可激活多种下游信号路径，产生多种生物学效应例如 MAPK 途径与增殖的激活有关，P13K-PKC-IKK 途径与细胞移动性的增强有关。

4. EGF 的作用　EGF 大量存在于人体上皮细胞内，它可刺激上皮细胞和内皮细胞生长，使新的表皮细胞不断成长，将死皮层推动并逐渐脱落，保持肌肤细嫩光滑。同时促进皮肤各种细胞的新陈代谢，增强细胞吸收营养，促进胶原及胶原酶合成，分泌胶原物质、透明质酸和糖蛋白，调节胶原纤维，具有滋润皮肤、增强皮肤弹性、减少皮肤皱纹和防止皮肤衰老的作用。临床上，还应用于皮肤损伤，胃肠道溃疡、角膜损伤、鼓膜穿孔、骨折、急性肾小管损伤和癌症等治疗。烧伤科治疗中，EGF 能促进皮肤创面愈合，加快组织的修复。愈合时间明显缩短。临床试验结果充分表明，EGF 对只有表皮缺损的皮肤创面（如浅度烧伤）有明显的促进组织愈合作用，但对设计真皮缺损的皮肤创面（如深Ⅱ度以上烧伤）则无促愈合作用。

EGF 具有双向调节表皮细胞生长：当 EGF 浓度＜ 10μg/L 时，对表皮细胞生长有明显的促进作用；当浓度＞ 50μg/L 时，对表皮细胞生长有抑制作用。

5. EGF 在医学美容上的应用　①抗衰老作用：EGF 能刺激外胚层和内胚层起源的各种细胞如角膜上皮和内皮细胞、表皮、真皮层细胞（如成纤维细胞）、乳腺腺泡及间质细胞等，使其增殖迁移，加快新陈代谢，达到嫩肤的效果。②滋润皮肤：EGF 能促进 DNA、RNA 和功能蛋白质的生物合成，能促进细胞外大分子的合成（如透明质酸、弹性纤维蛋白、糖蛋白等），增强皮肤的亲水性，增加皮肤含水量，进而增加皮肤弹性，滋润肌肤。EGF 能改善皮肤微循环，防止代谢产物淤积。③消除皱纹：EGF 促进细胞分裂，促进营养物质从细胞外主动运至细胞内，增加细胞内的营养。促进真皮层细胞分泌合成胶原纤维、多糖、糖蛋白等功能分子，促进弹性纤维细胞的发育及其增强其功能，加速细胞的新陈代谢和更新，快速代谢老化细胞，修复断裂的浅表皮纤维组织，使皮下真皮组织饱满、肌纤维排列整齐紧密，从而减少和消除皱纹。④修复创伤：通过与 EGF 受体结合刺激表皮细胞（包括多种组织来源的上皮细胞、各种间质细胞）进入细胞分裂周期，启动细胞内一些重要功能基因活化、表达、分泌生物活性蛋白质等。促使胶原纤维呈线状排列，表皮细胞快速规则生长并及时覆盖创面。明显加速美容、整容术后及其他皮肤创伤等伤口愈合，并保持创面平整光滑，使瘢痕减少或消失及减少色素沉着。应用于皮肤组织的各种损伤，如祛暗疮、祛痣、激光后的小缺损，换肤后的脱皮、发红及果酸等使用后导致的皮肤灼伤、磨削后的表皮损伤修复等具有突出的效果，可以改善肌肤薄、粗糙、瘢痕等不良状况，是肌肤恢复光洁平滑。⑤预防色斑：EGE 对表皮细胞的增殖有较强的促进作用，使用后表皮细胞不断更新替换以降低皮肤中黑色素的含量，使得表皮组织中较少有色素及死亡细胞的残留等累积；增加皮肤血流量，改善皮肤微循环，为表皮细胞提供良好的营养环境，使皮肤表现出嫩白无暇，消除色斑及色素沉着等异常皮肤表现。在祛斑的治疗期和恢复期使用 EGF 能有效遏制色斑的复发。

【成纤维细胞生长因子（FGF）】

1. 作用位点　成纤维细胞、神经胶质细胞、内皮细胞、成骨细胞（软骨细胞）、成肌细胞、心肌细胞、胸腺细胞、肠道上皮细胞等。

2. FGF 的作用　① FGF 促进创面附近细胞分裂、增殖，促进皮肤和黏膜创面愈合并减少瘢痕的形成，快速修复创伤。② FGF 对血管内皮细胞有较强的趋化作用和促增殖作用，并刺激血管内皮细胞产生胶原酶和纤维蛋白溶解酶原激活物，促进毛细血管的生成，提高血管弹性，从而增强微循环代谢功能。临床上，可以辅助治疗及预防心肌缺血、急慢性心肌梗死、内脏缺血性损伤和脑卒中等疾病。③ FGF 作为神经生长和营养因子，感受神经细胞瞬间的损伤及细胞质膜的泄露，并立即启动修复，促进神经细胞的迁移和分化，促进神经纤维的生长爬行，从而促进组织的完整性修复。在临床上，可以辅助治疗和修复中枢及外周神经损伤、缺血性脑病、脑外伤及卒中后遗症、脊髓外伤术后等。④ FGF 可以促进骨组织的生成和修复，促进成骨样细胞向骨细胞转化，刺激成骨细胞内骨钙素的增加，加速新骨形成。并促进毛细血管生成，增加受损骨质的血供，加速骨组织损伤的愈合。⑤FGF促进成肌细胞的增殖和转化，形成新的肌纤维，完成损伤纤维的修复和再生，促使其分化成软骨细胞、心肌细胞、平滑肌细胞、骨细胞等，在运动系统中促进修复和愈合有关各种损伤，如韧带损伤、肌纤维损伤、软骨损伤、肌腱损伤等。⑥FGF对心肌有极强的保护作用，促进心肌细胞的修复和分裂，特别是心肌细胞在缺血状态下的修复保护作用，促进心脏修复，改善心功能，增加血流量。⑦FGF促进人体各腺体的损伤修复，促进退化组织的修复，促进机体内各种激素的分泌，校正内分泌紊乱，增强各免疫细胞的增殖分化，提高人体免疫功能。⑧FGF促进上皮细胞的生物活性，包括促进伤口愈合，加强修复肾小管上皮细胞；修复和再生胃肠管腔内的上皮细胞，增强胃肠黏膜的生理功能，修复溃疡面，提高消化吸收功能；促进眼角膜、视网膜、晶状体上皮细胞的增殖和修复，治疗眼疾；促进子宫、输卵管上皮细胞的修复，增强子宫的功能。FGF对人体的作用，见表6-6。

表6-6　FGF对人体的作用

靶细胞	作用
成纤维细胞	它是胶原蛋白、纤维组织等多种重要组织的加工厂，是人体自身进行创伤修复和衰老性损伤修复的重要细胞
神经胶质细胞	神经胶质细胞包括星形胶质细胞、少突胶质细胞、施旺胶质细胞等，是神经元的外围细胞，数量是神经元的10倍，功能是保护神经元不受损伤，给神经元提供良好的生存环境
内皮细胞	血管壁纤维组织的加工厂
成骨细胞	骨组织的加工厂
成肌细胞	肌组织的加工厂
心肌细胞	调节心血管弹性及血压
胸腺细胞	促使内分泌系统正常进行激素的合成和分泌，校正内分泌紊乱
肠道上皮细胞	调节摄食中枢功能，促使消化和吸收功能正常化

【酸性成纤维细胞生长因子（aFGF）】

1. aFGF结构特性　aFGF是成纤维细胞生长因子家族成员之一（FGF-1），等电位pI：5～6，呈酸性，由154个氨基酸构成，分子量为16kDa，基因定位于人5号染色体，促进来源于与胚胎期神经（后发育成神经系统）和中胚层（后发育成器官和骨骼）正常二倍体细胞的生长与分化，改善细胞生存环境，促进胶原细胞、角质细胞、成纤维细胞增殖，促进皮下微血管的新生、改善皮肤的血液循环，促使细胞代谢活跃并有效清除造成代谢障碍的细胞，鉴于高生物学活性、高稳定性、多功能性，被称为"人体万能生长因子"。

2. 性质　皮肤创面微环境呈酸性，而aFGF的等电点呈酸性，在这一微环境中较稳定，有利于发挥其温和持久的生物学活性。

3. aFGF在医学美容中的应用　①修复作用：aFGF能主动与创面附近细胞膜上的特

异性受体相结合，从而激活蛋白酶，加快蛋白质的合成，促合皮肤和黏膜创面愈合并减少瘢痕收缩和皮肤的畸形增生，快速高效修复创伤，如换肤后皮肤薄嫩，潮红色快速消退，除暗疮后的创面快速愈合，点斑、祛痣、祛皱纹、洗眉整形手术伤口的愈合。增强白细胞的吞噬功能，提高 B 细胞、T 细胞、NK 细胞的免疫活性，控制局部炎症。并且对抑制粉刺生长和保护皮肤免受机械、化学、气候等损伤方面极具功效。②祛色斑：对较黑肤色的皮肤和各类皮肤色素沉着，可通过 aFGF 促进新生细胞的生成来替代原来细胞，以降低皮肤中黑色素和有色细胞的含量，快速代谢沉积在皮肤内的黑色素，有效阻止黑色素的形成，从而发挥美白祛斑作用。③防皱抗衰：aFGF 能促进表皮组织中多种细胞生长，加强细胞合成与分泌胶原物质 [如透明质酸（HA）、糖蛋白]，可滋润皮肤及赋予衰老细胞新的活力，起到防止和祛除皱纹的效果。④嫩白防晒：aFGF 涂于皮肤表面，可减少有害紫外线波段对皮肤细胞的伤害，使皮肤光滑嫩白。

【碱性成纤维细胞生长因子（bFGF）】

1. bFGF 的结构特性　bFGF 是成纤维细胞生长因子家族成员之一，呈碱性，等电位 pI 为 9.6～9.8，由 146 个氨基酸组成（主要构成形式一般有三种：155、146、131），分子量为 17～18kDa，基因位于人 4 号染色体上，对于来源于中胚层和神经外胚层的各种细胞均有促分裂增殖作用，可促神经元存活和轴突再生。

2. bFGF 在医学美容中的应用　①高效修复：bFGF 能直接和间接促进组织修复细胞在损伤部位聚集，直接促进肉芽组织中成纤维细胞、血管内皮细胞、平滑肌细胞等的增殖与分化，从而加快肉芽组织的生长速度；可直接促进表皮细胞的增殖，加速创面覆盖过程；可刺激表皮生长因子（EGF）分泌，从而促进表皮细胞生长。②消除皱纹：促进细胞间质的形成，促进胶原蛋白的合成和分泌，促进弹性纤维合成和分泌，促进细胞间基质的增加，使皮肤细嫩健美、饱满有弹性，从而消除皱纹。③美白红润：改善皮肤微循环，保证皮肤细胞有充足营养供应，使蜡黄、无光泽、不健康的皮肤变得红润有光泽；有效清除一些代谢障碍的细胞，如胞质中导致皮肤黑斑的过氧化脂质沉着，从而使细胞中各种有害的代谢产物不容易积累形成暗疮和黑斑、黄褐斑。

【角质细胞生长因子（KGF）】

1. 作用位点　靶细胞为上皮细胞，分泌细胞为各种来源的间质细胞。

2. KGF 的结构　KGF 是成纤维细胞生长因子家族中第 10 个成员，是机体内自身存在的多肽生长因子，KGF 为单拷贝基因，由 3 个外显子和 2 个内含子组成，定位于 15 号染色体，是一条单链多肽，分子质量为 26 000～28 000Da，含有 5 个半胱氨酸残基，其中 4 个半胱氨酸形成 2 对二硫键，另一个在折叠的肽中，为 $β_2$ 三叶草型。

3. KGF 的作用　KGF 是从成纤维细胞培养基中纯化的，是角化细胞和毛囊形成过程中最重要的影响因素，刺激 DNA 的合成，促进和维持人角化细胞、表皮细胞、上皮细胞的生长。KGF 对人体的作用见表 6-7。

表 6-7　KGF 对人体的作用

作用位置	作用
呼吸系统	KGF 能促进肺泡的上皮细胞的增殖，通过提高肺上皮细胞的生物学表达，从而提高肺上皮细胞主动运输能力，有利于肺损伤后给水的排出，增加肺泡 O_2 与 CO_2 的交换能力
消化系统	KGF 具有刺激肠胃系统上皮细胞增殖和分化的功能，对保持胃肠系统黏膜的完整性和促进损伤修复有重要作用。KGF 促进食管上皮增生和重建；能促进胃上皮细胞增殖，减低胃酸过量分泌；促进肠内上皮再形成和创伤愈合，具有免疫调节作用；可增加小肠绒毛的高度和隐窝深度，增强小肠的吸收能力。若在治疗癌症过程中，KGF 在治疗胃肠系统损伤和降低放化疗毒副作用方面具有重要意义
泌尿系统	KGF 是膀胱上皮细胞的促细胞分裂剂，对于膀胱和肾的损伤具有极强的修复功能
口腔黏膜	可以对口腔黏膜的损伤有很好的修复和治疗作用，修复口腔溃疡面，降低口腔黏膜炎的发病率和持续时间
胰腺和肝脏	KGF 能抑制肝细胞坏死，外源性 KGF 能显著提高肝细胞存活和增殖，对肝细胞具有明显保护作用，并有抗肝纤维化的作用
皮肤	KGF 对皮肤切割伤、烧伤有愈合作用，皮肤黏膜溃疡有修复作用，KGF 功能紊乱可导致表皮萎缩、毛囊异常和真皮受损。KGF 在调节表皮角化细胞增殖和创伤愈合过程中起重要作用

4. KGF 在医学美容上的应用　①促进上皮细胞生长、分化和迁移：对烫伤和皮肤全层切除后创面周围上皮细胞的增生与迁移，愈合过程明显缩短，伤口愈合明显加快、抗张强度明显增强。新生的表皮细胞取代衰老的角质细胞，维持皮肤厚度，防止水分散失，达到使皮肤细嫩而富有光泽的目的。同时还可以防止结缔组织大量取代脂肪组织，维持两者处于适当比例，避免真皮过度增厚，防止皮肤变皱。②去红血丝：KGF 可作为生物制剂添加，在生物化妆品中通过抑制新生血管的生长和修复角质层，加强皮肤厚度来防治皮肤红血丝的形成。③抑制瘢痕组织的形成：KGF 能促进角质形成细胞的增殖，刺激伤口周围上皮细胞的再生、分化和迁移，但对成纤维细胞和内皮细胞则无直接作用，不会致使纤维组织过量增生，因此可以减轻伤口愈合过程中的瘢痕组织形成。④防辐射：KGF 添加于基因美容产品中，可促进细胞内谷胱甘肽过氧化酶的合成，在清除细胞内氧自由基过程中起重要作用，在辐射方面具有防护作用。⑤促进毛发生长：通过提高促毛囊生长因子的活性和含量，激活毛母细胞、毛乳头细胞再生，从而达到促进毛发再生的作用。⑥抗过敏：KGF 能促进朗格汉斯细胞和梅克尔细胞增殖分裂，能提高皮肤的免疫功能，预防和治疗皮肤过敏症状。

【转化生长因子（TGF-β）】

TGF-β 能直接刺激成纤维细胞外基质蛋白（包括纤维连接蛋白）、胶原、葡糖胺等的合成，并对新合成的细胞基质的降解具有明显的抑制作用；局部注射 TGF-β 可以促进伤口愈合和典型肉芽组织形成；通过抑制蛋白磷酸化过程，阻止细胞进入 G_1 期，从而抑制表皮细胞的增殖，这说明 TGF-β 在伤口愈合过程中起着重要的作用。哺乳动物 TGF-β 的三个亚型 TGF-$β_1$、TGF-$β_2$ 和 TGF-$β_3$，在伤口愈合过程中，TGF-$β_1$ 和 TGF-$β_2$ 出现早且保持高表达，这可能导致创伤过度愈合，促进纤维化和瘢痕形成。而有研究表明，在瘢痕形成过程中，TGF-$β_3$ 表达增加，但未能表明其能促进瘢痕形成。也有研究表明，在齿龈组织中，伤口愈合后很少留下瘢痕，这可能与伤口愈合晚期 TGF-$β_3$ 高表达有关。还有研究表明，皮肤损伤后，伤口愈合过程中，TGF-$β_3$ 发生突变，从而减少了瘢痕形成。另外，活体实验也证实，外源性应用 TGF-β 可以增加胶原沉淀，从而促进成人和胚胎伤口瘢痕形成。国内外研究结果表明，TGF-β 可能作为一种新型生物药剂，在促伤口愈合和抑制瘢痕形成的临床治疗中有广阔的应用前景。

【血小板衍生因子（PDGF）】

PDGF 是创伤修复过程中较早出现的生长因子之一，对组织修复起到了极为重要的作用，它是多种细胞的主要有丝分裂刺激原，可以调节细胞生长与分化并诱导分泌其他细胞因子，促进细胞基质成分的合成，在组织修复中起着重要作用，特别是对一些慢性难愈性伤口，如糖尿病溃疡、慢性静脉性溃疡、褥疮、放射性溃疡等。

PDGF-BB 是血管平滑肌细胞最强的致有丝分裂原和趋化因子，同时具有收缩血管的作用。PDGF 目前广泛应用于创伤修复等功能性化妆品中，发挥加快组织愈合、改善皮肤循环、促进瘢痕修复等功效。此外，PDGF 也大量应用于临床病理状态的疾病损伤修复，如 Becaplermin 是目前唯一被 FDA 批准治疗糖尿病足溃疡的生长因子药物。

【血管内皮抑制因子（END）】

END 是一个抑制血管内皮细胞的分化和增殖，抑制新血管的生成，以及使发育的血管变细的一种活性多肽。由 185 个氨基酸组成，分子质量为 20kDa，人面部的红血丝的形成是面部毛细血管扩张性能差、角质层受损或一部分毛细血管位置表浅引起的面部现象。其中血管扩张，包括冷热温差过大造成毛细血管的过分扩张、局部长期使用皮质激素药物而引起毛细血管扩张已经由于面部局部疾病引起的毛细血管扩张等是形成面部红血丝的重要原因之一。

研究表明，EDN 能抑制有 VEGF 和 bFGF 引起的病理性血管生成，而静止的血管组织正常的功能则不受打扰。因此 END 广泛应用于抑制和治疗面部红血丝病例。

【血管形成抑制因子（V-PF）】

V-PF 是一种新型的血管抑制因子，为 51 个氨基酸组成的小分子多肽。V-PF 包含了血管形成抑制素和血小板第 4 因子的抗血管生成活性片段，实验研究表明其能较特异的抑制血管生成，有效抑制血管内皮细胞的迁移、阻断血管生长。在美容护肤方面，可用于治疗红血丝。

【神经细胞生长因子（NGF）】

由于 NGF 具有营养神经元的作用，从而有助于靶组织或器官的修复，早期能够促使免疫细胞、成纤维细胞及血管内皮细胞等向伤区迁移，从而趋化炎症细胞浸润，促进新生上皮细胞与血管的增生，并参与调控免疫和炎症反应。

（黄亚东）

第七章 医学护肤品基础

随着皮肤科学的发展，对疾病认识的深入，同时精细化工行业对化妆品原料的更新和生产技术的发展，化妆品与皮肤科临床的联系越来越紧密，医疗用的护肤品不断上市，在皮肤亚健康、皮肤疾病的辅助治疗及微创美容术后修复和疗效的维持方面发挥了重要的作用。

第一节 医学护肤品概述

医学护肤品（cosmeceuticals）指的是一类应用于临床具有专业功效的化妆品。这个概念由美国皮肤科医生 Albert M. Kligman 在 20 世纪 70 年代首次提出的。他认为这是一类介于药物与化妆品之间的特殊产品，既不能归于药物，也不同于传统上认为的对皮肤的结构和功能没有可证实影响的化妆品，应该单独研究与监管。

从本质上来说，医学护肤品是化妆品而非药物，但它兼具了药物和化妆品的优点，是能够应用于临床并发挥积极作用的。它类似于药物，具有作用机制明确、针对性强的功效性成分；又类似于化妆品，安全性高，无不良反应，可以长期使用。它以使用者的皮肤安全为前提，将有效成分的功效发挥到最大化。

【医学护肤品特点】

1. **安全性** 安全是医学护肤品的主要考量。它配方精简，原料控制严格，摒除可能造成刺激或过敏的成分，尽量不用或少用香料、防腐剂等成分，并选择安全等级高的成分，以药物的类似标准进行研发、生产、包装与运输。

2. **功效性** 医学护肤品为皮肤科医师与化妆品研发人员从皮肤出发研制，主要功效成分作用机制明确，对皮肤问题的解决更具针对性，并对一些皮肤病能起到辅助治疗的作用，可以有效地加快微创美容术后修复和维持其疗效。

3. **临床验证** 相较于普通化妆品，医学护肤品上市前会多一道临床验证的程序。由专业医疗机构与医师对它的人体有效性与安全性进行评判与检测，只有经过志愿者皮肤临床验证表明无刺激、过敏发生率极低的产品才能上市。由皮肤科医师把关的护肤品，更具可信度。

【医学护肤品作用机制】

医学护肤品涵盖范围广，可通过下列作用机制解决不同的皮肤问题。

1. 温和清洁 医学护肤品中的清洁成分性质温和，不含皂基，选用安全等级高的表面活性剂，对皮肤刺激性小。同时针对不同的肤质，可配合不同的功效成分。如干性皮肤，可添加保湿功效的原料；针对敏感性皮肤，可配合抗炎舒缓成分；油性皮肤，可配合控油收敛成分。能够在温和不刺激的前提下，达到最佳效果。

2. 镇静舒缓 针对一些炎症性皮肤病，医学护肤品中的锌、马齿苋、洋甘菊等成分具有舒缓抗炎的作用，在基础保湿修复的同时能够额外改善炎症反应。

3. 保湿润肤 医学护肤品的保湿润肤不同于普通的保湿剂，其模拟正常皮脂膜成分的配比对皮肤屏障功能的修复具有更佳效果。正常的皮脂膜成分以细胞间脂质：皮脂腺分泌的脂质 =5：95 的比例构成。细胞间脂质以神经酰胺、脂肪酸、胆固醇、磷脂为主，而皮脂腺脂质以三酰甘油、角鲨烯、蜡酯、胆固醇为主。不同皮肤状态下皮脂的构成比会发生变化，因此需要补充的保湿剂的侧重点也应不同。

4. 控油抗痘 针对油性痤疮皮肤，医学护肤品中的果酸、水杨酸能够调节角化、恢复皮脂的顺畅排泌，南瓜子油、锌能够控制皮脂的过多分泌，并具抗炎功效。两者联合可以起到更佳的控油抗痘的功效。

5. 美白祛斑 医学护肤品可根据黑素细胞代谢的通路，针对各个环节，如抑制酪氨酸酶活性，干扰或抑制黑素合成、转运，促进黑素代谢，再配合良好的防晒，能够预防色素复发或加重，提亮肤色，对皮肤色素代谢紊乱的相关疾病起到良好的辅助治疗作用。

6. 嫩肤抗皱 抗氧化剂（如抗坏血酸、生育酚、阿魏酸、谷胱甘肽）、细胞调节剂（如生长因子、神经酰胺、果酸、视黄醇）可以预防出现或加重皱纹，并能对其起到一定的改善作用。如光子嫩肤、微针导入抗皱类医学美容治疗后，有针对性地使用护肤品，会增加这些美容术后的疗效。

7. 有效防晒 不含香料、色素与易刺激或可能致敏成分的防晒剂，对于预防皮肤色素沉着和皮肤光老化具有重要意义，对于医学美容治疗术后的修复也同样重要。物理性防晒成分如氧化锌、二氧化钛等。化学性防晒成分如 parsol 1789. 樟脑系列、甲氧基肉桂酸辛酯、水杨酸辛酯等。对于紫外线的 UVB 波段和 UVA 波段可起到全面防御。

第二节 医学护肤品的临床应用

医学护肤品不仅可以日常使用维持皮肤的良好状态、预防皮肤问题的发生，还可辅助药物或医学美容治疗技术，达到更好的疗效。

【问题皮肤的护理】

医学护肤品的功效性强，安全性高，在日常护理中能长期使用，可有效改善皮肤情况、预防皮肤问题的发生和加重。它可涵盖大部分皮肤问题。

1. 敏感皮肤 当皮肤处于敏感状态，皮肤出现红斑、丘疹或毛细血管扩张，伴有灼热、瘙痒、刺痛、紧绷等症状，容易反复发作。敏感状态可为先天性的，也可为后天性的，如皮肤疾病（玫瑰痤疮、接触性皮炎、脂溢性皮炎等）、药源性（如糖皮质激素、维 A 酸、过氧化苯甲酰用药期间皮肤屏障功能会有一定的受损)、皮肤护理不当(如激素依赖性皮炎、不恰当的去角质、医学美容治疗后不合适的修复)所致。医学护肤品可以改善炎症状态、调节局部免疫反应,恢复皮肤屏障,增强皮肤抵御外界刺激的能力。在皮肤疾病导致敏感状态时联合应用医学护肤品可以减少药物使用,增加患者依从性,促进疗效。尿囊素、芦荟、没药醇、绿茶等成分具有抗炎作用,可以减少血管炎性渗出;泛醇可以起到保湿、修复皮肤屏障的作用。

2. 皮肤色素沉着 对于黄褐斑、炎症后色素沉着等状态,医学护肤品的使用可以改善表皮层的色素情况,但却无助于真皮层色素。因此对于真皮层色素需要配合激光等其他医疗美容手段。而对于太田痣、获得性太田痣等真皮色素斑,医学护肤品的意义在于配合激光,促进色素代谢,温和防晒,减少激光后炎症后色素沉着发生。对于表皮层色素沉着具有改善作用的有效成分包括抗坏血酸、曲酸、鞣花酸、熊果苷、壬二酸等。果酸类的促进色素代谢作用与作用于酪氨酸酶活性的成分具有协同作用。防晒剂对于任何类型的色斑都有预防加重和减少复发的作用,适用于所有类型。

3. 干燥皮肤 当皮肤干燥时,角质层含水量低于10%,透皮水丢失增加,皮肤 pH 升高,皮肤屏障功能不稳定,对外界刺激的耐受性降低。干燥状态可为生理性的干性皮肤,也可由后天因素导致,如外界环境、化学制剂、化妆品使用不当、疾病等。皮肤干燥是医学护肤品的最大用武之地,能够补充皮肤脂质、水分,修复并维持正常的皮肤结构和功能。根据保湿机制可分为封包剂、润湿剂、吸湿剂、角质修饰剂。一般良好的保湿剂应包含这几种保湿成分,不同机制互相协同补充,以增加角质层含水量,减少透皮水丢失。封包剂包括凡士林、羊毛脂、矿物油、液状石蜡、二甲硅油等。润湿剂包括泛醇、胆固醇等。吸湿剂包括甘油、透明质酸、丙二醇等。角质修饰剂包括神经酰胺、乳酸、PCA 钠、尿素等。对于异位性皮炎、湿疹、鱼鳞病、银屑病等伴皮肤干燥的皮肤病,在正确用药的同时选用保湿型医学护肤品,可增进治疗效果、减少药物用量,并能减少复发。甚至对于稳定期间的湿疹、鱼鳞病,单纯医学护肤品的使用就能达到良好的维持效果。

4. 油性皮肤 当皮肤油脂分泌过于旺盛时,容易导致毛孔粗大,油腻外观影响美观。油性皮肤多与遗传相关,后天的饮食、生活习惯有加剧作用。可同时伴有痤疮、脂溢性皮炎等疾病。油性皮肤的挑战在于控油的同时不破坏正常皮脂屏障,保持水油的平衡。医学护肤品的使用可以减少油脂分泌、补充水分,恢复水油平衡,预防痤疮、脂溢性皮炎的发生。对于痤疮、脂溢性皮炎患者可以促进药物治疗效果、减少不良反应、增加依从性,又可作为维持阶段的产品长期使用,避免复发。尼克酰胺、水杨酸、金缕梅、视黄醇、羟基乙酸、锌等成分有助于调节角化、控油、抗炎。

5. 皮肤老化 医学护肤品中的植物性抗氧化剂、维生素、细胞调节剂有一定延缓皱纹出现、预防皱纹加重的作用。植物性抗氧化剂包括黄酮类、多酚类、类胡萝卜素类,存在于大豆、姜黄素、绿茶、水飞蓟宾、番茄红素等成分中。维生素类包括维生素 E、维生素 C、尼克酰胺、视黄醇、辅酶 Q 等。细胞调节剂如成纤维细胞生长因子、信号肽、神经传递肽等。保湿剂可以改善因干燥而产生的细纹。含有维 A 酸类似物原料的产品有促进胶原新生作用。但对于动力性皱纹和严重的静态性皱纹的解决需要借助医疗美容手段，而非护肤品所能解决的。部分产品如六胜肽（hexapeptide）声称具有类似肉毒毒素的作用，可以调节神经肌肉活性，起到改善动力性皱纹（如鱼尾纹、额纹、皱眉纹等）的作用，但是其功效有待于进一步证实。

【皮肤医学治疗】

激光、微针、果酸等医学美容技术的应用越来越普遍，为一些损容性皮肤病的治疗提供了新的思路和手段。虽然这些属于无创或微创技术，但在治疗初期皮肤可能出现不同程度的红斑、水肿甚至渗出、结痂等，如处理不当后期可能出现色素改变。在应用这些医学美容治疗技术的同时使用医学护肤品，既可以缓解治疗的不适、增加依从性、提高接受度，又能加快皮肤恢复、增进治疗效果、延长作用时间，具有多重意义。以微针治疗为例，使用医学护肤品可以达到以下目的。

1. 促进治疗效果　微针作为一项促渗透技术，同时使用医学护肤品能促进有效成分的吸收，精准定位，使疗效最大化。如在妊娠纹的治疗中，同时使用含生长因子的精华素，则能促进胶原新生。

2. 减轻或对抗治疗的不适　微针术后会有短暂的红肿或干燥不适，配合术后具有抗炎保湿成分的医学护肤品，能快速舒缓不适，增加治疗依从性。

3. 延长效果持续时间　如微针用于痤疮的治疗时，治疗后配合控油、抗炎、生长因子等医学护肤品，能使痤疮的作用效果持续更久。

医学美容治疗后的皮肤有别于正常皮肤。护肤品的选择应避免刺激，如能选择适合的功效性强的护肤品又能起到事半功倍的效果。这时，医学护肤品的选择就尤为合适。

【合理选择护肤品的原则】

以微针治疗为例，针对微针术后皮肤的特点，应按照如下的原则合理选择护肤品。

1. 微针治疗属于微创操作，术后应尽早使用能促进创面愈合的医学护肤品，如含表皮生长因子、胶原蛋白等的无菌性产品，以尽快恢复皮肤屏障功能。

2. 术后6～8h创口闭合，这时皮肤仍有红斑、水肿等轻微反应，角质层含水量下降、透皮水丢失增加，应选择温和、安全的清洁产品，避免使用具有角质剥脱作用的清洁产品，以减少对皮肤的刺激。

3. 清洁后，可外用舒缓喷雾和温和的保湿产品，以增加角质层水合，修复皮肤屏障，减轻术后不适。

4. 微针术后1周需避免果酸、水杨酸、视黄醇等成分可能导致的皮肤不耐受。

5. 微针术后恢复过程中的皮肤对于光更加敏感，术后1周需加强防晒。尽量避免紫外线最强的时候外出（上午10时至下午4时），外出遮阳伞、遮阳帽、防晒口罩及长袖衣物。可选择温和安全的物理防晒剂。物理防晒剂通过反射或散射紫外线达到防晒效果，皮肤刺激性小，安全性高。

（李　利　黄珊珊）

第二篇 美容微针基础

第八章 微针疗法与美容微针疗法

第一节 微针疗法概述

微针疗法（micro-needle therapy，MNT），特指利用微细针状器械对皮肤软组织和（或）人体体表深层组织实施刺激或处理，以期获得治疗疾病或获得医疗效果等作用的一类医疗技术。

微针疗法除主要利用微细针状器械作为基本治疗工具以外，常常还配合或辅助其他技术如射频能量、药剂、营养成分或其他材料等元素的同步施予，以期获得更好的作用。

所以，微针疗法的本质可以理解为是以微针主导或介导的一种综合疗法。

微针疗法亦因医疗目的的广泛性，以及医疗体系的多元性等不同而具有不同分支体系的微针疗法或微针治疗技术。

追根溯源，这种以微针刺激方式的医学疗法大概可分为两大体系。第一体系应该归结于中国中医学针灸学体系下的针灸针刺疗法。它充分体现的是利用微细的针灸针对皮肤软组织或穴位给予适合的刺激，以期获得疗效或效果。这一体系强调的是针刺作用和因此带来的效应。第二体系可归结于现代西医学体系下的中胚层疗法（mesotherapy）或美塑疗法。据载1952年由法国医生麦克·皮斯特（Michel Pister）首先提出，它的原理体现为以微细注射方式直接给深层组织定层定量补充营养成分或药物成分，以期获得疗效或效果。这一体系是利用微细注射器注射某些药剂，强调的更多的是药剂带来的作用和效应。初期此类方法用来治疗一般性的疾病。国内学者王向义的研究认为中胚层疗法的形态基础主要是真皮和皮下组织及其内的细胞、神经、血管、淋巴管。

目前，我们认为微针疗法应该具有较以上两种经典类型更为丰富的概念及内涵，它已经发展为一类具有独立体系、应用广泛的医疗技术，特别是在医疗美容领域得到了良好应用和发展。

【微针疗法类别】

基于医学的进步及临床应用的细分，微针疗法已然成为一大类技术丰富的医学疗法或医疗技术，具有多元化发展趋势。为了便于研究和应用，我们试图将其进行如下分类。

1. 针灸微针疗法　中国作者郭长春著有《中国微针疗法》一书。该书内容概要指出微针疗法是中医工作者在中医学理论指导下，经过大量临床观察逐渐形成的一种新的针刺方法。它是通过针刺全身各部的微小经络脏象系统缩形部位，用来治疗全身疾病的新疗法。书中详细论述了头针、眼针、面针、耳针、鼻针、人中针、口针、舌针、胸针、腹针、脐穴疗法、颈针、背俞针、夹脊针、手针、足针、腕踝针等微针针刺方法。

我们可以理解为，此类疗法明确以中国传统医学的经络及穴位理论为基础，通过针灸针刺穴位方式寄望于产生医疗效果。此为针灸疗法的典型表现形式，凸显中国中医学的多元性。显然，这也是中医学的针灸治疗方式，将其称为针灸微针疗法可望释其义。

2. 针刺微针疗法　传统中医学中的"梅花针"疗法可视为针刺微针疗法的典型代表。它体现的是皮肤浅层得以受到密集微小针刺作用，往往伴有轻微渗血，并期望通过这种刺激作用带来一些医疗作用和效果。本法不以特定穴位为目标，而是强调给予皮肤组织的均匀刺激作用和持续刺激作用。

滚轮微针、电动微针等机械针刺方式都属于针刺微针疗法。

此类微针疗法往往伴随针对性涂抹药剂，以通过针刺制造的微孔渗透入皮肤组织，以发挥更精准的药剂作用。

3. 注射微针疗法　以西医学为基础发展起来的中胚层疗法或美塑疗法代表了注射微针疗法。它侧重或强调通过少数或多数的注射式微针（空心微针）方式，在微针穿刺皮肤的同时将治疗药物或营养成分直接注入"中胚层"组织，以期带来医疗作用和效果。显而易见，注射微针疗法具有显著的注射疗法或注射技术特征，即中胚层疗法或美塑疗法是一类特殊的注射技术。水光微针、水光针、美塑枪注射等即是这类微针疗法的常用方式。

4. 介导微针疗法　借助于刺入皮肤组织的细小微针为导体，导入某种作用能量（射频能、光学能、化学能等），借此能量给组织带来刺激或损伤，或激发胶原等组织新生重建等作用，并期待发挥治疗或皮肤抗衰年轻化作用。本技术线路可能给未来皮肤抗衰年轻化技术开启新的思路。目前已有微针介导射频能量的射频微针技术成功用于皮肤治疗或皮肤抗衰年轻化。

5. 线性微针疗法　此类微针疗法起步较晚，它是利用细小微针穿刺的同时注入或植入细小的线材（主要为可吸收的线性材料），从而发挥细小微针穿刺作用和植入线的持续温和刺激作用。另外，本法采用的是具有一定长度细小微针内置细小的可吸收线，通过较水平方向穿刺皮肤并留置可吸收线于线状隧道内。这种细小微针损伤刺激和持续线材吸收刺激带来的组织损伤修复及胶原等组织再生效应为皮肤抗衰年轻化提供了很好的想象空间。

第二节　美容微针疗法概念及定义

美容微针疗法（beauty micro-needle therapy，BMT）是微针疗法在医学美容领域的拓展和应用，是从医学美容的角度和高度诠释微针疗法的优秀典范。

在医学美容和大众领域，微针疗法就指美容微针疗法，即大众层面所称微针疗法就是美容微针疗法。亦有习惯把美容微针疗法简称为美容微针，就如同我们习惯把美容激光疗法简称为美容激光一样。

美容微针疗法是以医学美学为指导，以达至人体审美和（或）年轻化需求的目的，利用有针对性的或专用的微细针状器械对皮肤软组织实施刺激或处理，以获得治疗美容疾病或获得美容医疗效果的一类医疗美容技术。

美容微针疗法常常伴有效药液或有效成分同步施予或导入，或借助微针导入射频电能、光能、线性材料等其他能量，以期获得更为有效的治疗或美容作用。

前述微针疗法大类，针刺微针疗法、注射微针疗法、介导微针疗法和线性微针疗法在美容微针疗法的应用中都有广泛体现。

这些概念曾经使用过，如美塑疗法（mesotherapy）、微针美塑（micro-needle mesotherapy）、微针美容（micro-needle Beauty）、中胚层疗法（mesotherapy）。

综前所述，这些名称均不能全面反映微针疗法或美容微针疗法的内涵，它们仅仅从某一侧面反映微针疗法。所以，为了规范、交流和传播微针疗法或美容微针疗法，我们建议尽可能使用微针疗法或美容微针疗法这一规范名称，习惯简称美容微针。

【美容微针疗法释义】

1. 具有少数或数众的微细针状器械皮肤刺激或损伤。
2. 呈现少数或数众的机械性点阵式皮肤刺激或损伤。
3. 发生少数或数众的皮肤微细孔道通道建立和开放。
4. 展示直观肯定所施有效药剂成分有效渗透或导入。
5. 可借助微针导入有效电能、光能或其他刺激能量。
6. 体现点阵式、微损伤、微修复、微再生等微效应。

【美容微针疗法经历】

1. 据传中胚层疗法是由法国的 Dr. Michel Pistor 于 1956 年创建开展的一项治疗技术，主要是将药物注射于人体局部的皮下以达到治疗的目的。早期此技术主要用于治疗血管炎、淋巴水肿、肌肉疼痛等。1988 年意大利皮肤科医师发现，将大豆卵磷脂注入皮下，具有溶脂、消脂的效果，因而有力地推动了中胚层疗法在美容医学领域的应用。近年来，在欧美等地将中胚层疗法推广应用于体形塑造治疗脂肪小丘（皮肤"橘皮征"）等，并取得较好的效果。

2. 在中国，中胚层疗法概念及学术引进约在 2008 年，由著名整形外科专家高景恒教授等发表学术文献，正式论述中胚层疗法。相继有解剖学专家王向义等开展中胚层的解剖学研究，指出中胚层疗法的解剖学基础包括真皮内的所有细胞、血管、淋巴管、神经、纤维、不定型基质、组织液等。

3. 产品及市场表现于 2007～2010 年间，以冠有韩国字样的商业产品经销人为主，包括中国某些跟进人士，均以化妆产品形式，冠以"美塑疗法"等名称开展市场活动。其中不对应单针美塑枪方式注射某些妆字号批文配方药剂。主要在生活美容院市场开展活动。在此期间，由于本方法存在的合规问题、专业状况不明、项目属性不清，及商业化性质等因素，导致该项目或产品市场十分混乱，名声低落。

4. 微针疗法及其技术和专业形式的正式确立阶段起源于约2009年，以笔者为代表的一批医学美容工作者，重新审视这一市场，给出新的思考和定位，正式定名为微针疗法，并将其认定为属于一类医疗美容技术，而不再简单归其为化妆品类别，也不是单纯的"中胚层"注射技术。逐渐建立了微针疗法（美容微针疗法）体系，在医疗美容领域得到广泛推广和应用，受到广大求美者的普遍接受和喜爱，融入了整个医疗美容及皮肤抗衰美容大家庭，并与激光美容疗法、射频美容疗法等光电疗法等均享医疗美容大市场，从此开启微针疗法（美容微针疗法）在医疗美容应用的新时代。

第三节　美容微针疗法属性

【严格要求的医学属性】

美容微针疗法具有极强的医学属性。毋庸置疑，美容微针疗法或微针疗法都是极其严肃的医疗行为和医疗技术。

1. 组织损伤或破损开放属性　无论是哪种类型的微针治疗，均有组织的损伤存在和损伤后的组织破损开放，只不过微针的损伤都是极其轻微而已。换言之，没有损伤即不属于微针疗法。

2. 组织液或血液渗出交换属性　有损伤就会有组织液或血液流出或渗出，并可能借助破损开放的伤口或损伤组织间隙发生组织液或血液流通及交换。这是区别于医学医疗技术和非医疗技术的重要属性。所谓组织液或血液渗出交换属性指组织液或血液可以经过未加保护的皮肤损伤破损或开放切口再次吸收渗入自身皮肤组织，或者吸收渗入他人皮肤组织，包括操作者的皮肤组织。

3. 损伤性疼痛及其疼痛处理要求　微针疗法实施过程中均不同程度伴有疼痛，因为微针不同程度触及到了真皮浅层或更深层次的末梢神经。所以，几乎实施所有微针治疗前都须施予一定的麻醉处理，以缓解治疗中的不适感。关于微针治疗前的麻醉处理顺势成为一项被密切关注的技术方向。这代表了一大类广泛性皮肤浅层治疗的麻醉处理请求，包括各类广泛性的强脉冲光和激光类皮肤治疗需求。作为医疗及美容需求，均期待治疗中患者或求美者舒适，并能良好配合医师治疗实施。

4. 遵守无菌原则及严格无菌操作要求　因为损伤性组织破损或开放，甚或具有不同程度介入性质等特征，微针疗法实施过程的任一环节及对伴随药剂材料的选用和使用要求都必须符合无菌原则，并严格遵守无菌操作。

5. 过敏、感染或损伤过度等潜在风险　如同所有接触皮肤，或伴有皮肤组织损伤及介入的医疗方法一样，微针疗法实施过程及微针疗法伴随的药剂材料等施用过程都有发生过敏反应的可能；基于损伤、皮肤组织、组织液或血液渗出交换等特性，如果无菌原则和无菌操作不完善，或患者（顾客）个体因素或术后护理不当等，均有可能伴发皮肤感染。这种感染风险不但存在，有时可能是严重的，比如 AIDS 等血液传播疾病感染、非典型分枝杆菌感染等；如果操作不当，发生过度的损伤，依然可以造成损伤过度的并发症，如恢复期、结痂期和红斑期延长给患者（顾客）带来困扰；色素沉着，甚或浅瘢痕或瘢痕增生等均是微针疗法不应该却偶见的并发症。

6. 显示医疗效果和可期待医疗效果要求　医疗技术的基本要求是必须有效，即基于疾病须具有治愈或改善的能力；美容或抗衰须具有可见的美容或衰老瑕疵改善，或改善美容缺陷、增添美丽效果、显示年轻态等。微针疗法（美容微针疗法）均符合以上要求。

偏离这一基本要求的所谓"涂抹式微针""无针水光"等概念性产品均不适合纳入微针疗法（美容微针疗法）之列。

【正确理解美容属性】

美容微针疗法同时也具有显著的美容特征，如清洁、涂抹、舒适修饰等特征。这种趋于"生活"的美容属性，容易发生错觉、误判或错误引导认识，从而忽略美容微针疗法的医疗属性，须引起重视。

1. 深度清洁皮肤，维护皮肤更好屏障状态。美容微针疗法不仅帮助深度清洁皮肤，使皮肤得以分泌代谢通畅、通透。同时利用微针更新表皮和屏障修复产品等作用使皮肤屏障功能得以较好维护。

2. 涂抹专用或医学的微针产品是美容微针疗法的特征。所以，产品的选择及其涂抹技术等都有严格规定和规范。拒绝任意的化妆品用于微针涂抹，以及拒绝不按无菌要求的微针产品的涂抹。换言之，微针疗法的涂抹产品是专业的微针疗法产品而不是普通化妆品；微针疗法操作中及术后对微针疗法产品的涂抹也要严格无菌操作，不能随便徒手（裸手）涂抹。

3. 既医疗亦舒适，是新时代对医疗美容的诉求。美容微针疗法作为新时代医疗美容技术的代表之一，比较接近这一诉求，有效果、很微创、少疼痛、较舒适等。

为更完整诠释"既医疗亦舒适"这一理念，现代医疗美容更应追求一种平衡，那就是"效果—无创""效果—无痛"和"效果—无价"的平衡，我们可以简称为"效—无"平衡。所以，舒适有效给医疗美容提供了很大的想象空间。

4. 修饰属性对现代医疗美容提出挑战。医疗美容，尤其是非手术医疗美容要求最大限度减少对患者（顾客）的困扰，这是医疗美容更高于基本医疗的人性化属性要求。即使是手术整形美容，也有很高术后恢复的审美需求，如术后包扎更少、更美观；微针疗法、激光疗法等治疗后红斑反应更轻、时间更短等；治疗后最快时间能够恢复正常生活和正常妆容等。这种心理和精神需求都可归结为医疗美容的修饰属性。

第四节　美容微针疗法应用概况

美容微针疗法应用十分广泛，概括有三大门类针对健康皮肤的养护肌肤、强健肤质和延缓衰老；针对衰老肌肤的修复肌肤、改善肌肤美容亚健康问题、年轻肤质和改善衰老；针对皮肤疾病和问题肌肤治疗疾病、解决问题和增进美容。

【强健肤质、延缓衰老】

基于正常或健康肌肤，如能合理、经常接受微针疗法之疗程护理，肌肤必将得到具有医学级的、肯定可靠的、舒适安全的有效养护和肤质强健。不断得到养护与强健的肌肤如同机体其他组织器官经常得到锻炼和养护一样，自然更能保持肌肤功能活力，延缓衰老。

无论是针刺微针疗法之滚针刺激，还是注射微针疗法之营养水分补充，或者是介入微针疗法之射频微针强有力的肌肤刺激，以及同样强有力的线性微针的复合作用，只要合理安排、适当疗程、正确选配、坚持使用，营造所谓的"微针护理"理念并执行之，相信健康肌肤一定能实现延缓衰老的目的。基于"微针护理"及"效—无"平衡和修饰属性等理念，所有微针疗法的实施于强健肤质、延缓衰老目的当下，均可采用"轻量级"治疗。

【修复肌肤、改善衰老】

已有老化或有老化瑕疵的肌肤，如能合理、有效接受微针疗法之针对疗程，肌肤老化或肌肤美容亚健康问题必将得到具有医学级的、肯定可靠的及舒适安全的改善，并一定程度上恢复肌肤年轻态。这种肌肤美容亚健康问题的改善和年轻态会得到坚持微针疗法之疗程的持续而延缓衰老。这里更强调肌肤质地的修复与年轻化进步（胶原新生重塑）。

基于肌肤衰老三元论——肤色、肤质和形态衰老，微针疗法主要针对肤质与肤色衰老问题或肌肤美容亚健康问题：肤色不均、肤色暗沉、肤色萎黄、色素沉积、黑眼圈、黄褐斑、皮肤干燥、粗糙、细纹、皱纹、松弛、变薄、弹性下降、毛孔粗大等。基于皮肤得到合适的微刺激，产生微损伤、启动以胶原为代表的微修复微再生，达到组织细胞微重建，而使皮肤组织恢复一定程度的年轻化成为可见，其结果是前述皮肤衰老征象得以改善。

上文列数的滚针刺激、水光微针、射频微针或线性微针等都能各自发挥一定的作用，若能两两或三三联合，或与其他医疗美容皮肤抗衰技术联合，均能起到更好的作用和效果。于此，微针疗法的实施于修复肌肤、改善衰老目的下，建议采用"中量级"治疗。

【治病除瑕、强化美容】

部分皮肤疾病、肌肤老化或肌肤美容亚健康问题（肌肤美容瑕疵），如能合理、有效、针对性接受微针疗法之治疗，将得到具有医学级的、肯定可靠的及舒适安全的改善，突显特别微针、特别治疗与美容兼顾的优势。这种优势表现为复杂变简单、疑难变容易、提升治疗满意度等。基于"肌肤衰老三元论"，本类别较多针对形态衰老问题，以及一些美容疾病与肌肤美容亚健康问题：痤疮及其凹陷瘢痕、肌肤敏感或敏感性皮炎、色素沉积、黄褐斑、黑变病、颈纹与颈部皮肤松弛、膨胀纹及妊娠纹、静态深皱纹、局部脂肪臃堆等。例如，其中直接治疗改黄褐斑等问题或联合改善黄褐斑等为其治疗拓展了新的途径和希望；微针治疗颈纹、妊娠纹和深皱纹效果十分肯定，美容满意度很高；微针治疗痤疮及控油缩毛孔等都很受患者（顾客）喜爱。

对于治病除瑕、强化美容而言，滚针刺激、水光微针、射频微针或线性微针等都各自能发挥一定作用，若能两两或三三联合，或与其他医疗美容皮肤抗衰技术联合，均能起到更好的作用和效果。因此，微针疗法的实施于治病除瑕、强化美容目下，建议采用区别级对待，如需要强刺激治疗深皱纹、妊娠纹、痘疤等需要"重量级"治疗；敏感肌肤、黄褐斑等则需要"轻量级"治疗；如毛孔粗大、控油祛痘等则更多建议行"中量级"治疗。

（郑　荃）

第九章　美容微针类型

微针疗法（美容微针疗法）发展迅速，无论是微针工具、药品药剂或材料，还是微针操作理论和技巧等都日新月异，不断总结进步。以下就微针疗法的发展做一粗略的总结分类。

【单针微针】

1. 基本认识　常用的微针类型概括为利用微小单一注射针头或类似器具对皮肤软组织进行微细穿刺、剥离或刺激处理，激发微损伤及其修复再生等效应，获得治疗或美容效果。常常伴有所需药剂的导入，以获得或增强治疗或美容效果。

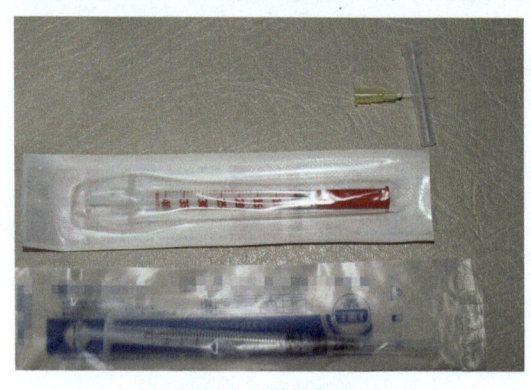

图9-1　单针针头

2. 基本器械　多用微细的注射针头（injection needle），型号常用25G、27G、30G等注射针头作为微针工具。也包括使用类似微小型号的小针刀、超微针刀实施的微针治疗。图9-1示单针针头。

3. 优势应用　常用或建议用于如下情形：①局部穿刺或刺激性处理，如深沟纹、颈纹、膨胀纹及妊娠纹、痘坑等处理；②补充性导入处理，如依材料而定的皮肤补充式注射导入某种材料的方式，导入细胞生长因子等；③消减性导入式处理，代表性的就是局部脂肪臃堆的溶脂药剂注射导入方式。该方式重在局部处理，疗效性强。

4. 归属分类　属于治疗性及强刺激性质，归为针刺微针疗法；亦因其具有注射导入药剂的特征，也属于注射微针疗法类型。

【水光微针】

1. 基本认识　常用的微针类型往往是利用专门的仪器工具并配合微细单一注射针头或多个注射针头，以注射方式将药剂产品导入皮肤组织，包含皮肤微针刺激处理和同步注射导入药剂产品为本治疗方式的特征。关注药剂产品的作用是本治疗方式的重点。

2.基本器械　单一注射针头的仪器习惯称之为美塑枪（meso-Gun），而多个注射针头的仪器则习惯称之为水光仪（superficial injection device）。单针有29G、30G、31G等。多针头的目前有五针头和九针头的水光仪，图9-2示水光仪。

3.优势应用　常用或建议用于如下情形：①大面积治疗，如面部、四肢、手背、腹部、乳房等；②有针对性配方或商品化配方套组，使用方便；③根据治疗或美容需要，医师具有较为灵活的注入药剂的配方处理机会，依据经验和药剂配伍要求，针对不同的问题使用不同药剂配方，医师有机会个性化或最大化发挥专业水准和智慧，取得更好的疗效和效果；④由于有效地导入玻尿酸、胶原蛋白、PRP、美白针剂、生长因子等针对的药剂产品成分及医师个性化性配方等优点，快速见到治疗效果或美容效果成为本治疗方式受欢迎的优势。

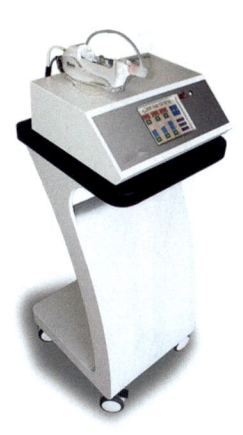

图9-2　水光仪

4.归属分类　典型的注射微针疗法类型。基于本方法的行为特诊，本治疗方法也可以归类为注射微整形之补充注射微整类别。

【滚轮微针】

1.基本认识　为最基本最常用的微针类型。这是微针疗法的基础，也是微针疗法的基本代表，它是利用专用的微针滚轮所附着的数众密集的微针对皮肤软组织进行微细穿刺、微细刺激，激发微损伤及其修复再生等效应，以获得治疗或美容效果。滚针微针滚刺后常常伴有所需药剂的涂抹渗透导入，以获得或增强治疗或美容效果。

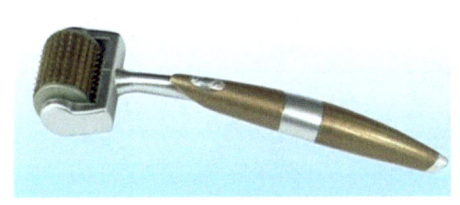

图9-3　微针滚轮

2.基本器械　专业专用的微针滚轮（microneedle roller），目前所使用的有基本型号的微针滚轮和较小号的眼部微针滚轮。图9-3示微针滚轮。

3.优势应用　常用或建议用于如下情形：①正常或健康肌肤的微针护理。作为一种比较简单安全的有效医疗技术，滚轮微针治疗比较适合针刺皮肤长期使用，以维持皮肤的刺激新生，减缓皮肤衰老。②一度衰老或老化皮肤的抗衰治疗。尤其配合到合适的微针产品，以及医生的配方产品，有针对性疗程化治疗，能有效改善皮肤的衰老和老化问题，如细纹、肤色暗沉、减缓色斑等，起到嫩肤、美白、紧肤、减皱等效果。③独立治疗或配合治疗部分美容皮肤病或皮肤美容亚健康问题。例如治疗黄褐斑、黑变病、色素沉着等，祛痘和痘疤、治疗敏感肌肤，祛妊娠纹、膨胀纹和颈纹等。

4.归属分类　属于针刺微针疗法的代表类型。

【电动微针】

1.基本认识　为较常用的微针类型。它是利用涡轮蜗杆（文眉机工作原理）联动微

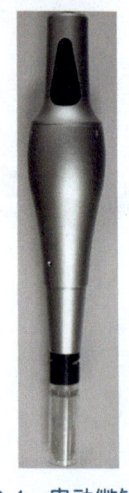

图 9-4 电动微针仪

针治疗针头,制造数众密集的微针对皮肤软组织进行微细穿刺、微细刺激,激发微损伤及其修复再生等效应,获得治疗或美容效果。滚针微针滚刺后常常伴有所需药剂的涂抹渗透导入,以获得或增强治疗或美容效果。

2. 基本器械 电动微针仪。机头配置针头为九针头。图 9-4 示电动微针仪。

3. 优势应用 常常是滚轮微针的补充应用方式,用于一些局部部位的处理,如局部凹疤的处理等;用于滚轮微针不易操作的部位处理,如鼻头、鼻唇沟、眼睑、鼻根部、鼻部、肚脐、乳晕等。当然也可以进行大面积如面部的治疗。

4. 归属分类 属于针刺微针疗法的类型。

【纳米微针】

1. 基本认识 为较常用的微针类型。它是利用涡轮蜗杆(文眉机工作原理)联动纳米晶片替代微针治疗针头,纳米晶片上制作有类型"微针"的突起,从而行使微针的作用。一般而言,这种纳米晶片微针的皮肤组织穿透有限,但确实能够制造表皮微孔开放效应,便于所需药剂的涂抹渗透导入。而皮肤真皮层面的微损伤刺激效应略显不足。所以,纳米微针更适合强调渗透导入而弱化刺激作用的适应证。

2. 基本器械 电动微针仪和纳米微针晶片(nano-chips)。图 9-5 示纳米微针晶片。

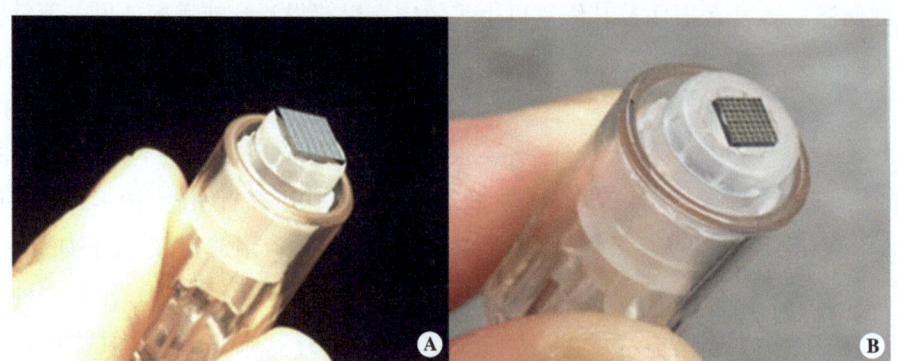

图 9-5 纳米微针晶片

A. 5DA 纳米晶片(5mm×5mm);B. 3DA 纳米晶片(3mm×3mm)

3. 优势应用 利用纳米微针晶片作用于皮肤软组织,使之形成超微细皮肤孔道,以利于有效药剂的渗入,达到广泛区域的治疗或美容效果。纳米微针更适合强调渗透导入而弱化刺激作用的适应证。

4. 归属分类 仍然属于针刺微针疗法的类型。

【自溶微针】

1. 基本认识 也称生物微针,为较少用的微针类型。确切说它是一种材料产品,是利用可溶性生物材料本身制作成为微针样针状突起，贴敷于皮肤，并轻微按压以达到针状突起刺入表层皮肤，同时经过皮肤的温度等作用生物材料发生降解并被皮肤吸收而发挥作用。目前成功应用材料有玻尿酸、胶原蛋白等。

2. 基本器械　材料器械为专用材料器械：自溶微晶针贴膜，也称生物微针贴膜（bio microcrystalline paste）。图9-6示自溶微晶针贴膜。

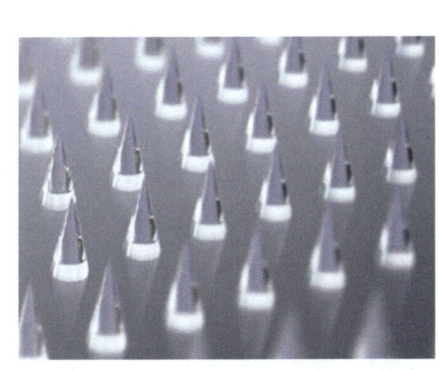
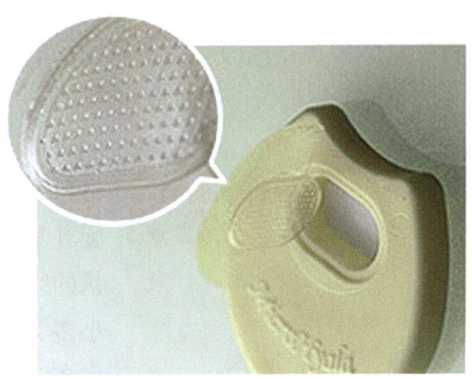

图 9-6　自溶微晶针贴膜

3. 优势应用　重在生物材料的吸收利用，亦有一定的刺激作用，使用方便。
4. 归属分类　仍然属于针刺微针疗法的类型。

【射频微针】

1. 基本认识　也称黄金微针、黄金射频微针，是常用的微针类型。集结了微针机械穿刺作用于皮肤软组织，同步微针尖端射频发射作用于皮肤组织深层，使之形成微针穿刺和射频刺激的双效作用，以达到广泛区域的、更为强劲的治疗或美容效果。常常于治疗结束即刻辅助涂抹有针对性所需药剂的渗透导入，以增强治疗或美容效果。

2. 基本器械　器械为专用器械——射频微针仪（rF micro-needle）。图9-7示射频微针仪。

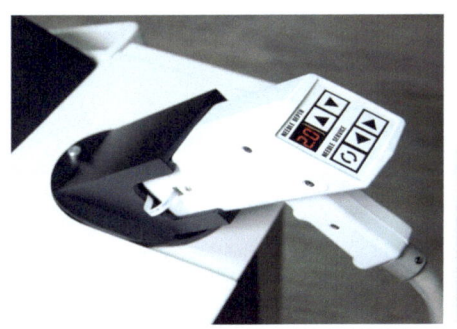
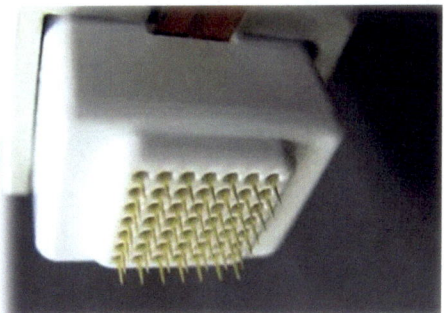

图 9-7　射频微针仪

3. 优势应用　基于更为强劲的刺激作用，作为微针介导射频能量精准作用于皮肤较深层等机制，奠定了射频微针作为皮肤抗衰老和皮肤新生重建的重量级设备的地位。常用和体现在嫩肤、美白、紧肤、提升、减皱、祛斑等；眼睑等松弛组织的处理；鼻唇沟、鱼尾纹等综合皱纹沟纹的处理。

4. 归属分类　代表性的介导微针疗法的类型。

【线性微针】

1. 基本认识　为新型常用的微针类型。利用细小导引针将特制医用可吸收线材穿刺导入皮肤相应层面，以期获得即刻组织支撑紧致效果，以及远期可吸收线吸收刺激带来的胶原新生重塑效应。同时，因密集广泛的微针穿刺也会带来微损伤后组织胶原新生重塑效应。这是最值得期待的微针应用类型。

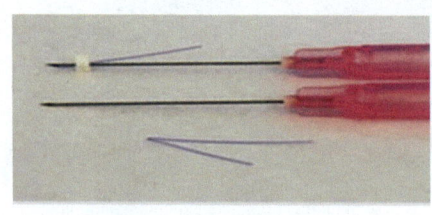

图9-8　引导微针及线

2. 基本器械　这是一类医疗械字号材料，常用材料为有PPDO（聚对二氧环己酮）、PLLA（聚左旋乳酸）、PCL（聚己内酯）等制作为合适大小形状的组织缝合线，配合专用导引微针。一般线的大小多为小线（0/5、0/6、0/7）。配套引导微针大小多在27G、28G、29G等细小针。图9-8示引导微针及线。

3. 优势应用　基于较为强劲的刺激作用，以及较为持久的维持作用等优势，线性微针将称为皮肤抗衰和皮肤新生重建的优秀方法。其应用包含但不限于：①肤质改善；②细纹改善；③弹性改善；④肤色改善；⑤减缓色斑等。

4. 归属分类　自成体系的线性微针疗法的类型。

（郑　荃）

美容微针基本原理　　第十章

微针疗法（美容微针疗法）的作用机制广泛而复杂，也缺少大样本的基础和临床的研究报道。本书仅就其医学和临床经验做出肤浅的总结，大致有以下方面作用或效应：①局灶损伤效应；②表皮更新效应；③深层刺激效应；④胶原新生重塑；⑤深层正向修复；⑥皮表无疤修复；⑦微细通道效应；⑧肌肤唤醒作用；⑨活性产品作用。

【局灶损伤效应】

无论何种美容微针方式都会制造众多细小微细针状器械（微针）作用于皮肤，形成足够穿刺损伤深度的局灶性、点阵式损伤，真实有效损伤可达表皮、真皮或皮下，引起或带来一系列组织损伤效应，包括激活、修复、再生、新生等。这种局灶和点阵式损伤保留了多量的正常组织得以快速修复损伤和提供充分的损伤修复基础。这是基于微针疗法为美容疗法的根基。

【表皮更新效应】

密集的微针损伤部分表皮，但又是局灶性点阵式的损伤，留下的足量的正常表皮受到损失的影响而启动修复机制，不得将微损伤的表皮得以快速更新修复，同时自身也因受到刺激而启动修复更新机制，其结果是所有表皮都得到了更新。这在临床治疗疗程后看到了皮肤变得新鲜靓丽找到了佐证。

【深层刺激效应】

微针的深层刺激作用代表了微针疗法的基本作用。比较典型的滚轮微针，以及作用比较强劲的射频微针，还是线性微针等都带来即刻或持续一定时间的深层皮肤刺激作用，从而带来以胶原为代表的新生、再生及重塑效应。这种刺激带来的效应是多重的和复杂的。

【胶原新生重塑】

由于局灶损伤深及真皮或皮下，部分胶原组织被切断、被损伤或受到足够刺激，或伴有射频热能等的强刺激或损伤，或伴有可吸收线材的持续刺激作用等，胶原组织及细胞会启动创伤修复机制、再生重建机制及新生呈现机制，胶原分泌及新生，重塑胶原结构与形态，修复或回复皮肤质地、弹性及形态。医学逻辑即是有损伤就有修复，有修复即有新生。

【深层正向修复】

这是一个难以理解的命题，它指的是表皮（可以是正常皮肤的表皮，也可以是陈旧性瘢痕的表面）组织正常完好情况下，其下方的组织受到损伤后的修复过程及其结果更快更容易去接近或达到正常化。

局灶性、点阵式深层损伤效应带来深层组织的结果是皮表更容易恢复正常，其下方的损伤就很快进入"封闭式"损伤修复和组织再生状态，即启动深层正向修复机制。这种正常化是指组织结构趋于正常化再生重塑的特征，这也是美容治疗或组织重塑年轻化的理论基础。

【皮表无疤修复】

基于表皮或皮表损伤为局灶式、点阵式的，以及微针的损伤孔径足够细小（微米级）点阵式损伤方式呈现，留出来足够量的未受损伤表皮，这为表皮或皮表再生修复提供了良好基础，表皮有足够能力快速完全修复和复原这种局灶式点阵式表皮损伤，而重建更新了的表皮组织不会形成瘢痕。这也是微针疗法成为美容疗法的良好基础。

【微细通道效应】

就像有学者把微针疗法简单理解为透皮疗法那样，微针疗法确实具有直观肯定、明显有效的透皮吸收作用。因为它通过微细针状器械（微针）形成的深至表皮、真皮甚或皮下微损伤通道，为有效药剂或活性成分直接补充或渗入皮肤软组织提供了有效通道。这是一种机械透皮吸收机制，直观有效。因为这一机制，拓展了皮肤给药和透皮吸收范围，特别是直接作用于皮肤组织的药物或有效成分通过微针方式直接导入皮肤，大大提升了皮肤治疗或皮肤美容的效力。

【肌肤唤醒作用】

局灶的、点阵式密集均匀的微针损伤，或伴以强烈的射频能刺激作用，或线性微针的持续作用等，以及有效药剂或活性成分的渗透导入，包括适度的疼痛刺激均有机会启动肌肤一系列应急机制，唤醒肌肤应对这种外来刺激。这种对刺激的应急和应对反应均具有正向特征，理论上肌肤所有系统均会参与，如启动修复与再生机制、激活酶活性机制、激活生物因子机制、激动组织细胞代谢、激活免疫系统、影响色素代谢系统、活跃微循环、活跃淋巴循环等，给肌肤带来整体活力的增强。

【活性产品作用】

安全、有效的产品、药品、活性成分匹配使用，并有效渗透导入，直接作用于皮肤局部，构成微针疗法的重要组成部分。各种修复因子类药剂或产品成为主流，针对问题的产品也是必要的，如左旋维生素C、传明酸（氨甲环酸）等；滋养类、养护类产品的应用也是为常态；基于水光微针的广泛应用，可用产品变得越发丰富而有意义。

（郑荃）

美容微针基本操作　第十一章

第一节　滚轮微针操作

皮肤有很强的再生能力,当皮肤组织受到损伤时,会启动一个损伤修复过程,此过程可以导致组织新生,诱导皮肤胶原的生成,PCI(percutaneous collagen induction)理念产生,基于这样的原理,2005 年 Fernandes 设计出来一个特殊的工具——滚轮微针。

【微针(滚轮)技术操作原理概述】

1. 该工具的作用方式就是微针经过表皮到真皮层制造无数的针刺微小损伤(图 11-1、图 11-2)。这些微小损伤启动了皮肤的正常伤口愈合过程。

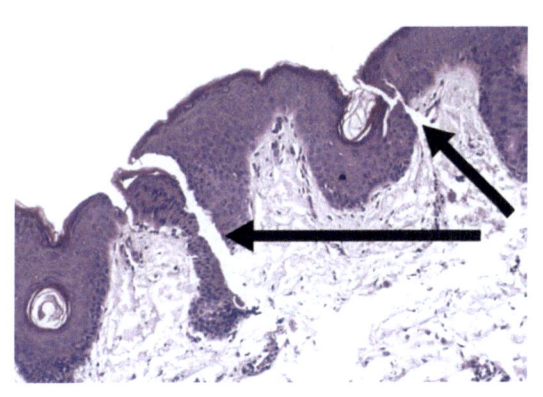

图 11-1　皮肤组织学显示微针穿透皮肤(箭头)(×40)

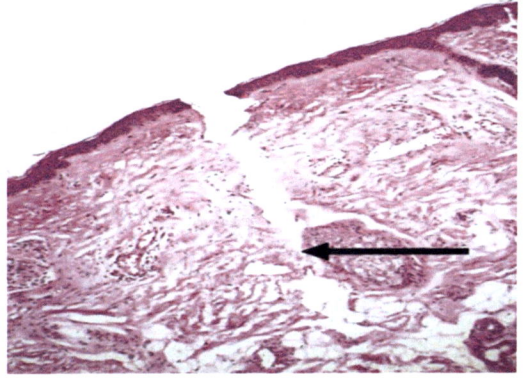

图 11-2　针束穿透的深度为 1.5～2mm 的真皮的网状真皮(×40)

2. 创面愈合是一个复杂的生物学过程。该过程分三个阶段。第一阶段是损伤阶段,特点是创伤、出血,血小板的释放,以及中性粒细胞的人口与炎症有关。这些细胞释放生长因子如 TGF-α、TGF-β 血小板生长因子,激活结缔组织Ⅲ型蛋白和结缔组织生长因子。这些生长因子改变角质细胞和成纤维细胞的活性。第二阶段是伤口愈合阶段,中性粒细胞被单核细胞所取代,当组织形成和扩散导致上皮形成,血管生成、胶原蛋白的生产。这时,成纤维细胞产生Ⅲ型胶原蛋白,弹性蛋白、黏多糖和蛋白聚糖。同时,成纤维细胞生长因子、血小板生长因子、TGF-α、TGF-β 血小板生长因子由单核细胞分泌。成纤维细胞分泌胰岛素样生长因子。第三阶段也是最后阶段，接下来几个月伤口愈合逐渐成熟。诱导更多的Ⅲ型和Ⅰ型胶原的合成，胶原酶和基质蛋白酶参与Ⅲ型胶原转变为Ⅰ型胶原蛋白，可以保持5～7年。完整的伤口愈合过程各个阶段是重叠的。

【微针操作技术分析】

滚轮微针，是一种带轴的微针阵列装置，每根针直径为0.07～0.2mm，经过特殊设计后的针头被科学有序地排列起来，经由滚轮针"滚"过的皮层，可以在皮肤上留下很多针孔，针孔的深度和数量决定了每次治疗的强度。临床中我们需要根据皮肤状况、治疗目的、疗程需求、个体差异而采取不同强度的治疗。如何有效控制治疗的强度，成为微针操作的核心。通过上述基础的作用原理，可以指导临床选择性地进行实践操作，既可以放大治疗效应，又可以减少因治疗带来的不良反应。

1.针长、力度和深度的关系　微针治疗深度与两个因素有关：针的长度和操作力度。国内针的长度有0.5mm、1.0mm、1.5mm、2.0mm可选。针的长度决定了操作能达到皮肤的层次，同时固定的针长不同的力度对组织造成的损伤深度也不同。针越长，作用力度越大，对组织的作用深度也越深，反之针越短，作用力度越小，对组织的作用深度也浅。皮肤的厚度通常为0.5～4.0mm，表皮位于皮肤的最外层，其厚度悬殊为0.05～1.5mm，平均大约0.2mm，眼睑的表皮厚度则小于0.1mm，真皮位于下方，厚度为0.4～2.4mm，其厚度可由面部的大约1mm至背部和大腿的大约4mm。当针只到0.5mm长、操作力度较轻时，主要治疗强度集中于皮肤的表皮层。临床反应皮肤主要以微红为主，甚至没有出血点。如果1mm的针长，针头穿透大约0.75mm，伤害将局限于真皮上层。当针长1.5～2.0mm时可以达到真皮乳头状和网状真皮上部。例如，为了更好刺激胶原蛋白和弹性蛋白纤维的产生，针刺更深层次，理想情况下需要影响网状真皮层。一根针的长度常规使用1.5～2mm。

2.针孔数、密集度和刺激度的关系　被设计生产出来的皮肤滚轮微针，其针与针的距离是固定的。为增加滚针针刺的数量（密集度），可有由增加滚次重复来实现，即由滚轮在皮肤上作用的遍数决定。遍数越多，针孔越多，密集度也越高，对表皮破坏面积也大。足够高的密集度视同机械的皮肤磨削术。如黄褐斑患者，黑素细胞功能比较活跃，对外界刺激较敏感，容易在治疗中出现色素沉着现象。如果在操作中针孔数过度，密集度较高，容易造成表皮过度刺激而出现色素沉着现象，故在操作中避免过度密集滚刺，即要求较低的滚刺密集度。

3.操作技巧——滚刺深度和滚刺密集度　滚轮微针操作技巧其关键因素就是治疗深度和滚刺密集度。可以泛意地理解为治疗深度偏重于对真皮层的影响，而密集度偏重于对表皮的影响。在两者相对恒定时，刺激真皮的层次越深，诱导的胶原生成量也越大。反之，针孔数越多对表皮的破坏也越大，同时风险也越大。想给予更多真皮层的刺激，也要考虑到表皮的承受能力，而表皮的承受能力反映的就是密集度。造成对组织的损伤程度也不是越重越好，每个个体都存在着组织修复能力的差异，超过了组织的修复能力，就会导致严重不良反应。不同的病症需要的针刺层次不同，很多的治疗或仅针对表皮或者真皮，或者两者都有需求。这就指导我们在操作过程中把这两个关键因素优化配置，这样才能使微针的操作做到精细，有的放矢，而不是"盲滚"。

治疗的深度，如果针对单一的层次，表皮层可以选用短针，真皮层选用长针。如果两个层次都需要兼顾的就选用长针，通过力度的改变去调节针刺的深度。密集度通过滚刺的遍数去控制。当需要更多的密集度时，就可以多滚几遍。可以制订一个常规的治疗遍数，在通过第一次的治疗观察中，逐渐在后期的治疗中调整遍数。如想控制损伤的力度，但同时又需要对两个层次进行治疗操作的时候，可以分为浅层和深层各治疗几遍。

4. 禁忌证　①活跃的粉刺；②口唇疱疹或其他局部感染如疣；③中度到重度的慢性皮肤病如湿疹和牛皮癣；④患者抗凝治疗；⑤极端瘢痕疙瘩倾向；⑥患者在化疗/放疗。

【微针操作基本方法】

1. 评估

（1）分析皮肤：皮肤颜色（肤色是否暗沉，有无色斑，有无黄褐斑病史，血管情况），皮肤质地（粗糙，毛孔粗大）、敏感情况、油脂分泌情况。

（2）诊断。

（3）确定治疗方案。

（4）建立患者档案：完善的档案应包括患者一般情况、皮肤分析记录、治疗方法、微针操作病史。

2. 准备

（1）环境：安静、光线充足，治疗室用紫外线灯照射消毒30min。

（2）操作人员准备：医护人员按要求规范着装，洗手，戴口罩。

（3）物品准备：治疗车、麻药、保鲜膜、压舌板、微针套组产品、微针、面膜、0.9%氯化钠溶液、0.1%新洁尔灭（或碘伏）、一次性弯盘、剪刀、消毒洞巾、巾钳、治疗车、棉签、纱块、2.5ml注射器。

（4）物品管理：无菌物品必须存放于无菌区域或无菌容器内，无菌物品和非无菌物品应分别放置，无菌物品一经使用，需进行再次消毒。美塑产品均属无菌产品，在调配产品时必须严格消毒瓶盖，遵循无菌操作进行配置。

（5）操作过程中，操作者需戴手套，不可跨越无菌区域或接触非无菌物品，手套或物品疑有污染，需及时更换。

（6）一人一物，不可交叉使用。

3. 微针型号及其使用套组选择

（1）0.5mm微针：祛颈纹套组、祛皱美肤、美白亮肤、控油祛痘、回春嫩肤、抗敏舒缓。

（2）1.0mm微针：毛孔粗大、皮肤粗糙。

（3）1.5mm微针：祛痤疮凹洞、瘢痕。

（4）2.0mm 微针：祛妊娠纹。

4. 操作方法

（1）环境清洁：进行操作 1h，用紫外线灯照射消毒 30min。操作人员洗手、戴口罩和帽，注意无菌操作。

（2）患者洁面、涂抹麻醉药并用保鲜膜覆盖，通常保持 40～60min。

（3）患者麻醉药时间起效后，用 0.9% 氯化钠泡过的湿纱块将麻醉药擦干净，将面部铺设布洞巾，用巾钳固定洞巾，然后用 0.1% 新洁尔灭（或碘伏）消毒皮肤两次，消毒时也是从下颌开始，遵循"由下往上，由内往外"的原则。

（4）操作者做术前准备，将治疗车最上平面作为无菌操作平台，取两个一次性弯盘，一个里面放两块无菌纱布（用 0.9% 氯化钠浸湿），一个放置微针滚轮（用 0.9% 氯化钠冲洗）。

（5）微针套组产品的配置，将溶酶溶于冻干粉，轻轻摇动，然后用 2.5ml 注射器抽吸放置。同时再用另一个 2.5ml 注射器抽吸精华液。

（6）皮肤消毒好以后，操作者戴手套准备操作，取弯盘浸湿纱布擦拭皮肤两遍，每一遍用一块纱布。也是从下颌开始，遵循"由下往上，由内往外"的原则。

（7）取滚轮，告知患者开始操作，根据习惯选择面部一侧开始，从面部中轴线与内眼睑下方处起始，从面部中轴线与下颌线结束。由内向外平行眼线慢慢滚动，发鬓处终止。依次由上向下，平行操作。遵循"由上往下，由内往外"的原则。分区操作，先面部两侧，然后鼻部，最后额部。滚轮轨迹均匀、平行。如需要深浅两个层次都需治疗，先滚深层再滚浅层。

（8）皮肤治疗判断，对于表皮的治疗反应主要观察皮肤发红反应，对于真皮层的治疗反应主要以出血量多少为判断。常见的出血可以分为三类：轻微渗血、针尖样出血、露珠样出血。

5. 术后护理

（1）减轻炎症反应（红斑、水肿、渗出）：治疗期间每天早晚需配合使用肌肤修护液（喷雾）随时给肌肤补充水分及营养，脸部退红后早晚使用肌肤修护原液，术后 3～5 天每天用一次"水晶面膜"以达到对皮肤更好的镇静、褪红、保湿、修复作用。

（2）预防感染：根据操作严重程度限定禁水时间（8～24h）。

6. 注意事项

（1）滚轮操作时手法轻柔缓慢，按压力度应垂直于皮肤表面，以免造成对皮肤的牵扯和划痕。

（2）遵循透皮吸收的原则，滚完一边后可以先让助手慢慢将套组药液滴在治疗处，操作者均匀涂抹。已涂抹药物的区域禁止在此滚轮治疗，容易引起患者疼痛。

（3）如需要深浅两个层次都需治疗，先滚深层再滚浅层。

（4）敏感性皮肤患者，应加强保湿，使用不可吸收保湿剂。

【滚针微针操作示范】

1. 敷表面麻醉药（图 11-3）。

2. 准备物料及配套药剂（图11-4）。

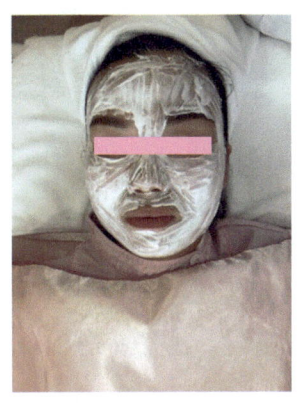

图11-3　敷表面麻醉药

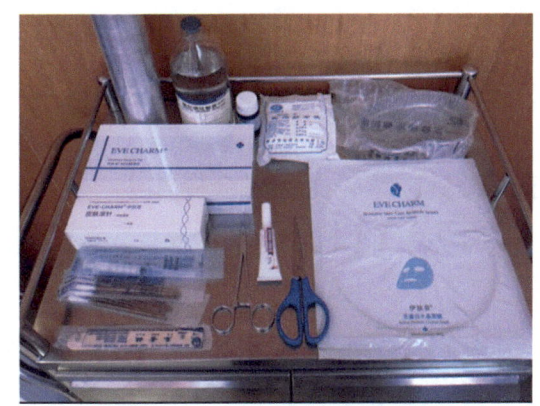

图11-4　准备物料及配套药剂

3. 物料准备（图11-5）。

4. 卸除麻醉药和消毒皮肤（图11-6）。

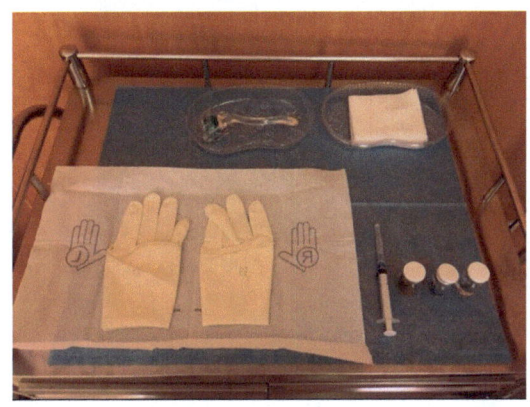

图11-5　物料准备

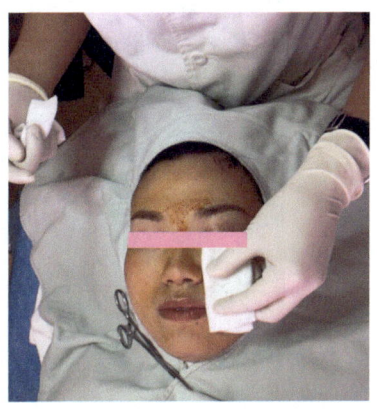

图11-6　卸除麻醉药和消毒皮肤

5. 滚针操作（图11-7）。

6. 滚针滚刺操作完毕（图11-8）。

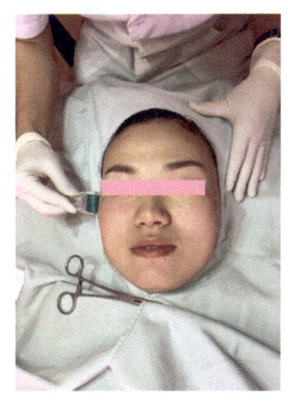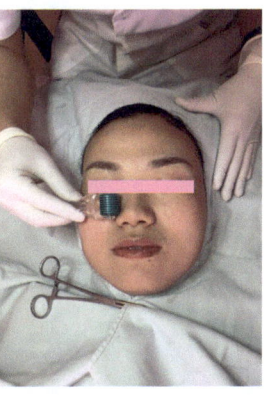

图11-7　滚针操作

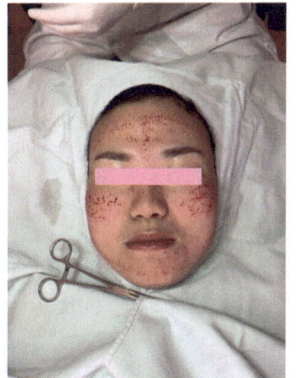

图11-8　滚针滚刺操作完毕

7. 敷贴水晶蛋白膜。

（杨　鹏）

第二节　水光微针操作

【水光微针、滚轮微针联合操作】

本节试图以案例图片方式展示水光微针联合滚轮微针治疗的操作流程。

案例一（图 11-9 至图 11-11）

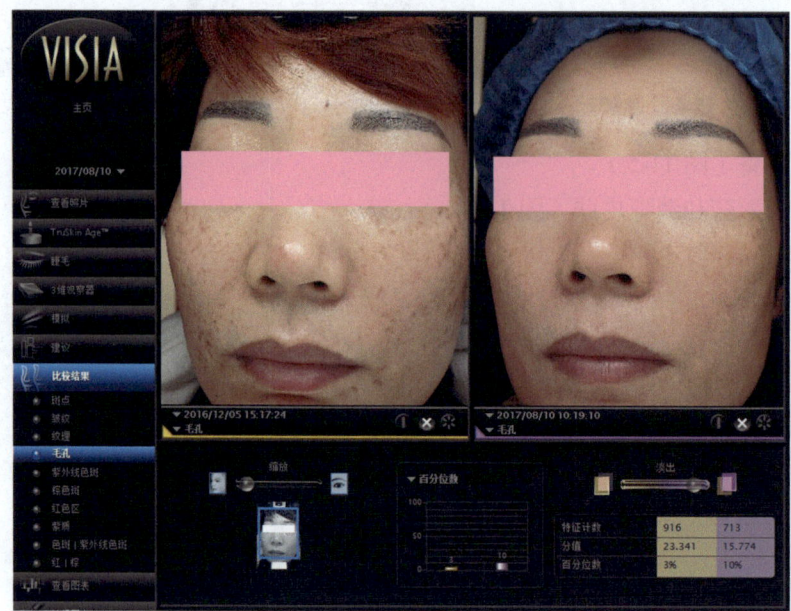

图 11-9　案例一（1）

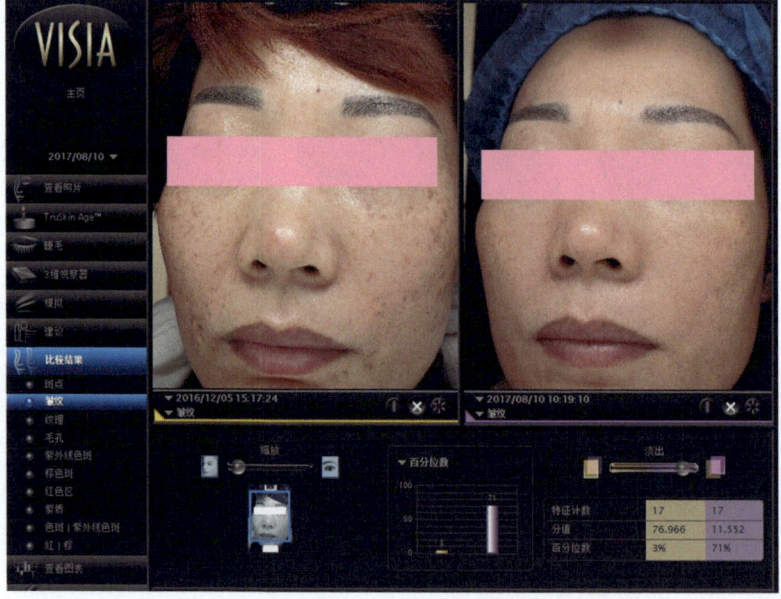

图 11-10　案例一（2）

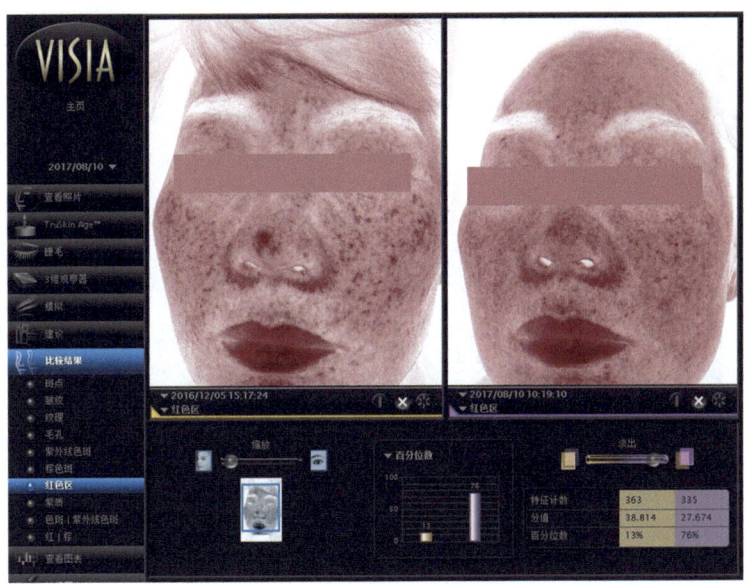

图 11-11　案例一（3）

治疗方法：

1. 选择 MT 赋活美白套组和水光嫩肤套组，选用 0.5mm 的滚轮微针先将全脸通道打开，外涂 MT 赋活美白套组溶液。

2. 水光微针，针长调至 1.0mm 抽取水光嫩肤溶液定点给药。

3. 治疗完毕后外敷水晶蛋白面膜，同时 LED 红光＋黄光照射 20min。

案例二（图 11-12 至图 11-15）

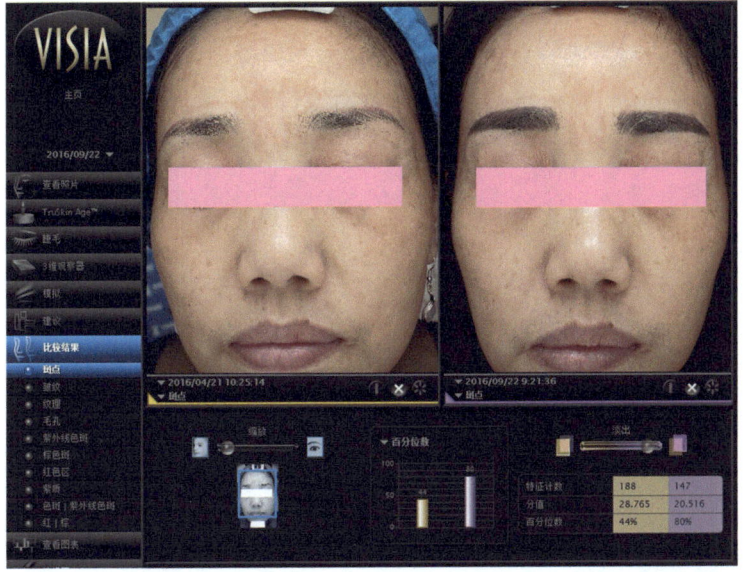

图 11-12　案例二（1）

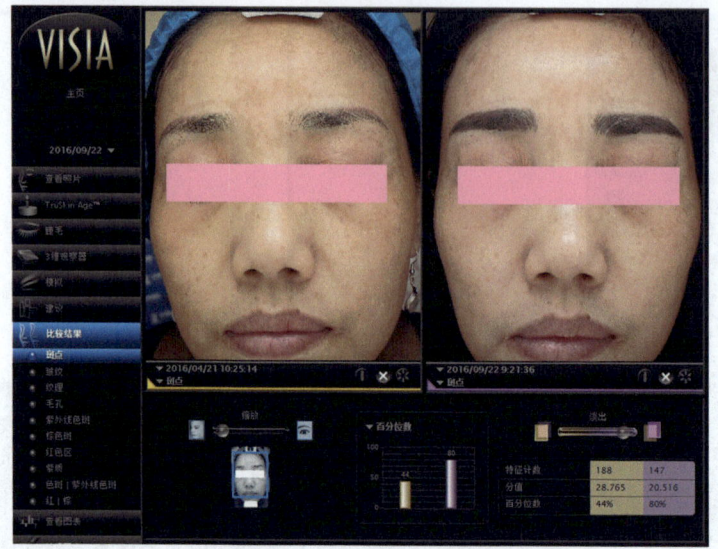

图 11-13　案例二（2）

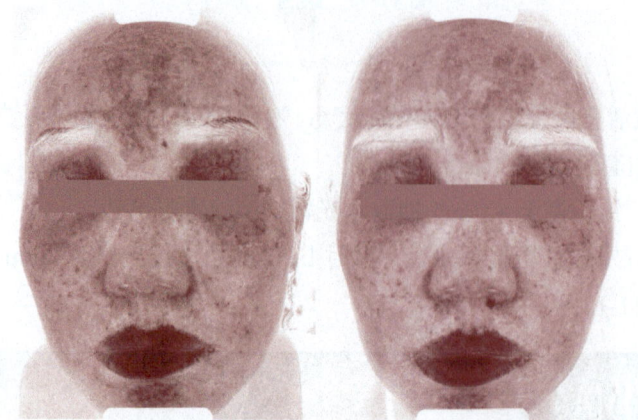

图 11-14　案例二（3）

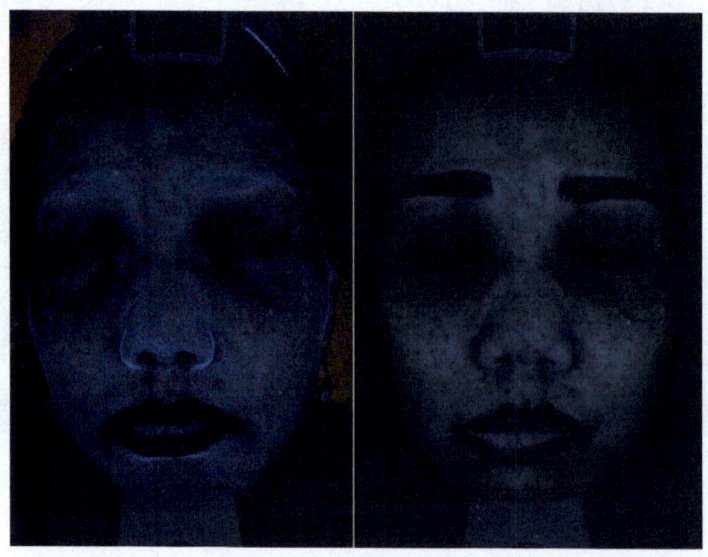

图 11-15　案例二（4）

治疗方法：同案例一。

案例三（图11-16，图11-17）

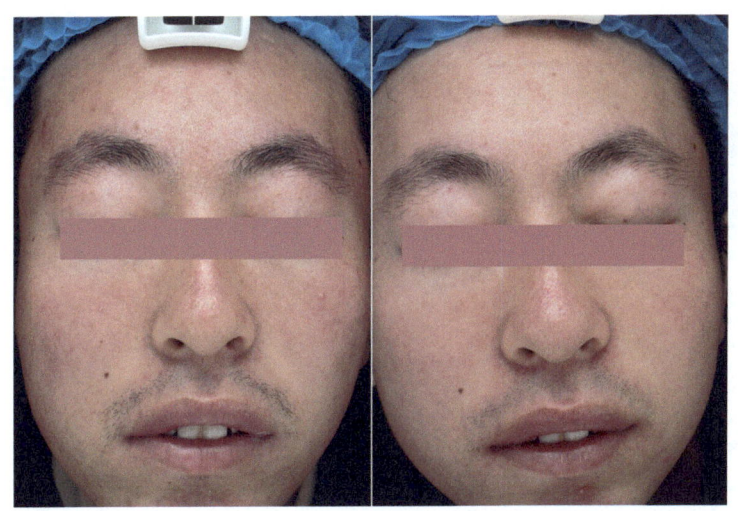

图11-16　案例三（1）

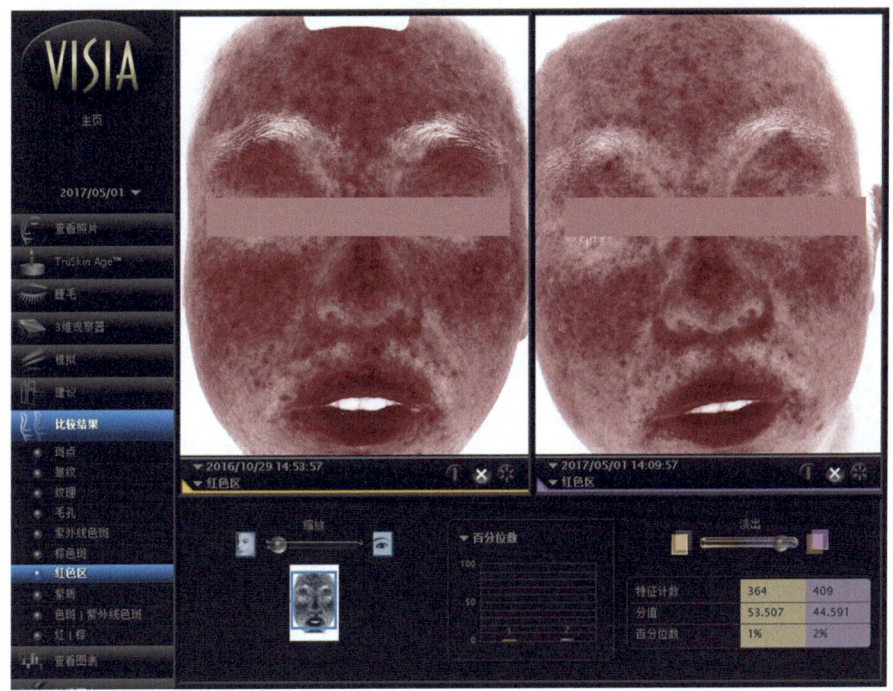

图11-17　案例三（2）

治疗方法：

1. 选用水光退红修复套组。

2. 将溶酶冻干粉和精华混合在一起。

3. 用2.5ml注射器抽取水光嫩肤溶液备用。

4. 将剩余溶液用5ml注射器抽取，选用0.5ml滚轮将全面部进行均匀治疗。

5. 将水光针头调至 0.8～1.0mm 长度，定点进行给药。
6. 治疗完毕后外敷水晶蛋白面膜，同时 LED 红光照射 20min。

案例四（图 11-18 至图 11-20）

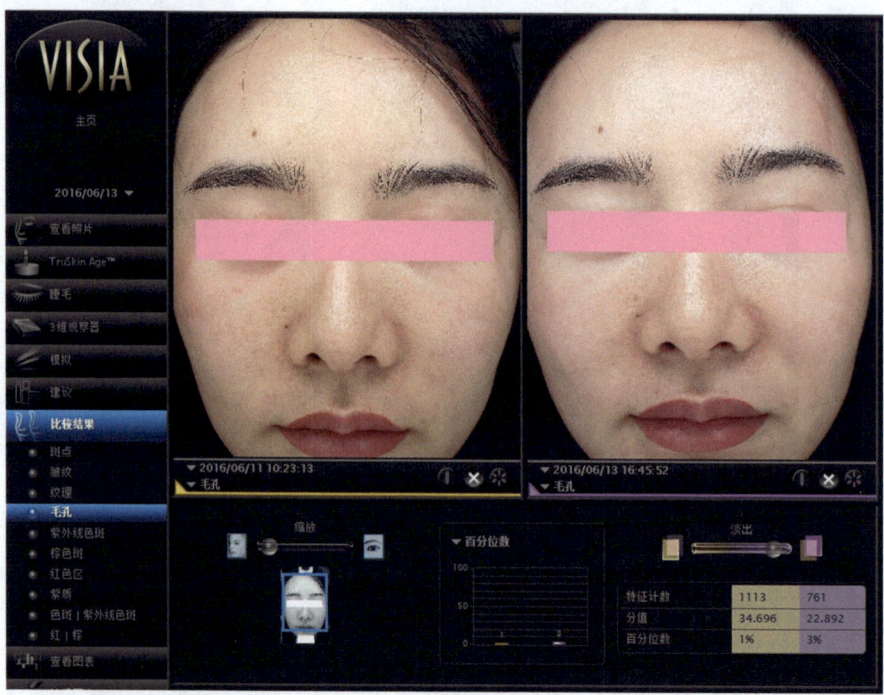

图 11-18　案例四（1）

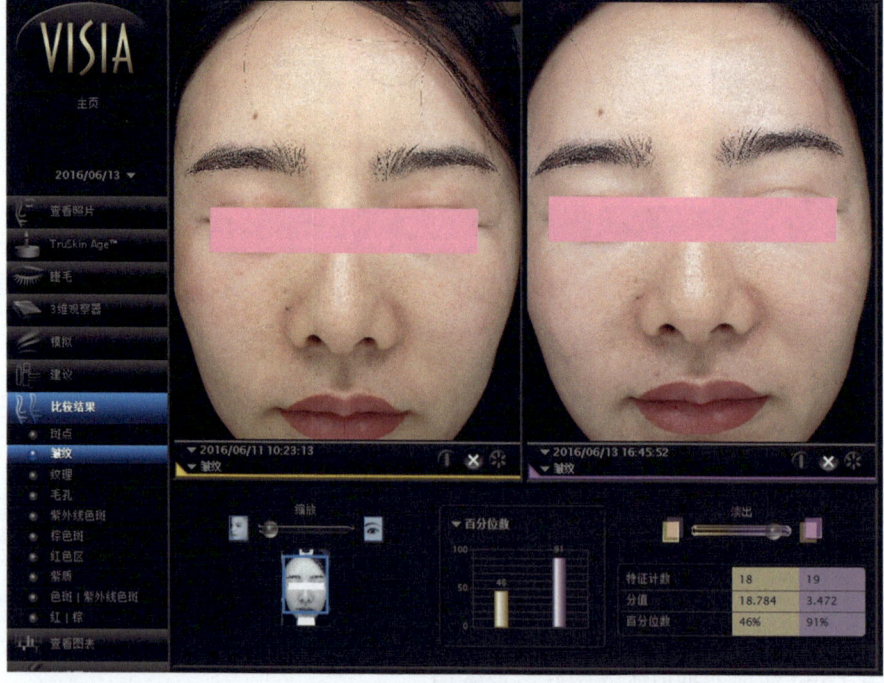

图 11-19　案例四（2）

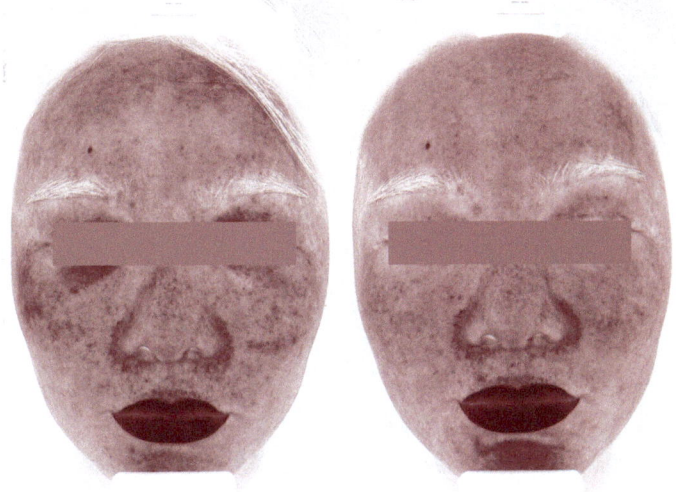

图 11-20　案例四（2）

治疗方法：同案例三。

案例五（图 11-21 至图 11-23）

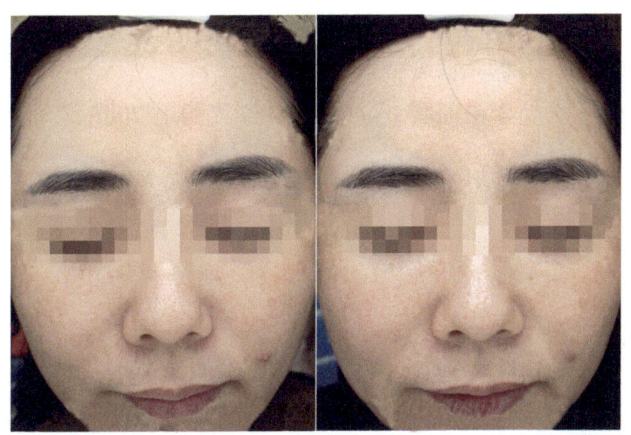

图 11-21　案例五（1）

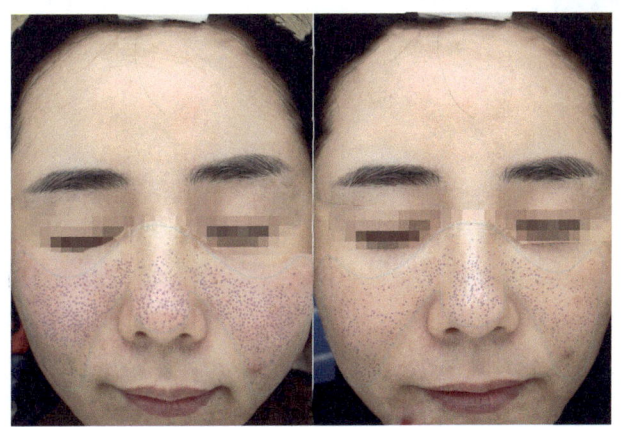

图 11-22　案例五（2）

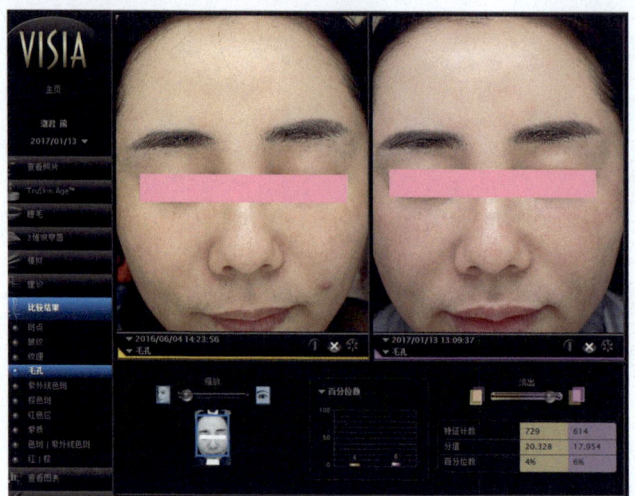

图 11-23　案例五（3）

治疗方法：

1. 选用水光蛋白和回春嫩肤套组。
2. 将水光蛋白和回春嫩肤套组溶液混合。
3. 抽取 2.5ml 水光备用，选用 0.5mm 滚轮。
4. 先用微针治疗，再用水光仪进行治疗。
5. 治疗完毕后外敷水晶蛋白面膜，同时 LED 红光照射 20min。

【射频微针和水光微针联合美肤示范】

1. 麻醉、清洁、消毒。
2. 射频微针治疗（图 11-24）。
3. 水光微针治疗（图 11-25）。

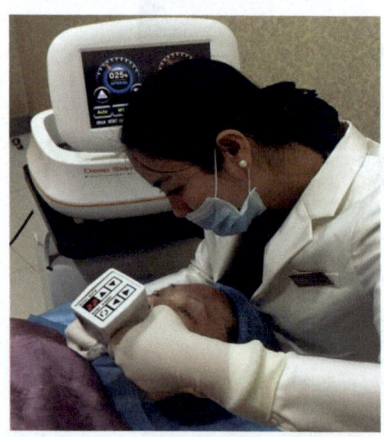

图 11-24　射频微针治疗

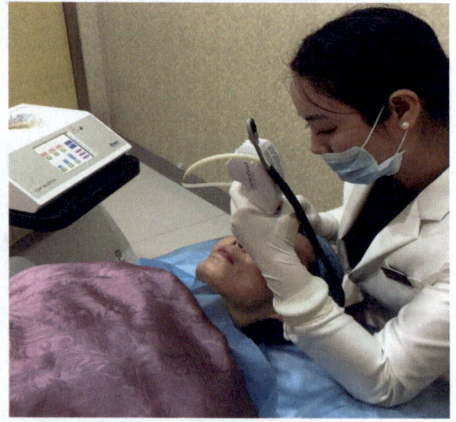

图 11-25　水光微针治疗

4. 覆膜加 LED 红光治疗（图 11-26）。

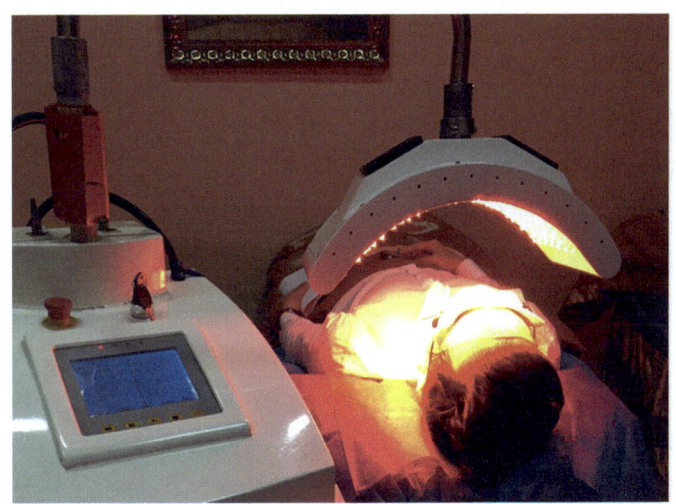

图 11-26　覆膜加 LED 红光治疗

【水光微针、滚轮微针和电动微针联合美肤示范】

1. 麻醉、清洁、消毒。
2. 电动微针治疗（图 11-27）。
3. 射频微针治疗（图 11-28）。
4. 滚轮微针治疗（图 11-29）。
5. 覆膜。

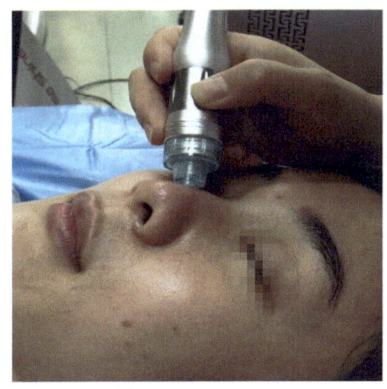
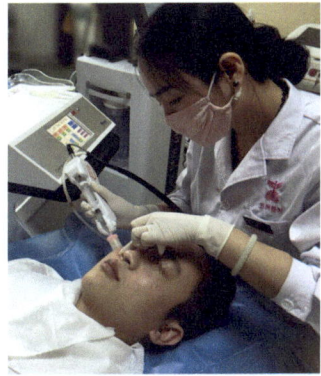
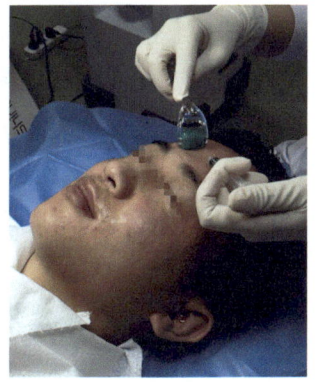

图 11-27　电动微针治疗　　图 11-28　射频微针治疗　　图 11-29　滚针微针治疗

（黄媛媛）

第三节　射频微针操作

【基本操作方法】

1. 术前皮肤状况评估

（1）分析皮肤：评估皮肤的健康状况，皮肤的自身修复能力，皮肤的耐受能力，皮肤颜色（肤色是否暗沉，有无色斑，有无黄褐斑病史，血管情况），皮肤质地（粗糙，毛孔粗大）、皮肤的弹性，轮廓和松弛下垂的程度，皮肤有无炎症，干燥敏感、油脂分泌情况。

（2）应用VISIA皮肤检测仪和50倍皮肤镜对皮肤进行检查，寻找皮肤的微观结构改变的客观证据。

（3）诊断及制订合理的治疗方案。

（4）建立患者档案：完善的档案应包括患者一般情况、皮肤分析记录、皮肤的检查结果、治疗方法、既往的皮肤治疗史、日常的皮肤护理史等。

2. 术前准备

（1）环境：安静、光线充足、治疗室用紫外线灯照射消毒30min。

（2）操作人员准备：医护人员按要求规范着装、洗手、戴口罩。严格按照无菌操作规范操作。

（3）物品准备：治疗车、麻醉药、保鲜膜、压舌板、微针套组产品、射频微针仪及一次性的治疗头、面膜、0.9%氯化钠溶液、0.1%新洁尔灭（或碘伏）、一次性弯盘、剪刀、消毒洞巾、巾钳、治疗车、棉签、纱块、2.5ml注射器。

3. 微针长度的及其使用套组选择

（1）1.5mm微针：祛颈纹套组、祛皱美肤、美白亮肤、控油祛痘、回春嫩肤、抗敏舒缓。

（2）2.0mm微针：毛孔粗大、皮肤粗糙、祛痤疮凹洞、瘢痕。

（3）2.5mm微针：皮肤松弛下垂。

4. 操作方法

（1）环境清洁：进行操作前1h，用紫外线灯照射消毒30min。操作人员洗手、戴口罩和帽，严格按照无菌操作。

（2）患者洁面、涂抹麻醉药并用保鲜膜覆盖，通常保持40～60min。

（3）患者麻醉药时间起效后，用生理盐水泡过的湿纱块将麻醉药擦干净，将面部铺设布洞巾，用巾钳固定洞巾，然后用0.1%新洁尔灭（或碘伏）消毒皮肤3次，消毒时也是从下颌开始，遵循"由下往上，由内往外"的原则。

（4）操作者做术前准备，将治疗车最上平面作为无菌操作平台，取两个一次性弯盘，一个里面放两块无菌纱布（用0.9%氯化钠浸湿），另一个里面放两块无菌干纱布。

（5）检查射频微针治疗仪的电源是否接通，屏幕显示是否正常，能否正常工作，然后由助手戴无菌手套后打开无菌治疗头，将治疗头和治疗仪链接，测试是否可以正常运行，确保治疗安全，依据患者的皮肤状况和对术后皮肤恢复的要求设定治疗参数，等待仪器工作。

（6）微针套组产品的配置，将溶酶混合冻干粉，轻轻摇动，然后用2.5ml注射器抽吸放置。同时再用另一个2.5ml注射器抽吸精华液。

（7）皮肤消毒好以后，操作者戴手套准备操作，取弯盘浸湿纱布擦拭皮肤两遍，每一遍用一块纱布。也是从下颌开始，遵循"由下往上，由内往外"的原则。

（8）由助手将治疗仪手柄交到操作者的右手中，左手手拿两片无菌纱布，告知患者开始操作，根据习惯选择从面部右侧开始，左手用无菌纱布在颧弓外侧斜向上牵拉皮肤，右手的治疗头从面部下颌缘起始，由颏部沿着下颌缘从正中线向耳部操作。由内向外平行下颌缘线以此进行，发鬓处终止。依次由前下向后上，平行操作。遵循"由下往上，由内往外"的原则。分区操作，先面部两侧，然后额颞部，最后鼻部。射频微针要轨迹均匀、平行。可以根据治疗的需求在一次治疗中选用不同的针长和不同的能量。

（9）皮肤治疗判断，皮肤主要表现为发红和出血及皮肤轮廓的改变。

5. 术后护理

（1）减轻炎症反应：术后即刻给予水晶面膜外敷，配合照LED红光20min。术后3天内外涂穿梭肽和修复原液，3天后外用角质修复霜。术后1周内每天外敷水晶面膜1次。

（2）预防感染：根据操作严重程度限定禁水时间（8~24h）。

【射频微针操作示范】

1. 敷表面麻醉药（图11-30）。
2. 准备物料和配套药剂（图11-31）。

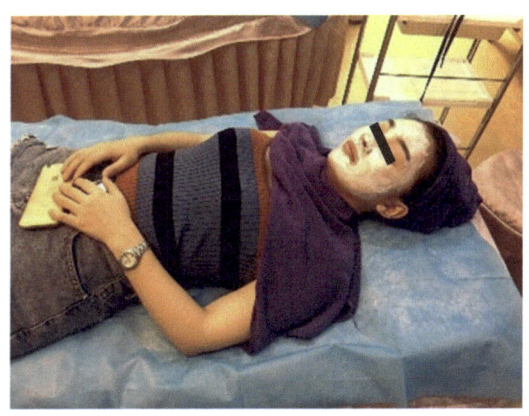

图11-30　敷表面麻醉药

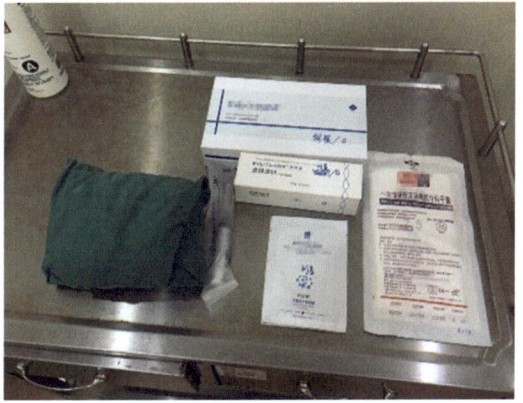

图11-31　准备物料和配套药剂

3. 卸麻醉药、消毒皮肤（图11-32）。
4. 射频微针操作（图11-33）。

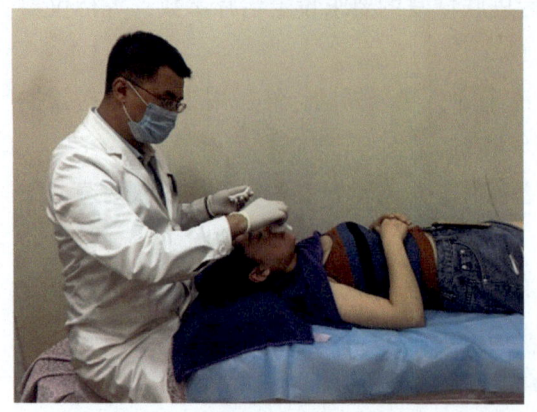
图 11-32 卸麻醉药、消毒皮肤

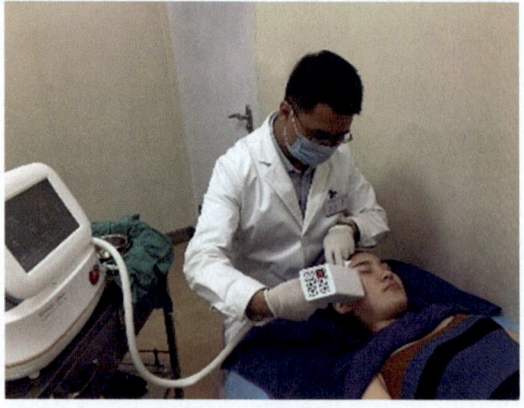
图 11-33 射频微针操作

5. 敷水晶膜（图 11-34）。

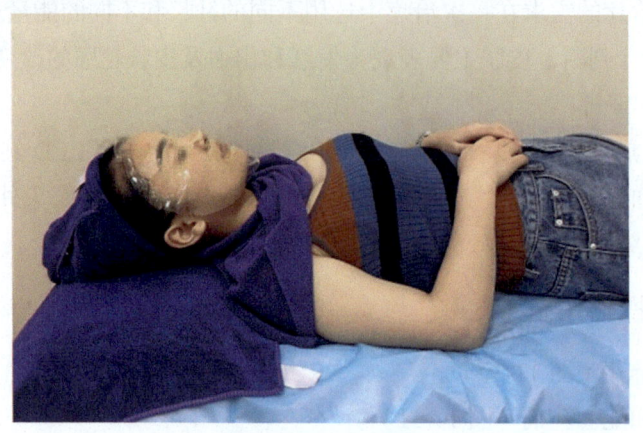
图 11-34 敷水晶膜

（白　珠）

第四节　单针微针操作

本节以单针微针在颈纹治疗中的运用为例，记录其操作方法与流程。

【微针操作基本方法】

1. 评估拍照

（1）分析颈纹：颈纹的深浅，皮肤松弛情况，颈扩肌是否过于紧张，有无合并局部脂肪增多。

（2）诊断：颈纹类型。

（3）确定治疗方案。

（4）建立患者档案。

（5）拍照：充分暴露颈部，取景范围唇部至下胸部，平视，选正位，45°侧位，90°侧位共5张。

2. 准备

（1）环境：安静、光线充足、治疗室用紫外线灯照射消毒30min。

（2）操作人员准备：医护人员按要求规范着装、洗手、戴口罩。

（3）物品准备：治疗车、麻醉药、保鲜膜、压舌板、0.9%氯化钠溶液、0.1%新洁尔灭（或碘伏）、一次性弯盘、剪刀、消毒洞巾、巾钳、治疗车、棉签、纱块、2.5ml和1ml注射器、0.5mm微针、伊芙泉祛颈纹套组、颈膜。

（4）物品管理：无菌物品必须存放于无菌区域或无菌容器内，无菌物品和非无菌物品应分别放置，无菌物品一经使用，需进行再次消毒。美塑产品均属无菌产品，在调配产品时必须严格消毒瓶盖，遵循无菌操作要求进行配置。

（5）操作过程中，操作者需戴手套，不可跨越无菌区域或接触非无菌物品，手套或物品疑有污染，需及时更换。

3. 操作方法

（1）环境清洁：进行操作前1h，用紫外线灯照射消毒30min。操作人员洗手、戴口罩和帽，注意无菌操作。

（2）患者洁面、涂抹麻药并用保鲜膜覆盖，通常保持40～60min。

（3）患者麻醉药时间起效后，用0.9%氯化钠溶液泡过的湿纱块将麻药擦干净，嘱求美者低头，用画线笔标注颈横纹。

（4）将面部铺设布洞巾，用巾钳固定洞巾，然后用0.1%新洁尔灭（或碘伏）消毒皮肤2次，消毒时也是从锁骨开始，遵循"由下往上，由内往外"的原则。

（5）操作者做术前准备，将治疗车最上平面作为无菌操作平台，取两个一次性弯盘，一个里面放两块无菌纱布（用0.9%氯化钠溶液浸湿），另一个放置微针滚轮（用0.9%氯化钠溶液冲洗）。微针套组产品的配置，将溶酶混合冻干粉，轻轻摇动，然后用2.5ml注射器抽吸放置。同时再用另一个2.5ml注射器抽吸精华液。用三通管混匀。

（6）皮肤消毒好以后，操作者戴手套准备操作，取弯盘浸湿纱布擦拭皮肤两遍，每一遍用一块纱布；也是从下颌开始，遵循"由下往上，由内往外"的原则。

（7）患者仰卧位，将颈横纹冻干粉用溶媒稀释后混合精华（也可以混合水光玻尿酸），用1ml注射器吸取混合液，换30G针头（13mm），针头斜面向上，颈横纹下15°角刺入皮肤，向上挑动针头，以能看到针的轮廓，但看不到针的颜色为度，沿颈纹下皮内线状边退边推液，表面起线状皮丘，直至所有颈纹治疗完毕。剩余混合液可以涂抹颈部，用0.5mm滚针轻轻滚动3～5遍吸收。滚针滚动过程中患者微刺感，无出血。1个月一次，3～5次为1个疗程。

4. 术后护理

（1）术后即刻颈部外敷水晶颈膜修复退红。治疗1周内早晚使用穿梭肽冻干粉、肌肤修护原液，术后 3～5 天每天用一次"水晶面膜"以达到对皮肤更好的保湿、修复作用。

（2）预防感染：根据操作严重程度限定禁水时间（8～24h）。

5. 治疗禁忌证　颈部治疗区域无感染，无毛囊炎，无瘢痕体质或肉芽肿病史，无自身免疫性疾病，无凝血功能障碍，未在月经期。

【单针穿刺操作示范】

1. 术前照（图 11-35）
2. 敷表面麻醉药（图 11-36）。

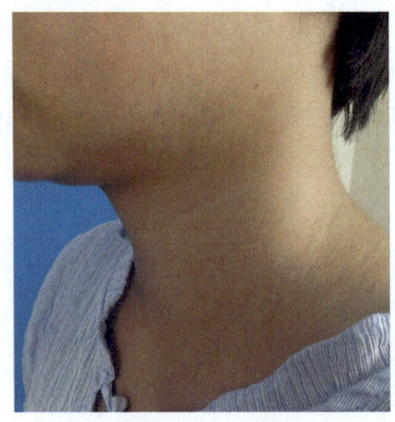

图 11-35　术前照

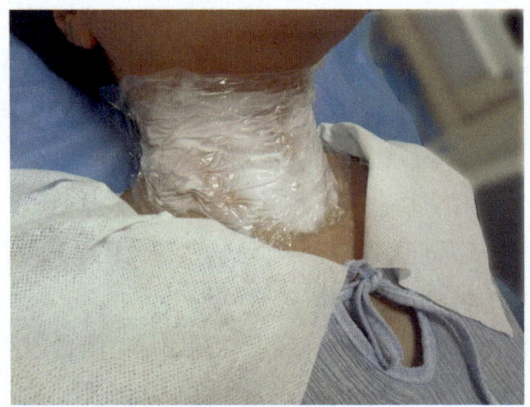

图 11-36　敷表面麻醉药

3. 单针穿刺（图 11-37）。
4. 滚轮微针滚刺（图 11-38）。

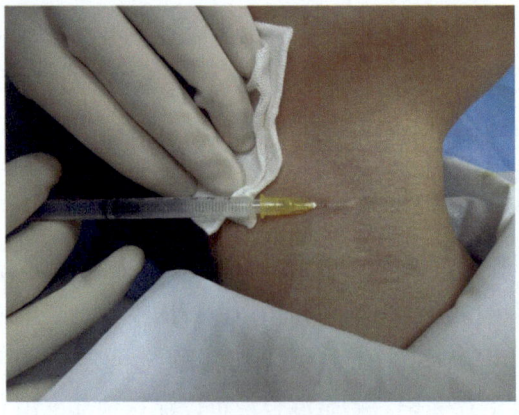

图 11-37　单针穿刺

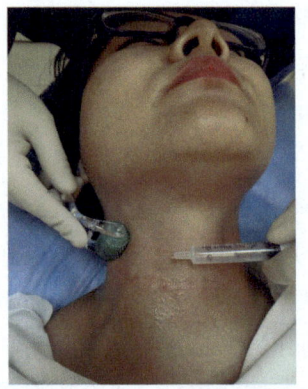

图 11-38　滚轮微针滚刺

5. 敷水晶膜（图 11-39）。

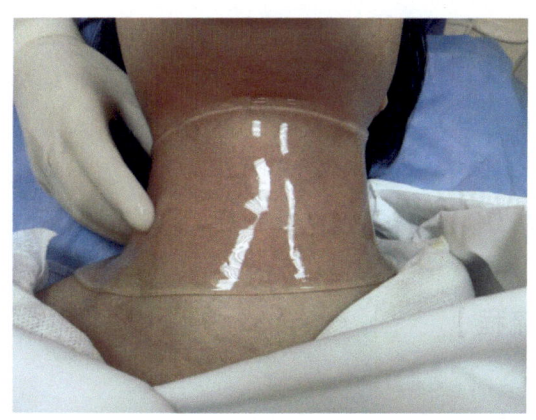

图 11-39 敷水晶膜

（郑晓晖）

第五节 线性微针操作

【线性微针疗法】

作为微针疗法的新型方式，线性微针疗法也称线性微针。它是利用细小导引针将特制可吸收线材穿刺导入皮肤相应层面，以期获得即刻组织支撑紧致效果，及远期可吸收线吸收刺激带来的胶原新生重塑效应。同时，因密集广泛的微针穿刺也会带来微损伤后组织胶原新生重塑效应。器械为专用导引微针和可吸收线材（PPDO 线、PLLA 线等）线性微针疗法之器材为小针 + 小线（0/5、0/6、0/7），见图 9-8。

【线性微针基本原理】

满足微针疗法基本原理：①局灶损伤效应；②表皮更新效应；③皮表无疤修复；④深层刺激效应；⑤胶原新生重塑；⑥深层正向修复；⑦微细通道效应；⑧活性产品作用和；⑨肌肤唤醒作用。

【线性微针基本应用】

概括为广泛应用于紧致嫩肤。细化包含但不限于：①肤质改善；②细纹改善；③弹性改善；④肤色改善；⑤减缓色斑等。

【线性微针基本要求】

线性微针，与所有微针治疗思路一样，强调合适的皮肤刺激。所有线性微针力求满足如下要求：①足够数量针线制造足够刺激效应；②足够范围分布制造大面积嫩肤效果；③穿刺层次精准为真皮深层、皮下浅层，不宜过深和过浅；④既照顾全面大面积改善观念，也强调体现重点部位的改善，即全面改善，局部加强。

【线性微针操作要领】

线性微针须做如下侧重理解：①认真清洁和消毒皮肤，避免穿刺带来深度感染；

②表面麻醉即可，甚或无需麻醉，因为细小锐利的微针快速穿刺疼痛并非很严重；③针线预处理带来的启示，即可以利用一些活性材料，如细胞因子、胶原蛋白等事先对线材进行浸泡处理，然后在穿刺植入线材的同时引入足量的活性成分，从而进一步提高微针疗效；④基于精细及舒适等因素，强调细心地按压较少渗血瘀紫，有必要时分区逐一实施操作；⑤像其他微针一样，治疗后的产品涂抹是非常有效的；⑥术后覆膜。

【线性微针操作流程】

1. 清洁（图11-40）。
2. 表面麻醉（图11-41）。

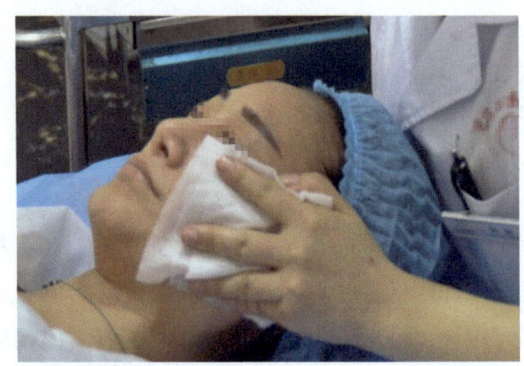

图11-40　清洁

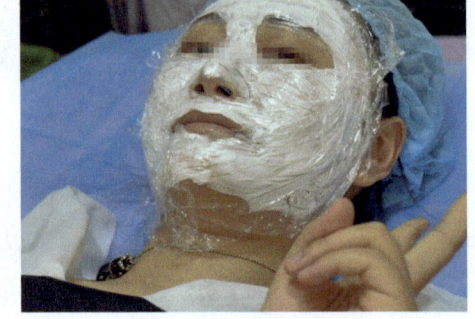

图11-41　表面麻醉

3. 线性微针穿刺操作（图11-42）。
4. 覆膜（图11-43）。

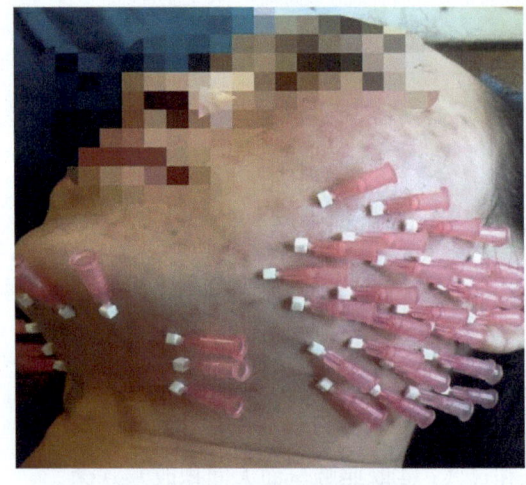

图11-42　线性微针穿刺操作

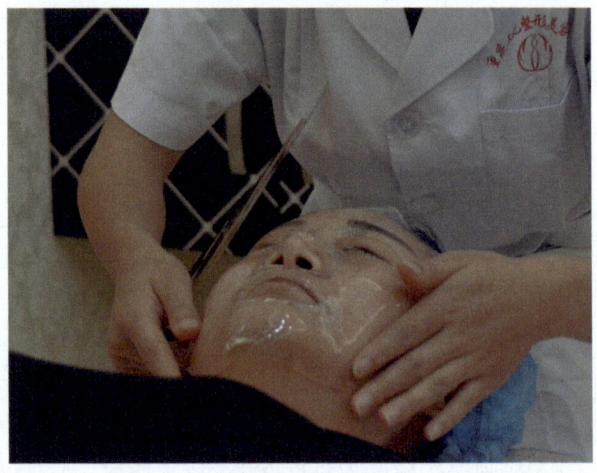

图11-43　覆膜

（郑　荃）

第十二章 美容微针药剂产品

第一节 美容微针药剂产品类型

【常用于微针治疗的药剂产品】

微针药剂产品是指能改善皮肤血液循环，促进皮肤组织代谢，增强皮肤功能，同时为皮肤提供适量水分和油脂，以保证皮肤膜完整和表皮水合状态的一类物质，可保护皮肤及预防皮肤由于各种原因导致的损伤。

1. 维生素 维生素是机体维持正常代谢和机体所需的人体六大营养要素（糖、脂肪、蛋白质、盐类、维生素和水）之一。维生素主要以内服和注射方式应用。外用时常以外用医药品、准医药品和化妆品等形式直接用于皮肤，经皮肤吸收，发挥其生物活性，用于治疗多种皮肤病，且益于改善皮肤的功能，保持皮肤健美。

（1）维生素A（vitamin A）：为脂溶性维生素。能促进生长，维持上皮组织如皮肤、黏膜、角膜等上皮组织正常功能和结构的完整性。其在体内代谢的中间产物——维生素A酸（acidum vitamin A）也具有维持皮肤、角膜、上呼吸道及泌尿生殖道正常上皮结构的作用。局部涂擦对皮肤分穿透力强，能使表皮细胞的更新明显增加达到抗皱的功能。适用于寻常痤疮、毛发红糠疹等。

（2）维甲酸（retinoid）：是维生素A的衍生物，包括13-顺维甲酸、全-反式-维甲酸。其功能主要是抗皮肤毛孔过度角化、抗细胞增殖、阻止胶原纤维和弹性纤维的异常变化、小血管的退化和上皮细胞的异常增殖，尤其日光对皮肤损伤所致的改变。对于皮肤光化性损伤如皱纹、色素斑和弹性纤维变性有平滑和消减皱纹之效。在皮肤耐受性和效果上，13-顺维甲酸优于全-反式-维甲酸。

（3）维生素C及其衍生物：是常用的美白成分，如抗坏血酸葡糖苷（ascorbyl glucoside）/抗坏血酸棕榈酸酯、甘草提取物、酵母提取物、栓菌属（trametes）、曲霉属（aspergillus）、白藜芦醇和衍生物白藜芦醇磷酸盐、白藜芦醇阿魏酸盐、氧化白藜芦醇、阿魏酸和其衍生物、曲酸、鞣花酸、扁柏酚、大豆提取物、黄芩提取物、桑葚提取物、糖蜜、四氢姜黄素、甘草次酸、石榴、葡萄籽提取物、威谱（viapure）啤酒花、抗坏血酸磷酸氢二钠、抗坏血酸葡萄糖苷（ascorbicacidglucoside）、α（β）-熊果苷、抗坏血酸棕榈酸酯、间苯二酚和传明酸（tranexamicacid）。

（4）维生素E（vitamin E）：又称生育酚。为脂溶性维生素，能参与体内多方面的代谢过程，其生理和药理作用复杂，用途甚广。可延缓皮肤衰老，抵抗身体的异常氧化，改善微循环，从而对抗外界光线、污染等刺激，达到保护皮肤的作用。与维生素A组合可治疗皮肤溃疡，以促进肉芽的增生及上皮的修复。

（5）维生素B_6（vitamin B_6）：又称盐酸吡哆辛、抗皮肤炎素、抗炎素，为水溶性维生素。其主要作用是参与氨基酸代谢，也参与花生四烯酸的合成及血红蛋白合成铁的摄入等。外用可治疗脂溢性皮炎、痤疮、酒渣鼻等。

2.蛋白质和肽类　蛋白质是机体最重要的成分，是维持机体组织结构、功能，以及酶、抗体、某些激素等合成和活性不可缺少的。蛋白质水解即得肽。氨基酸是组成蛋白质和肽的基本单位。由10个以上氨基酸连接而成的肽称为多肽。利用天然物质提取的蛋白质已被广泛用于美容护肤产品中。常用的品种有牛血清蛋白和动物组织蛋白、贝壳蛋白、角质水解物、连接蛋白、弹性硬蛋白水解物、蚯蚓蛋白提取物、黏蛋白、酿酒酵母蛋白衍生物等。蚕丝纤肌、胶原等适用于配制美容化妆品。

目前，在美容方面研究和应用最为广泛的多肽是生长因子类，如成纤维细胞生长因子（FGF）、上皮细胞生长因子（EGF）、角化细胞生长因子（KGF）和血小板源生长因子（PDGF）在体内皆可诱导血管形成，它们可直接与上皮细胞膜表面特异性受体结合而刺激血管上皮新生，也可间接通过巨噬细胞介导分泌活性物质促进内皮细胞复制和趋化游走，诱导血管增生。细胞生长因子经过稳定的结构修复或特殊的保护处理后，以一定的有效浓度添加到化妆品中，可以有效与皮肤细胞发生作用，促进上皮细胞营养代谢，保护皮肤及预防皮肤由于各种原因导致的损伤。正常美容产品中添加活性细胞生长因子可以有效促进皮肤胶原细胞的生长和细胞分泌胶原，起到抗皱及延缓衰老的作用。

（1）成纤维细胞生长因子（FGFs）：FGFs包括酸性成纤维细胞生长因子（aFGF）和碱性成纤维细胞生长因子（bFGF），来源于中胚层和神经外胚层，对血管内皮细胞、成纤维细胞、成肌细胞、成骨细胞等都有促分裂作用，并通过其趋化作用和促进细胞迁移使巨噬细胞、间质细胞、内皮细胞、成纤维细胞等向创伤部位聚集，促进新生血管形成，促进细胞释放胶原酶、血纤溶酶激活物，在创伤愈合及肢体再生中发挥作用。aFGF与bFGF均能促进成纤维细胞生长，提高皮肤合成胶原蛋白的能力，从本质上改善皮肤状况。其功效主要表现为修复损伤、祛皱、美白、祛斑、防粉刺等。与bFGF相比，aFGF更加适合应用于创伤修复与化妆品中。研究发现，aFGF与皮肤细胞具有更高的亲和力，aFGF的效果更加温和、持久，不会引起黑素沉着。

（2）表皮细胞生长因子（EGF）：EGF在调节表皮及上皮细胞生长、分化增殖、促进毛细血管生长、改善细胞生长微环境、保持细胞活性等方面起着重要作用。极微量的EGF即能强烈促进皮肤细胞的分裂和生长，从而达到促进人皮肤的新陈代谢、修复皮肤损伤、减缓皮肤衰老，甚至调控已成熟的表皮细胞分化为皮肤干细胞，进而诱导干细胞快速、定向分化为新的皮肤细胞，使皮肤重新恢复弹性和光泽。此外，EGF还能增加其他内源性生长因子的分泌，刺激细胞外一些大分子（如透明质酸和糖蛋白等）的合成与分泌，从而营养滋润皮肤，调节胶原降解，使胶原纤维以线性方式排列，增强创面抗张程度，减少瘢痕形成。EGF作为一种有效的创伤修复药物，在临床上已经得到了广泛的作用。

（3）角化细胞生长因子（KGF）：KGF属于成纤维细胞生长因子家族，由间质细胞分泌，通过旁分泌途径刺激上皮细胞增殖，KGF在组织修复过程中发挥着很重要的作用，包括刺激DNA合成，促进维持人角化细胞、表皮细胞及上皮细胞的增殖、迁移、分化、存活等。

（4）其他细胞生长因子：血管内皮细胞生长因子（VEGF）能够促进血管内皮细胞增殖、血管生成，增加血管通透性，对改善皮肤微循环、营养物质及其他细胞因子的运输，皮肤细胞的合成代谢等具有积极作用；人生长激素（hGH）是人脑垂体前叶分泌的一种蛋白质，具有促进氨基酸吸收和蛋白质合成、调节细胞代谢、增强细胞活性、增加骨密度等广泛的生理功能。胰岛素样生长因子-1（IGF-1）是hGH发挥作用的主要方式之一。IGF-1主要由hGH刺激肝细胞产生，然后作用于靶细胞，加快不同类型细胞的分裂和增殖，增加蛋白质和类固醇的合成，在创伤修复和神经细胞重建等生理过程中起作用。IGF-1与血管内皮衍生因子（PDGF）协同作用增加表皮和内皮的再生。

3. **黏多糖类** 黏多糖广泛、大量地存在于动物结缔组织、动植物黏液性物质中。在生理上，黏多糖与皮肤功能密切相连，起着保持细胞间水分、输送物资、促进胶原成熟、防御等作用。常用的产品包括透明质酸及其衍生物、硫酸软骨素及壳质等。透明质酸（hyaluronic acid）是细胞间质的重要成分。经过处理的透明质酸可用于润肤和护肤，还具有增白和防光作用，其制品稳定且无副作用。硫酸软骨素（chondroitin sulfate，平均分子质量2000～20 000Da）或其盐与维生素E及其衍生物合用，具有柔软、平滑和改善皮肤代谢的效果。甲壳质（chitin）是昆虫、甲壳类、软体动物壳、菌类细胞膜等的重要组成部分，是仅次于纤维素，而大量存在的天然多糖。常见品种为羧甲基壳质，当与黏多糖配伍时，具有长效润肤和护肤效果。

由于皮肤衰老、损伤等问题往往涉及表皮、真皮、皮下组织及皮肤微循环等方面。单一产品的疗效往往比较单一，要全面改善皮肤，各种类型产品联合应用是微针美容产品发展的必然趋势。而多种类型产品的复合组方绝不是简单的加和减问题，仍然需要探索全新的应用模式。

第二节 美容微针药剂产品作用

机体细胞时刻处于新细胞替代衰老退化细胞的过程中，当细胞更新速度小于细胞衰老速度时，产生更新不足，就开始出现衰老征象，面部皮肤的皱纹和色斑形成是一种重要特征和指标。通过对衰老皮肤进行微针治疗，导入有活性的微针药剂产品，对肌肤起到营养、修复和替换机体损伤的衰老细胞的功能，或提供抗氧化剂，清除氧自由基，增加胶原蛋白分泌，吞噬色素消除色斑，改善皮肤弹性，从而达到对人体已经衰老的皮肤产生良好的修复和美容作用。

微针通过建立大量的皮肤微细孔道，直接输送所需活性成分到皮肤最佳吸收位置，配合有效的肌肤营养剂和药剂对症作用，目的明确，效果显著，产品成分渗透效率较普通美容产品提高数十万倍，其特有的生物活性成分促进细胞免疫力增强，诱导皮肤自身的营养和胶原生长，促进皮肤新陈代谢，达到除皱、美白、抗衰老、保持肌肤年轻态的功效。

1. 养护肌肤，强健肤质，延缓衰老　皮肤组织不能像人体器官或肌肉等一样可以主动锻炼，皮肤组织职能通过被动刺激来强健。不断得到养护与强健的肌肤如同机体其他人体器官经常得到锻炼和养护一样，自然更能保持功能活力，延缓衰老。因此，正常或健康肌肤，如能合理、经常接受微针疗法，肌肤必将得到具有医学级的、肯定可靠的及舒适安全的有效养护和肤质强健。微针疗法作为一种非热性冷性刺激，开启了一种新的安全有效的皮肤锻炼刺激方式。刺激皮肤自愈能力，促进皮肤新陈代谢，保持皮肤弹性和姣美；激活细胞、修复受损组织，直接参与细胞代谢，达到去皱、提升、美白、抗衰老的功效；利用伤口的自然愈合能力，诱导皮肤自身的营养和胶原生长。

2. 修复肌肤，年轻肤质，改善衰老　肌肤衰老表现为肤色不均、肤色暗沉、肤色萎黄、色素沉积、黑眼圈、黄褐斑、皮肤干燥、粗糙、细纹、皱纹、松弛、变薄、毛孔粗大或瑕疵肌肤，这种肌肤衰老的改善主要基于皮肤胶原蛋白的逐渐新生重塑和增加。美容微针疗法可通过对肌肤适时地、重复不断地刺激，并恰当地加入有效营养剂或药剂，恢复肌肤年轻态。如用生物美白成分，直接作用于基底层黑色素，抑制黑色素生成，淡化斑点，加快代谢产物运走，清除造成人体衰老的自由基，从而延缓肌肤衰老，令肌肤白皙光滑，细腻如丝绸；额头纹、川字纹、颈纹、法令纹、表情纹等多种皱纹，用生物祛皱活肤成分，直接作用于断裂的纤维细胞，促进胶原蛋白合成，重新生成纤维组织，舒展干纹和皱纹，逆转衰老状态，重现饱满紧致的肌肤。

第三节　美容微针药剂产品选择

美容微针可以不破坏皮肤结构的完整性，打开皮肤角质层，输送基地美容产品，逐步清除皮肤深层毒素和废物，使皮肤所需的活性成分能到达皮肤最佳吸收位置，激活细胞、修复受损组织，直接参与细胞代谢，达到祛皱、美白、抗衰老的功效。活性成分渗透率较普通美容方法高；可刺激皮肤自愈能力，促进皮肤新陈代谢，诱导皮肤自身的营养和胶原蛋白生长，保持皮肤弹性和年轻态。相对于注射给药，微针传递药物几乎无损伤、无痛感，易被患者接受；剂量稳定、可控；生物利用度相对于皮下注射高。但微针美容一般不单独使用，常根据不同情况在针刺治疗之后配送相应的物质，一般需要多次治疗效果才明显。因此，在进行微针疗法时应根据部位及疾患选择微针产品。

1. 单针微针　单针微针主要是局部作用，通过导入补性物质（玻尿酸、生长因子）用于改善颈纹、膨胀纹及妊娠纹、静态深纹等；局限性凹陷凹洞、线性条状瘢痕等。或消减性的药物，如溶脂药物，用于局部瘢痕或组织肥厚的消融。

2. 水光微针　水光微针可广泛、精准精细地将肌肤所需药剂、营养剂均匀导入（浅层注入）肌肤一定层面，达到补充肌肤水分养分，改善肌肤老化、肤色及质地的目的。该疗法综合了营养物质的导入及针状刺激的作用，因而见效快。常用的药剂有玻尿酸、胶原蛋白、PRP、胎盘多肽、美白疗法成分、生长因子、干细胞活性物质等。

3. 滚轮微针　滚轮微针常用于面部或广泛部位的滚刺处理，可综合改善皮肤，适应性广泛，无论是正常或健康肌肤，嫩肤、美白、紧肤、减皱、祛斑、祛痘、敏感肌肤或敏感性皮炎均可使用滚轮微针。

4. 电动微针　电动微针是滚轮微针的补充形式，可做面部或广泛部位的处理，如嫩肤、美白、紧肤、减皱、祛斑、祛痘等，亦用于局部凹洞凹疤的处理。还可用于滚轮微针不易操作的部位，如鼻唇沟、眼睑、鼻根部、鼻部、肚脐等。

5. 纳米微针　纳米微针为非创伤性有效的导入技术，该技术的机械穿刺及损伤作用极小，可用于面部或其他部位的正常肌肤或健康肌肤，如嫩肤、美白、祛斑、祛痘等。另外由于处理过程中无需麻醉，因此敏感肌肤或敏感性皮炎、眼睑等脆弱部位亦可使用。

6. 射频微针　射频微针在机械损伤的同时伴随着射频热刺激作用，可用于面部或广泛部位的处理，能一次性明显细腻毛孔、紧致肌肤、减少细纹、改善面部轮廓、嫩白肌肤。射频微针是改善肌肤质地问题的首选，痤疮、膨胀纹、妊娠纹亦可选择射频微针。

7. 线性微针　线性微针广泛用于面部平顺和紧致，特别是眶下、口周松弛和不平整，线性微针植入可以带来即时和较永久的平顺紧致效果，主要针对面部下垂型问题，如松弛型鼻唇沟加深，松弛型下面部臃堆等。

微针疗法属于严肃的医疗技术，具有极强的医学属性：组织开放或损伤，至少是微损伤属性；组织液或血液的流出或渗出或交换性；实施过程中疼痛及镇痛措施；强调无菌原则；具有过敏、感染、损伤过度等可能性。因此，患者应选择具有资质的美容机构及医师。

（黄亚东）

第十三章　美容微针术后护理

第一节　美容微针术后医学护理

美容微针疗法在治疗过程中对皮肤结构造成一定损伤，恰当的术后皮肤护理有助于减少治疗后并发症，提高临床疗效，在治疗疾病、美容的同时促进皮肤再生、修复，具有重要的意义。美容微针的术后护理可分为医学护理、家居护理和产品应用三方面。其中本节将重点介绍美容微针的医学术后护理。

【减轻临床症状，抑制炎症反应】

1. 红斑水肿　根据皮肤的即刻反应，选择具有医疗资质的面膜进行冷湿敷或用毛巾包裹冰块冰敷术后皮肤，冷敷时间为15～30min，在此过程中避免摩擦皮肤，可用3%硼酸溶液、胶原面膜、含有复方甘草酸苷的冷敷膜局部湿敷。

2. 药物治疗　如果红斑、肿胀、渗出明显，为抑制炎症反应，可选择口服激素。

【促进创伤修复，预防色素沉着】

1. 促进创伤修复　目前常用的有碱性成纤维细胞生长因子、表皮生长因子、康复新溶液，其主要作用是促进烧伤创面愈合，改善愈合质量，微针术后若有表皮破损，可喷于创面，促进愈合。

2. 预防色素沉着　深肤色患者有较高的色素沉着发生风险，但大多较轻微并在3个月内自行消退，微针治疗后注意防晒，外用氢醌制剂、左旋维生素C精华液等有帮助，较严重者可系统口服或者局部外用抑制黑色素形成药物。

【小结】

简而言之，美容微针是一项安全性较好的治疗项目，只要做好术后护理、严格无菌操作，可有效避免严重不良反应的发生。

第二节　美容微针术后家居护理

美容微针疗法在治疗过程后，术后的家居护理也很重要，主要包括以下几个方面。

【促进皮肤修复】

微针治疗可不同程度损伤皮肤的皮脂膜、角质层、砖墙结构、水通道蛋白,在治疗后 1~2 个月内,使用适合的医学护肤品进行有效的皮肤护理(保湿、防晒,减轻局部皮肤红斑、刺痛、灼热等炎症反应,修复受损的皮肤)是非常必要的。医学护肤品与传统化妆品不同,是介于药品和化妆品之间的特殊化妆品,既有药品的辅助治疗作用,又有化妆品的特点,如安全、稳定、舒适和有效。

【防晒保湿】

1. 微针治疗后皮肤处于高敏状态,受光刺激后基底层黑素细胞可能产生大量的黑素,造成术后皮肤色素沉着,防晒是微针术后护理重要的一环,主要措施如下:①尽量减少外出日晒,特别避开 UV 高峰期外出,如上午 10 时至下午 4 时;②必须外出时打遮阳伞、戴遮阳帽及太阳镜;③避免水、雪、沙漠、路面等反射的 UV;④不使用光敏性药物、食物和消毒杀菌剂等;⑤使用防晒剂。要选用安全性高且防晒效果佳的防晒产品。微针术后首选物理防晒剂。微针术后所选择的防晒剂应该是 UVB 防晒指数(SPF)> 30;UVA 防护系数(PFA)> ++。

2. 保湿　选择合适护肤品进行保湿,应用尽量舒缓的医用护肤品,促进皮肤屏障功能恢复。

【注意事项】

1. 饮食　饮食对皮肤修复作用也是不可忽视的。蛋白质、脂肪和糖类均是皮肤所必需的营养成分,维生素和微量元素能影响皮肤正常代谢及生理功能,如 B 族维生素、叶酸可使色素增加;维生素 C、维生素 A 可使色素减退;某些微量元素,如铜可促使黑素生成。因此,微针术后少吃辛辣食物,多进食富含维生素 C、维生素 A 的食物。如多吃水果、蔬菜,以及含铁、锌等微量元素较多的食品,如瘦肉、鱼、豆类、大白菜、萝卜等,并注意多饮水。

2. 调整其他习惯　戒掉不良习惯,如抽烟、喝酒、熬夜等。注意休息和保证充足的睡眠。

第三节　美容微针术后产品应用

美容微针疗法可针对不同的皮肤问题,选择不同的产品进行副反应的规避和疗效的加强巩固。

【皮肤类型】

目前较为公认的皮肤类型可分 6 型:中性皮肤、干性皮肤、油性皮肤、混合性皮肤、敏感性皮肤、问题性皮肤。

1. 中性皮肤　微针治疗后可选择使用护肤品的范围比较大,以保湿为基础,可选择去油收敛或美白，应注意随气候变化选用不同护肤品。

2. 干性皮肤　皮肤缺乏油脂，微针治疗后易干燥，产生紧绷感、皱纹和色素，需选择保湿、滋润、防止皮肤老化及色素性的护肤品。

3. 油性皮肤　皮肤皮脂分泌多，毛孔粗大、易出现痤疮，微针治疗后要保持皮肤清洁、抑制皮肤过多分泌，另外油性皮肤的油分虽多，但多缺水，清洁去油的同时注意保湿。

4. 混合性皮肤　面部"T"形部位较油，外围较干，微针治疗后应选择清洁、调理、保湿、补充养分为主。

5. 敏感性皮肤　由于对外界多种因素特别是含香料、色素的护肤品极易产生过敏反应，更需要特别保养，微针治疗后最好在医生指导下选择医学护肤品。

6. 问题性皮肤　由于生理、心理、环境、天气、饮食的因素影响，未注意皮肤保养，导致痤疮、黑斑、红睑、红血丝、粗糙、松弛、皱纹者也需清洁调理，产品的选择请在医生指导下选择医学护肤品。

【季节天气】

1. 春天　气候转暖，皮脂腺汗腺分泌逐渐增强，微针治疗后可根据皮肤性状，选用保温效果好的滋润化妆水，油脂适当护肤霜，春天自然界的各种花粉漫天飞扬，易引起皮肤过敏反应，发生颜面皮炎，谨防变态反应性皮肤疾病的发生。

2. 夏天　气候炎热，皮脂腺分泌旺盛，微针治疗后护肤品选择的重点在于控油、防晒和修复皮肤，不宜使用霜、香型化妆品。

3. 秋天　温度、湿度降低，皮肤代谢逐渐减弱，微针治疗后护肤品的选择应以增加皮肤水分、油脂为目的，如霜类。

4. 冬天　寒冷、干燥、多风、少雨，皮肤血管收缩，代谢低下，皮肤的含水、含脂量减少，微针治疗后应选择营养皮肤、增加皮肤含脂，含水量，柔润皮肤为目的，如冷霜、乳剂、油膏及护肤品。

【年龄与性别】

1. 年龄　青春期患者给予微针治疗后，多以加强皮肤清洁，控油及保湿和防晒为主；中年患者给予微针治疗后，皮肤护理除了保湿、防晒外还可以用一些富含营养成分的护肤品及抗老化产品；老年患者给予微针治疗后，皮肤护理应选择含油脂较多的霜剂或乳剂护肤品，保温滋润皮肤；同时外搽防晒剂，避免色斑产生，最后适量补充一些抗氧化产品。

2. 性别　男性需选择油脂含量少的护肤品，女性则更需要注意保湿。

（栾　琪）

第十四章 美容微针应用事项

第一节　美容微针医学属性

基于微针疗法是利用微细针状器械实施皮肤软组织刺激，以期获得治疗或美容作用的医疗技术。可伴有药液或有效成分同步施予或导入，以增强治疗或美容作用。本概念已经明确显示美容微针疗或美容微针的医学内涵。

【微针疗法的特征】

1. 微细针状器械皮肤刺激。
2. 机械式点阵刺激或损伤。
3. 皮肤微细孔道建立开放。
4. 药液成分直接渗透或导入。
5. 借助微针导入有效光能、电能及相关刺激强化。

【微针疗法的概念辨识】

1. 微针疗法不等于注射美容，它主要不以注射药剂为目的，而是以涂抹、渗透、导入药剂或材料为目的，还可导入有效光能、电能等。
2. 微针疗法不同于化妆品涂抹，有显著的微孔或通透性开放，具有及时超强有效透皮吸收能力，所以绝对不可以施以一般或普通化妆品的涂抹。
3. 微针疗法不是针灸治疗，针灸是以中医理论为指导，研究经络、腧穴及刺灸方法，运用针灸防治疾病规律的一门学科，微针疗法则以基于皮肤软组织的致密的微针机械刺激作用加上顺势导入针对皮肤问题的药液或有效成分等带来的局部作用为目的。
4. 微针疗法所用材料是具备无菌、无色素香精防腐剂、无毒无刺激诸多要求的医学或类医学产品。

【微针疗法的医疗属性】

微针疗法属于严肃的医疗技术，具有极强的医学属性。
1. 有组织开放或损伤，至少是微损伤属性。

2. 有组织液或血液的流出或渗出或交换性。

3. 实施过程中疼痛及镇痛措施。

4. 强调无菌原则。

5. 具有过敏、感染、损伤过度等可能性。

6. 具有确切医学疗效和美容疗效。

第二节　美容微针适应证及选择原则

微针疗法为利用微细针状器械实施的皮肤软组织治疗或美容，往往伴有药液或有效成分的同步施予，以增进治疗或美容作用。

一方面，微针可以形成微孔道渗透效应。微细针状器械在皮层生成大量"较大的"微细孔道，开辟了新的经皮给药通路。常态时很多不能或很少经皮吸收的药剂或活性成分此时得以有效渗入皮肤，为美容或治疗开辟了新局部给药通道。由于这种机械的微细孔道很容易被即时的血清渗出堵塞，且能快速于数小时修复，所以及早给药及伴以一定压力的给药会提升效果。例如微针在疫苗接种、蛋白质和多肽给药、DNA给药、皮肤美容、局部麻醉等领域的应用。微针在胰岛素给药和局部麻醉中的研究已进入临床试验阶段，在皮肤美容、疫苗接种和蛋白质给药方面已有上市产品。

另一方面，微针可以产生局灶性损伤效应。由于微细针状器械（微针）足够细小，具有足够穿刺损伤深度，造成表皮、真皮或皮下组织的一定损伤。这种适当的、机械的损伤足以引发局部组织发生一些积极效应，如原位胶原激活效应、组织功能活化效应和无瘢痕修复效应。利用微针的局灶性损伤效应，在痤疮、皮肤色素沉着、瘢痕、皱纹及改善肤色等美容治疗方面发挥作用。在微针治疗痤疮凹陷性瘢痕中，应用纤维细胞生长因子及表皮生长因子，能够提高局部组织的再生能力，促进胶原蛋白及弹性蛋白的产生，从而缩短皮肤创伤修复的时间，使得凹陷性瘢痕得到一定程度上的重塑。

皮肤的衰老虽是不可逆的自然生理过程，但除了年龄增长不可控以外，由于外源性的因素造成的皮肤老化是有多种方法可以抑制及减缓的。在皮肤上应用微针刺激皮肤，在皮肤各层面之间制造出大量的微小输送管道，令细胞生长因子及多种营养元素经细小管道直接渗入皮肤深层，吸收率大大提高，达到祛皱、淡斑、美白等的目的。同时微针刺激真皮浅层，通过皮肤的自愈能力，促进胶原增生，使皮肤厚度增加，达到治疗凹陷性瘢痕、收紧、提升面部皮肤的效果。结合使用的谷胱甘肽和氨甲环酸是目前治疗黄褐斑常用的药物。谷胱甘肽是由谷氨酸、半胱氨酸和甘氨酸结合，含有疏基的三肽，具有抗氧化作用和整合解毒作用。谷胱甘肽作为一种重要的抗氧化剂，能保护许多蛋白质和酶等分子中的疏基，清除掉人体内的自由基，延缓细胞的衰老。氨甲环酸由于其化学结构与酪氨酸部分结构相似，因此与酪氨酸产生竞争抑制，阻断了酪氨酸与酪氨酸酶的结合，最终使黑素的生成减少。笔者将微针与这两者相结合，在微针刺破皮肤的同时，通过微针打开的皮肤大量微小通道将治疗药物直接渗入真皮浅层，起到淡化色斑、改善肤质、缩小毛孔的作用。

【微针疗法的优缺点】

1. 优点。

（1）机械性点阵式损伤，最大限度保持皮肤结构的完整性。

（2）在制造皮肤足够"损伤—刺激—修复"效应的同时，没有类似光电治疗所不可避免地残留热损伤。所以，微针疗法又有"冷兵器"的美誉。

（3）皮肤建立大量的皮肤微细管道，直接输送基底营养或药液。

（4）激活细胞，修复受损组织，直接参与细胞代谢，刺激皮肤产生自愈能力，促进皮肤新陈代谢，保持皮肤弹性。

2. 缺点。

（1）一般不单独针刺使用，常在针刺治疗后搭配营养物质。

（2）微针治疗常需疗程治疗，效果是叠加的。

（3）术后有皮肤暗黄期，个别有结痂期，修复需要过程。

（4）若使用不当，极少数人群有色素沉着等风险。

第三节　美容微针禁忌证及其规避

【一般禁忌证】

以下全身性状况，不适合接受微针治疗。

1. 血液体液传播疾病　如AIDS、梅毒等。
2. 免疫和抵抗力低下者　如SLE、糖尿病等。
3. 身体状况不佳者　如精神性疾病、血液性疾病、活动性疾病等。
4. 生理性不适合者　如妊娠及哺乳期。
5. 体质性问题　若患者诉求具有严重过敏体质、瘢痕体质等。

【皮肤禁忌证】

1. 皮肤状态不佳者　如局部严重感染、溃烂、严重皮炎，包括严重痤疮感染状态等，均需皮肤疾病治疗平稳后方可接受微针治疗。

2. 皮肤活动感染状态　如局部疱疹发作，或具有频繁疱疹发作期间，避免实施微针治疗；局部患有扁平疣且未得到治疗的情况下，不适合微针治疗；明确局部伴发脓疱疮，必须先行抗感染，治愈脓疱疮后1周可接受微针治疗。

第四节　美容微针并发症及其处理

1. 感染　微针打破了皮肤角质屏障，存在感染的风险。但微针比起皮下注射，引起感染的概率要低出一个数量级别。通常在微针长度较长或者治疗密度过高时，存在皮肤愈合不良及感染的风险。根据皮肤厚度选择适当的针长，一般0.5～2mm。在滚针结束后，个别患者皮肤可能会出现排针痕迹或皮肤微红症状，角质层较薄者，更为明显，属正常现象，一般1～2天会自行消退；虽然微针手术比较安全，但仍会造成许多创面，所以建议在医院无菌环境下进行。如出现感染的症状（表面有渗出、流脓等），需要用3%的硼酸溶液湿敷，外涂抗生素乳膏如莫匹罗星（百多邦）等每日2～3次对症处理。

2. **色素沉着** 注意微针的术后修复、防晒，尤其避免在颧骨等敏感区域或者黄褐斑体质的患者中遗留术后色素沉淀等问题。如出现色素沉着，建议要注意防晒，外用左旋维生素C、传明酸、熊果苷等外涂。

3. **瘢痕** 微针操作前需对皮肤进行消毒，彻底清洗掉预敷的麻药膏，保证治疗过程无菌操作，防止创面受到细菌感染而遗留瘢痕。

4. **皮肤敏感** 微针破坏皮肤角质层，因此微针治疗后皮肤容易潮红、激惹，对环境温度变化敏感，部分患者会有轻度灼热感、瘙痒不适等；针对这种情况，建议医用玻尿酸面膜或修复面膜冷敷，外用表皮生长因子乳膏或医用敏感肌肤专用的修护霜等润肤，必要时冷喷及低能量红光照射。

（刘红梅）

第三篇　美容皮肤病与美容微针应用

第三章

第十五章 痤疮与美容微针应用

第一节 寻常痤疮概述

寻常痤疮是常见发生于毛囊皮脂腺单位的慢性炎症，好发于多种因素，常因发生于面部容易留下色素沉着及瘢痕而影响美观。

【痤疮基本认识】

1. 寻常痤疮发病率高峰出现在青少年，约 85% 12～24 岁的年轻人患此病，青春发育期男女开始常见，青春期过后呈减缓趋势，但仍有 12% 女性和 3% 男性会持续到 44 岁。

2. 皮损最多见于面部的额部、颊部、下颌部及胸部、背部等皮脂腺发达区域。

3. 典型皮损包括白头粉刺、黑头粉刺、炎性丘疹、脓包、结节等多种皮损形态，皮损严重者可形成脓肿、囊肿及瘢痕。

4. 病程慢性、反复，临床常见新旧皮疹、色素沉着、瘢痕等共存，造成美观影响及心理障碍。

5. 主要发生因素 ①皮脂腺受体对雄激素物质的敏感性增高；②毛囊口及毛囊管角化过度；③皮脂腺过多分泌、排泄不畅及堆积毛囊皮脂腺内；④伴微生物参与作用（痤疮丙酸杆菌、圆形或卵圆形糠皮孢子菌、表皮葡萄球菌等）。

6. 可能影响因素 ①发作期而受刺激性食物加剧，如饮酒、某些食物；②焦虑及精神压力可能加重病情；③局部反复经常外用皮质类固醇激素无益于痤疮好转；④强力挤压和试图排除皮脂储留物或脓液（如挤痘）更容易加重痤疮炎症，或长时间留下红斑色素沉着，或导致痤疮瘢痕等后遗症。

【鉴别诊断】

需要与常发生于面部的玫瑰痤疮、激素依赖性皮炎之痤疮样皮疹、职业性痤疮等相鉴别。

第二节 痤疮治疗概要

【一般治疗建议】

1. 规律饮食 避免饮酒、酒精性饮品、食用海鲜等辛辣刺激性食物，避免高糖高油高脂类食品等。避免自己或他人用手或不当方式用力挤压粉刺、脓疱等。

2. 基本的清洁皮肤即可，不主张一日数次的过度清洁，如此可能导致皮脂代偿性分泌增加或肌肤敏感。

3. 轻微数量皮疹或没有明显炎症的粉刺表现 即轻症痤疮，建议做好基本护理即可，而无须过于积极的治疗。

【口服治疗建议】

痤疮口服治疗建议很多，在选用口服治疗时应充分把握治疗的必要性，评估治疗效益和健康安全效益关系，避免不必要的治疗和过度治疗。

1. 维A酸类治疗

（1）异维A酸：使用剂量各异，推荐$0.1\sim 0.5mg/(kg\cdot d)$，使用6周。每日一次口服。饭后或饭中口服更易于吸收和减低胃肠不适。如需重复疗程，须间隔时间6～8周，采用间歇疗法，可以提高患者的顺从性，减少药物剂量和不良反应。此案适合于病程较长，常常多量皮疹反复发作，呈现较重表现的痤疮类型。

（2）维胺酯：每粒25mg口服按照$1\sim 2mg/(kg\cdot d)$计算，成人每次1～2粒，每日3次。

2. 抗生素治疗

（1）阿奇霉素：规格250mg，口服每日一次，5～7天为宜（1周为1个疗程）。此举旨在针对痤疮炎性皮疹较多较重，感染征象明显者，其他抗生素耐药者，控制混合或并发感染。

（2）米诺环素：规格50～100mg，口服每日一次。适用于炎性丘疹、脓包、结节、囊肿的重度痤疮患者。规格50～100mg，口服每日一次。

3. 性激素治疗

（1）螺内酯：推荐量50～100mg/d，与餐同服。部分患者每天口服50mg，甚至25mg，即可达到控制散发炎性丘疹甚至囊肿的效果。注意血钾水平，妊娠期妇女禁用，可导致男性生殖器畸形等。

（2）己烯雌酚：1mg，每晚一次口服，10日为1个疗程。女性宜于月经期结束后一日起服。

4. 中医中药治疗

（1）丹参酮：规格0.25g，每次4粒，每日3～4次。可降低患者的皮脂分泌率。

（2）枇杷清肺饮：去毛枇杷叶12g，夏枯草9g，桑白皮15g，黄芩9g，金银花9g，连翘9g，海浮石30g，生甘草3g，加减。每日一剂煎服。

【外用治疗建议】

1. 低浓度清洁消毒剂及收敛剂 如5%～10%硫黄洗剂、水杨酸、α-羟酸等。

2. 维A酸类 ① 0.05%异维A酸软膏用于非炎性寻常痤疮，每晚一次，不宜用在皮肤薄嫩处；②0.1% 阿达帕林，每晚一次，不良反应明显低于其他维A酸类。

3. 抗生素类　1% 氯霉素酊、克林霉素凝胶等，对炎性丘疹、脓包、结节、囊肿等炎性损害有明显的疗效。

4. 其他　①过氧化苯甲酰：减少痤疮丙酸杆菌，减少皮肤上游离脂肪酸和皮脂；②过氧化苯甲酰加红霉素：每日 1～2 次，抑制痤疮丙酸杆菌，抗炎。

【光电治疗建议】

1. 红蓝光（LED）治疗　20～30min 一次，建议每周 2～3 次，8～10 次为 1 个疗程。

2. 强脉冲光（IPL/OPT）治疗　采用选择性光热原理，不同波段对应不同的靶基，每月一次，严重者皮损处可以两周一次，注意保湿，严格防晒。

3. 光动力学治疗　通过局部或系统给予光敏剂，以特定波长的激光照射，对靶组织产生选择性光敏化作用。PDT 治疗痤疮的原理是利用光来激活细胞外源或内源形成的光敏剂，形成单态氧或其他游离形式的自由基，通过光毒性诱导细胞死亡及刺激巨噬细胞释放细胞因子，促进皮损修复达到治疗痤疮的目的。

4. 射频技术　采用电磁能量，抑制皮脂腺分泌。RF 与 IPL 结合，一方面活化细菌卟啉，另一方面抑制皮脂腺，达到治疗痤疮的目的。

5. ClearTouch（TM）痤疮光热治疗仪　采用光和热两种方法作用于痤疮丙酸杆菌，热作用后毛孔扩张，更多的氧进入毛孔，发出介于蓝光与红光之间的绿色光，达到比较好的临床效果。

6. 1064nm 长脉冲 Nd：YAG 激光　抗炎祛红效果较好。

7. 超脉冲 CO_2 激光　采用超脉冲 CO_2 激光打孔，对粉刺、脓包进行处理，皮损消退快，引流更彻底，并且不易使炎症扩散，使粉刺及脓包迅速消失。

【微创粉刺清理】

俗称清痘。笔者坚决主张摈弃粉刺针清痘方法，这种传统的粉刺清理极其容易导致皮肤二次损伤，因为机械的针对炎性皮损的穿刺损伤，加上难以掌握的用力挤压，其结果是长时期的红印、色素沉着甚至瘢痕形成。

笔者推荐使用激光清痘方法。采用最小光斑、较低的能量的 CO_2 激光，只需对粉刺（各类粉刺都适应）、脓疱的顶端施以 2～3 个光斑的汽化发白即可，无需再清洗挤压排除内容物，任其粉刺脓疱自主分泌引流排除，一般 2～3 天即脱痂而愈，少留痕迹。本法其实应用了外科微引流原理，减少的不必要的机械损伤。类似设备也可完成治疗，小光斑的铒激光、简易高频点痣笔等。

第三节　痤疮美容微针应用

【微针疗法治疗痤疮原理】

微针疗法是利用微针打开皮肤通道，将有效成分的药液直接输送到问题皮肤所在的层面，迅速被皮肤吸收，发挥作用。多个微小创口，诱导生长因子产生级联效应，刺激胶原蛋白再生，从而产生效果。微针疗法在治疗痤疮中的原理：恢复皮肤细胞的正常功能，抑制皮脂分泌，调整水油平衡，代谢皮肤堆积产物，广谱抗菌肽杀灭痤疮丙酸杆菌、金黄色葡萄球菌，从而抑制炎症发生。

【伊肤泉微针控油祛痘套组的产品成分分析】

1. 控油祛痘溶液（净含量2.5ml） 水、凝血酸、光果甘草根提取物、PEG-40氢化蓖麻油、透明质酸钠、1,2-己二醇、对羟基苯乙酮。

2. 控油祛痘冻干粉（净含量80mg） 水、甘露醇、大豆多肽、寡肽-1-丁二醇/酵母菌发酵溶胞产物滤液。

3. 控油祛痘精华液（净含量5ml） 水、丙二醇、丁二醇、平地蘑菇提取物、1,2-己二醇、对羟基苯乙酮。

【伊肤泉微针控油祛痘套组的适应证及禁忌证】

1. 适应证 油脂分泌旺盛、闭合性粉刺、丘疹等痤疮患者。

2. 禁忌证 ①严重瘢痕体质者、凝血机制差者、白癜风患者、严重高血压、高血糖患者、白血病患者；②正处于过敏状态特别严重时禁用；③妊娠期禁用及哺乳期月经期慎用；④开放性伤口者禁用；⑤2周内有曝晒者禁用。

【伊肤泉微针控油祛痘套组的临床操作】

1. 清洁皮肤，VISIA皮肤检测，结合皮肤检测选用微针套组、针具长度。

2. 外敷复方利多卡因乳膏40min至1h。

3. 将控油祛痘冻干粉与控油祛痘溶液融合，均匀后再与控油祛痘精华液配比一起，静置。

4. 再次清洁，严格无菌全面部消毒。

5. 滚针全面部，分区域分重点滚，边滚动边涂抹配置好的溶液，毛孔粗大及痤疮处力度加大，以可见组织液渗出为治疗终点。

6. 敷活蛋白水晶面膜40～60min。

【伊肤泉微针控油祛痘套组的术后注意事项】

1. 术后24h不碰水，术后1周蒸馏水或纯净水清洁，严格保湿，防晒，防尘。

2. 术后常规七天修复套组，痤疮严重处，修复因子少量使用，1周后每晚涂抹传明酸。

3. 术后1周爆发痘者建议来院清理修复。

4. 避免熬夜、过多摄入辛辣海鲜等刺激性食物。

第四节 痤疮美容微针联合治疗

1. 微针与强脉冲光的联合治疗 如果没有炎性丘疹，首选微针治疗，2周后强脉冲光治疗，祛红抗炎并促进修复。

2. 微针与 LED 红蓝光的联合治疗　微针治疗结束，立即红光照射 20min。也可以边敷活蛋白水晶面膜边照红光 20min。

3. 微针与 RF 的联合治疗　皮肤较薄者可以联合 RF 射频，2 周后交替治疗。

4. 微针与超脉冲 CO_2 的联合治疗　对于有脓包及闭口粉刺者，脓包处先 CO_2 激光清痘，再行微针治疗。闭口粉刺可以微针术后毛孔打开再行清理。

5. 微针与 Er 激光、像素激光的联合治疗　先行微针治疗，然后再行 Er 激光、像素激光低能量局部处理，再敷活蛋白水晶面膜。

6. 微针与水光针的联合治疗　先行水光注射治疗，再立即进行微针治疗。

7. 微针与药物的联合治疗　炎症明显时先行抗炎对症处理，如局部脓肿、结节处可以用庆大霉素或曲安奈德局部冲洗，中药湿敷等处理。待炎症控制减轻再行微针治疗。

第五节　痤疮的美容微针治疗设问及解答

1. 微针疗法治疗痤疮，治疗几次明显改善？

答：通常 3～5 次能见到明显疗效。

2. 微针治疗术后多久可以正常洗脸化妆？

答：术后 24 小时不碰水，1 周内建议蒸馏水或纯净水清洁面部，1 周后再使用洗面奶。皮肤薄者，建议晚上使用，白天不建议使用。尤其闭合性粉刺患者 1 周内严禁化妆，平时最好少化妆。

3. 微针治疗下次间隔时间多久？

答：通常间隔 1 个月，多次皮肤治疗者、皮肤敏感较薄者建议推迟下次治疗时间，2～3 个月为宜，特殊类型者以皮肤完全恢复正常之后才宜行下次治疗。

4. 微针治疗术后 3～5 天皮肤暗黄，结痂，脱皮，发痘，是正常的吗？多久可以恢复？

答：术后 3～5 天因皮肤通道被打开，暂时性表皮水分丢失增加，皮肤更显暗黄，滚针滚刺皮肤深度深，皮肤结痂，脱皮。局部刺激引起毛囊皮脂腺收缩，促进皮脂腺短时分泌增加，通常出现痤疮样皮疹。建议 1 周复诊，激光清痘处理即可。皮疹数量多者外敷替硝唑氯化钠溶液，局部涂抹百多邦等。一般几天即可愈合。

5. 某些人群第一次微针术后发痘反而加重，是正常现象吗？

答：毛囊皮脂腺口堵塞严重者，做完微针会有爆发痘的情形，因为微针打开通道后，会使堵塞的皮脂腺堆积物排泄出来，这个是正常现象，痤疮治疗本身就是一个毛囊皮脂腺疏通的过程，排泄出来反而更有利于痤疮的治疗。

6. 是不是所有的痤疮都可以用微针治疗？

答：绝大多数痤疮都可以用微针治疗，但也要看它的类型及分期。炎症反应不明显者，闭合性粉刺，皮肤粗糙毛孔粗大皮脂腺分泌旺盛者首选微针治疗。炎症反应重者，建议先控制炎症，后期再行微针治疗。囊肿结节痤疮较重者，建议联合治疗。

7. 是不是所有的痤疮都只能选用控油祛痘套组？

答：不是的，要看患者的皮肤及痤疮类型，皮肤薄、干燥伴有敏感者，建议首选抗敏修复套组，先行修复。

8. 微针祛痘是不是万能的？是不是可以代替其他皮肤治疗手段？

答：微针治疗痤疮，只是痤疮众多治疗手段的一种，因为效果显著，作用广泛所以备受人们推崇。痤疮临床表现不同，治疗手段也各异，微针治疗痤疮又让临床医生手中多了一把利器。

9. 微针治疗过程中是不是做得越重效果越好？滚针的长度越长越好？

答：皮肤有正常的生理功能，按照皮肤正常的生理状态治疗即可，并非越重越好，滚针长度选择及治疗力度也是因人而异，找准各类型皮肤的临床治疗终点即可。

10. 多次微针治疗后皮肤会不会越来越薄，越来越敏感？

答：不会变薄，反而随机械刺激胶原的再生，皮肤还会增厚。

11. 微针治疗痤疮，如何防止复发？

答：痤疮的类型不同，治疗方法也不同，通常需要3～6个月。痤疮消失后，不要马上停掉治疗，要维持半年或一年，一方面注意饮食睡眠，另一方面延长巩固治疗的时间，可以2～3个月或半年一次，以防止复发。

12. 微针治疗痤疮过程中，皮肤会出血，要口服抗生素预防感染吗？

答：微针的整个治疗过程全部是无菌操作，作用层次不深，微针打开的通道也比较细小，常规24h就闭合了，所以不用口服抗生素预防感染。

第六节 痤疮及美容微针治疗案例呈现

【痤疮案例】（图 15-1 至图 15-6）。

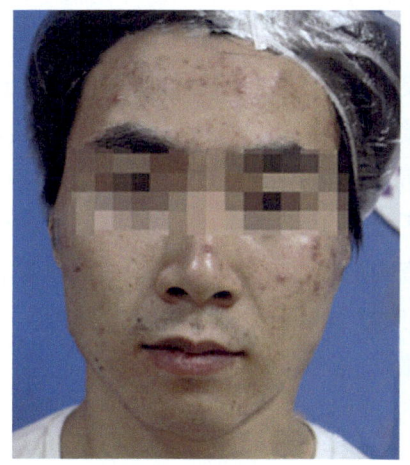

图 15-1 治疗前（正面）

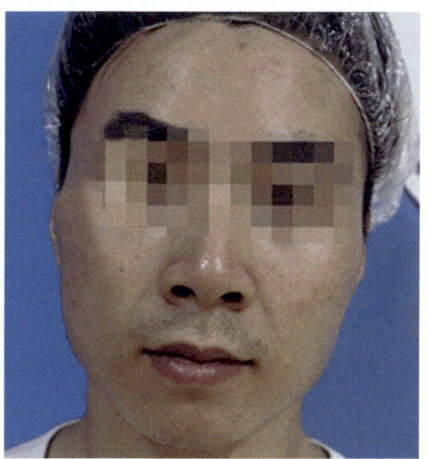

图 15-2 三次治疗后（正面）

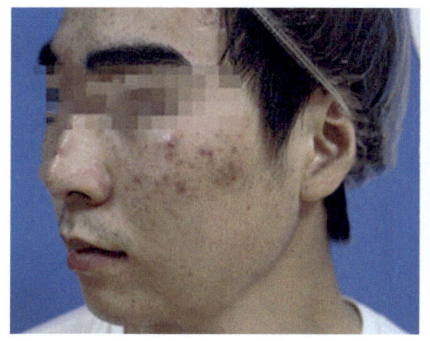

图 15-3 治疗前（左侧面）

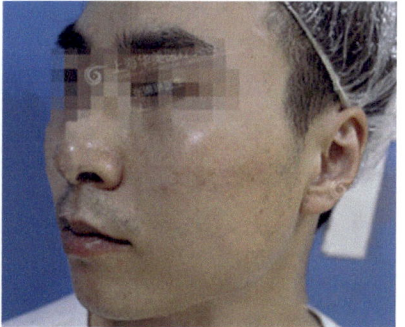

图 15-4 三次治疗后（左侧面）

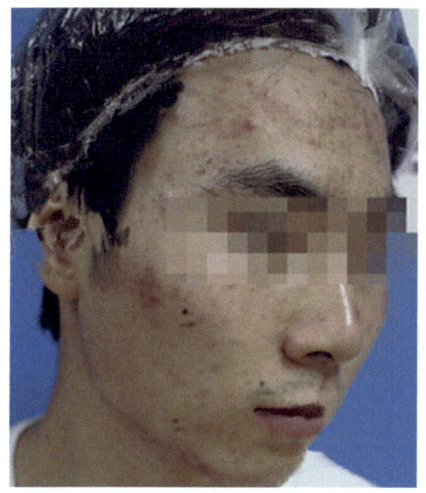

图 15-5 治疗前（右侧面）

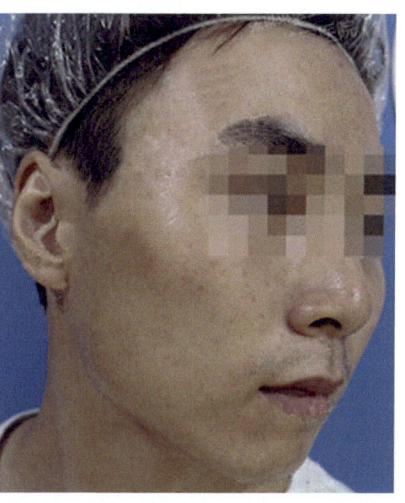

图 15-6 三次治疗后（右侧面）

【治疗说明】

患者，男，23 岁。以"面部反复发痘 3 年余"就诊。面部粉刺、丘疹、脓包、色素沉着，毛孔粗大。初步诊断：①痤疮；②痤疮后色素沉着；③痤疮后凹陷性瘢痕；④黑色素痣。建议微针联合强脉冲光及红蓝光联合治疗。首次给予强脉冲光治疗，两周后行微针（控油祛痘套组，1.0 滚针）治疗，粉刺、脓包先无菌下针，再行微针治疗。以有轻微组织液渗出为治疗终点，敷活蛋白水晶面膜 40min，同时给予红光照射 20min，术后 7 天套组修复。再过 2 周给予第二次强脉冲光治疗。第一次微针治疗 1 个月后给予第二次微针（控油祛痘套组，1.5 滚针）治疗，以大量组织液渗出为治疗终点，继续敷活蛋白水晶面膜 40min，同时给予红光照射 20min，术后七天套组修复。1 个月后再给予第三次微针治疗（祛凹洞套组，2.0 滚针）轻微剥离，痤疮凹陷瘢痕处以大量组织液渗出为治疗终点，继续敷活蛋白水晶面膜 40min，同时给予红光照射 20min，术后七天套组修复。图 15-2、图 15-4、图 15-6 为第三次微针来院治疗时拍摄。

（张琳琳）

第十六章 玫瑰痤疮与美容微针应用

第一节 玫瑰痤疮概述

玫瑰痤疮是一种常见的损容性皮肤病，在临床上被误诊为脂溢性皮炎或寻常痤疮，特别是对玫瑰痤疮的诊断、分型、分期及治疗策略，还没有在皮肤科专家中达成共识。

【玫瑰痤疮基本认识】

1. 玫瑰痤疮是一种常见的、累及面部皮肤血管和毛囊皮脂腺的慢性充血性炎症性皮肤病，临床表现为反复发作的以面中部为主的一过性或持久性红斑，并发毛细血管扩张、丘疹、脓疱、水肿、组织纤维化等，患者可有面部自觉不适，包括干燥感、瘙痒感、灼热感、针刺感、紧绷感、肿胀感、蚁行感和疼痛感。好发于30～40岁人群，女性多于男性，但鼻赘一般见于男性。据Berg在1989年的统计，玫瑰痤疮在瑞典发病率为10%，欧美等国报道发病率为1%～20%，而国内缺乏相应的发病率的报道。据临床现象和学者专家反应近年来有上升趋势。

2. 玫瑰痤疮现有的分型分期　美国国家玫瑰痤疮协会专家委员会（NRSEC）将玫瑰痤疮分为红斑毛细血管扩张型、丘疹脓疱型、鼻赘型和眼型四型，随后该委员会发布了一篇报道，具体说明了玫瑰痤疮严重程度的分级标准，从皮损和自觉症状的严重程度评分，把四型玫瑰痤疮划分为轻度、中度和重度。Zuber总结了较常用的玫瑰痤疮分期，包括以下四期：频繁发作的面部潮红为第一期，此时患者常常主诉因为日晒或者使用护肤品后面部感觉灼热、发红和刺痛；面中部出现短暂性红斑和轻度毛细血管扩张为第二期，此期患者可伴有偶发的眼部沙粒感；第三期玫瑰痤疮患者面部发红程度及毛细血管扩张程度加重，甚至发展成持续性红斑，开始出现大量丘疹脓疱，可伴有中度睑结膜炎症，有些患者出现鼻唇沟处水肿；第四期患者面部及眼部炎症反应进一步加深，中重度的潮红，持续且深在性的红斑块，鼻旁大量毛细血管扩张，可出现痛性结节，皮肤纤维化以及皮脂腺增生可导致鼻赘。

3. 玫瑰痤疮的病因　目前不是清楚，主要认为的发病或诱发可能与遗传、精神因素、嗜酒、食用辛辣刺激性食物、高温及寒冷刺激、内分泌失调及幽门螺杆菌及毛囊蠕形螨感染等因素有关。近年研究发现紫外线在玫瑰痤疮的发病中起重要的作用。

4. **玫瑰痤疮发病机制** 玫瑰痤疮的发病机制尚不十分清楚，目前多认为其发病系综合因素所致局部血管舒缩神经失调导致毛细血管长期扩张是主要原因，食用辛辣食物、饮酒、高温和寒冷刺激、精神紧张及情绪激动、内分泌障碍等均可作为本病的诱发和加重因素。有学者认为外界环境因素（如微生物、糖皮质激素、紫外线等）破坏皮肤屏障功能，可能激活TLRs，然后诱导效应分子抗菌肽和激肽释放酶5（KLK5）增加，最终导致激素水平改变，刺激血管改变，以及引起炎症因子、黏附分子的渗漏，促进中性粒细胞、淋巴细胞及巨噬细胞的聚集，从而导致玫瑰痤疮的病理改变。

5. **玫瑰痤疮病理生理** 与外观正常的皮肤相比，玫瑰痤疮患者中敏感性皮肤比例高，明显存在皮肤屏障功能障碍，主要表现为角质层含水量下降、TEWL值升高和皮肤pH升高，角质层完整性下降，对于乳酸刺激反应性增加。Maibach等的研究也发现，玫瑰痤疮患者的皮肤血流量明显增加。

【诊断及鉴别诊断】

根据病史及临床表现，诊断并不困难。鉴别诊断上主要与脂溢性皮炎和寻常痤疮相鉴别。

第二节 玫瑰痤疮治疗概述

【一般皮肤护理】

玫瑰痤疮患者皮肤角质层的屏障功能破坏，角质形成细胞产生一系列炎症因子（IFN-α、IL-1、IL-16），干扰皮肤自我修复，使皮肤敏感性增加，对一般的面部洗护用品产生不耐受。因此，加强面部保湿、修复皮肤屏障功能在玫瑰痤疮患者治疗中显得尤为重要。慢性光损伤在玫瑰痤疮致病机制中所起的作用尚存争议，但过多紫外线暴露可以激发皮肤产生炎症反应，影响皮肤抗氧化修复。进行适当合理的光损伤防护是非常重要的。

【外用制剂】

目前，经美国FDA批准，用于治疗玫瑰痤疮炎症性皮损的外用制剂包括0.75%甲硝唑凝胶、霜剂和洗剂，1%甲硝唑凝胶和霜剂，15%壬二酸凝胶。伊维菌素是阿维菌素的衍生物，研究证明，伊维菌素在玫瑰痤疮的治疗中发挥了抗炎、抗寄生虫的双重作用。Zuuren等研究证明，外用壬二酸、伊维菌素治疗丘疹脓疱型玫瑰痤疮，并且外用伊维菌素的疗效优于外用甲硝唑。以上研究的纳入对象均是中、重度的丘疹脓疱型玫瑰痤疮患者，对于面部持续性的弥漫性红斑及血管扩张，通常是无效的。目前，未经美国FDA批准，但文献中报道有效的外用制剂还包括钙调磷酸酶抑制剂、大环内酯类抗生素、维甲酸、过氧苯甲酰凝胶、二氯苯醚菊酯等。

近几年出现了一些新型外用制剂，包括α-肾上腺素能受体激动药、氨基己酸及色甘酸钠。研究发现，α-肾上腺素能受体激动药通过特异性地与血管管壁上的平滑肌α-受体结合，阻断交感神经对外周血管的扩血管作用，从而收缩血管。用于治疗玫瑰痤疮的α-肾上腺素能受体激动剂主要包括溴莫尼定、羟甲唑啉及赛洛唑啉，Fowler等发现，对面部弥漫性红斑的玫瑰痤疮患者每日外用0.5%酒石酸溴莫尼定凝胶，用药30min后弥漫性红斑开始减少，3h后效果达峰值，红斑减少到基线水平，并可维持6~8h。基于这些研究，0.5%酒石酸溴莫尼定凝胶成为美国FDA批准的唯一一个用于治疗非炎症性红斑血管扩张型玫瑰痤疮的外用制剂。氨基己酸是KLK-5的抑制剂，Two等通过体内试验证实氨基己酸可以抑制角质形成细胞KLK-5的活性，并观察11例丘疹脓疱型玫瑰痤疮患者外用氨基己酸乳剂后的疗效，证实氨基己酸可以有效控制玫瑰痤疮的炎症反应。Muto等研究发现，肥大细胞可以通过抗菌肽介导的炎症反应，促进玫瑰痤疮的发生发展。色甘酸钠是一种肥大细胞稳定剂，它可以通过抑制肥大细胞释放LL-36基质金属蛋白酶的活性（MMPs）及炎症性细胞因子来发挥治疗作用。

【系统治疗】

目前关于玫瑰痤疮的系统治疗，国内外众多临床研究和案例报道都集中在四环素及其衍生物方面，如土霉素、多西环素、米诺环素。与外用的甲硝唑和壬二酸类似，四环素及其衍生物也主要用于治疗炎症性皮损。多西环素是唯一一个得到美国FDA批准用于治疗玫瑰痤疮的口服药，至今应用于临床已接近10年。Kanada等研究发现，多西环素除了具有抗菌作用外，还有其他生物学作用，如抑制MMPs从而减少KLK-5的活化，使抗菌肽LL-37减少，下调前炎症因子水平（TNF-α、IL-8、IL-10），还可抑制中性粒细胞的趋化作用，减少活性氧释放，最终抑制炎症反应。文献中报道其他类型有效的口服药还包括维甲酸、大环内酯类抗生素、β-肾上腺素能受体阻滞药、甲硝唑等。其中，卡维地洛是近期研究的热点，它是非选择性β-受体阻滞药，通过抑制血管周围平滑肌上β-肾上腺素能受体而起到收缩血管的作用，同时还具有强大的抗氧化应激及抗炎作用，此外还能适当减慢心率，缓解患者的紧张情绪，主要用于难治性阵发性潮红和持久性红斑的玫瑰痤疮患者。卡维地洛（3.125~6.250mg，每日2~3次）治疗3周，对于难治性的面部毛细血管扩张型玫瑰痤疮症状可明显改善。

【物理治疗】

面部弥漫性红斑及毛细血管扩张是玫瑰痤疮常见的临床表现，但传统的局部和系统用药多数针对炎症性红斑、丘疹及脓疱，对红斑毛细血管扩张无治疗作用。α-肾上腺素能受体激动药可以使扩张的小动脉收缩，从而减轻面部一过性或持久性红斑，但对扩张的毛细血管无效，长期使用会使毛细血管扩张加重。目前，激光被广泛用于红斑毛细血管扩张型玫瑰痤疮的治疗，包括脉冲染料激光（pulse dye laser，PDL）、强脉冲光（intense pulsed light，IPL）及Dd：YAG激光。Tanghetti分别采用PDL（波长为595nm）及IPL

进行半边脸的对照实验治疗红斑毛细血管扩张型玫瑰痤疮，经过 1～2 次治疗，面部毛细血管扩张的改善率达 50%～100%，是一种快速、有效且安全的治疗方法。Park 等使用肉毒素注射，Bryld 应用光动力治疗红斑毛细血管扩张型玫瑰痤疮，获得明显效果，但局限于个案报道，还需要大样本的临床随机对照研究。

第三节　玫瑰痤疮美容微针应用

【微针疗法治疗玫瑰痤疮原理】

研究发现，玫瑰痤疮患者中，66.7% 主诉有烧灼针刺感，66.7% 表示存在皮肤干燥，乳酸刺激试验阳性率高达 46.7%。以上研究结果提示，玫瑰痤疮患者可能存在屏障功能的异常。玫瑰痤疮患者存在明显的皮肤功能障碍，主要表现为角质层含水量下降、经皮水分丢失（TEWL）值升高和皮肤 pH 升高，角质层完整性下降，对于乳酸刺激反应性增加。微针是利用对组织产生的轻微的损伤，启动机体的修复机制，通过修复皮肤的屏障功能达到治疗目的。

【微针疗法治疗玫瑰痤疮治疗原则】

保护皮肤，减少皮肤刺激；修复皮肤屏障功能；减轻炎症反应。

1. 保护皮肤，减少皮肤刺激　应与患者做充分沟通，讲解玫瑰痤疮的发病原因和治疗方法，取得患者信任，增强其治疗信心，同时告知患者治疗要有耐心。在生活中给予正确指导。根据病因和诱发因素，禁止食用辛辣食物，禁止饮酒；避免高温和寒冷刺激；消除精神紧张及情绪激动。日常生活护理减少洗脸次数，少化妆，简化护肤品，主要以补水和保湿为主。尤其保湿更为重要。

2. 修复皮肤屏障功能　主要方法是促进角质细胞增殖与分化，补充保湿因子。微针加水光针联合治疗。微针套组主要使用其含有的表皮修复因子成分。同时氨甲环酸作为一种蛋白酶抑制剂能够有效恢复受损皮肤屏障的功能。针长选择 1.0mm 或 1.5mm。对表皮和真皮的操作同时进行，深层滚针，主要目的是刺破皮肤使其溢出更多的血液，获得更多的生长因子。浅层滚针主要目的是直接破坏表皮，促使表皮的修复。以点状出血和皮肤发红为治疗终点。因为大部分玫瑰痤疮患者敏感性皮肤的比例高。治疗强度应循序进行，首次治疗时应低强度治疗。待第二次复诊时，根据患者反应情况，调整治疗强度。

3. 减轻炎症反应　口服四环素类抗生素，常规剂量使用。或者在微针操作中直接涂抹。

【伊肤泉微针套组的适应证及禁忌证】

1. 适应证　敏感性皮肤、玫瑰痤疮患者。

2. 禁忌证　①严重瘢痕体质者、凝血机制差者、白癜风患者、严重高血压及高血糖患者、白血病患者；②处于过敏状态特别严重时禁用；③妊娠期禁用及哺乳期月经期慎用；

④开放性伤口者禁用；⑤两周内有曝晒者禁用。

第四节 玫瑰痤疮微针联合治疗

【治疗方案】

1. 微针与强脉冲光的联合治疗　首选微针治疗，1周后强脉冲光治疗，祛红抗炎并促进修复。

2. 微针与 LED 红蓝光的联合治疗　微针治疗结束，立即红光照射 20min，也可以边敷活蛋白水晶面膜边照红光 20min。

3. 微针与 RF 的联合治疗　皮肤较敏感者可以先 RF 射频治疗 5 次，每两周治疗一次。5 次后开始微针治疗。

4. 微针与水光针的联合治疗　两者治疗可以同步进行。先微针治疗完后水光针治疗。但是要控制好治疗的强度。

5. 微针与药物的联合治疗　炎症明显时先行抗炎对症处理，如微针治疗完后可以进行氨甲环酸全脸涂抹。

第五节 玫瑰痤疮的美容微针治疗设问及解答

1. 微针疗法治疗玫瑰痤疮，治疗几次可明显改善？

答：通常 3～5 次能见到明显疗效。

2. 微针治疗术后多久可以正常洗脸化妆？

答：术后 24 小时不碰水，1 周内建议清水清洁面部，1 周后再使用洗面奶。皮肤薄者，建议晚上使用，白天不建议使用。平时最好少化妆。

3. 微针治疗下次间隔时间多久？

答：通常间隔 1 个月，多次皮肤治疗者、皮肤敏感较薄者建议推迟下次治疗时间，2～3 个月为宜，特殊类型者皮肤完全恢复正常后才宜行下次治疗。

4. 微针治疗术后 3～5 天皮肤暗黄、结痂、脱皮、发痘，是正常的吗？多久可以恢复？

答：术后 3～5 天因皮肤受损，暂时性表皮水分丢失增加，皮肤更显暗黄，滚针滚刺皮肤深度深，皮肤结痂，脱皮。局部刺激引起毛囊皮脂腺收缩，促进皮脂腺短时分泌增加，通常出现痤疮样皮疹。建议 1 周后复诊，清理即可。

5. 微针治疗术后会反黑吗？多长时间消退？

答：术后建议搭配使用 7 天修复套组，加强修复，涂抹传明酸预防反黑，严格防晒，但正常情况下不会出现。若有反黑，正常2～3个月消退，个别患者3～6个月消退。

6. 是不是所有的玫瑰痤疮都可以用微针治疗？

答：绝大多数痤疮都可以用微针治疗，但也要避开急性期。

7. 可不可以使用其他套组？

答：可以，抗敏套组和平肤套组交替使用。

8. 微针治疗是不是唯一的治疗方法？是不是可以代替其他皮肤治疗手段？

答：微针治疗痤疮，只是痤疮众多治疗手段的一种，因为操作方便、效果显著，可以作为首选之一，但是治疗方法很多，为了达到好的疗效可以联合治疗。

9. 微针治疗过程中是不是做得越重效果越好？滚针的长度越长越好？

答：因个体差异很大，每个人的皮肤创伤愈合能力不同，并非越重越好，滚针长度选择根据治疗的需求而定。

10. 多次微针治疗后皮肤会不会越来越薄，越来越敏感？

答：皮肤不会变薄，反而随机械刺激可以导致角质层增厚。

【伊肤泉微针术后注意事项】

玫瑰痤疮和敏感性皮肤微针治疗术后护理尤其重要，微针治疗后，表皮受到损伤，可使损伤处的皮脂腺停止分泌，皮脂腺外周的细胞则分化为角质形成细胞进行创伤修复。在修复期间，表皮失水率会增加，同时皮肤对外界的刺激反应增强。促进皮肤修复和保湿尤为重要。术后坚持使用表皮修复因子，涂抹偏油性保湿剂。

（杨 鹏）

第十七章 脂溢性皮炎与美容微针应用

第一节 脂溢性皮炎概述

脂溢性皮炎又称脂溢性湿疹，是发生在皮脂腺丰富部位的一种慢性丘疹鳞屑性炎症性皮肤病。

【脂溢性皮炎基本知识】

1. 多见于成人和新生儿。
2. 好发于头面、躯干等皮脂腺丰富区。
3. 病因尚不完全清楚。可能与皮脂溢出、微生物、神经递质异常、物理气候因素、营养缺乏及药物等作用有关。近年来认为在脂溢性皮炎的发病中起重要作用。此外，精神因素、饮食习惯、B族维生素缺乏和嗜酒等，对本病的发生发展也可能有一定影响。
4. 早期表现为毛囊周围炎症性丘疹，之后随病情发展可表现为界线比较清楚、略带黄色的暗红色斑片，其上覆盖油腻的鳞屑或痂皮。自觉轻度瘙痒。发生在躯干部的皮损常呈环状。皮损多从头皮开始，逐渐往下蔓延，严重者可泛发全身，发展为红皮病。后者为极端情形，偶见于新生儿脂溢性湿疹。

【诊断】

根据好发于头皮、颜面等皮脂溢出区，红斑上有油腻性鳞屑，对称分布，病程慢性，反复发作等，诊断不难。

【鉴别诊断】

根据典型的临床症状、体征诊断多无困难。应与头面部银屑病、玫瑰糠疹、体癣、红斑性天疱疮相鉴别。部分早期红斑表现需要和玫瑰痤疮相鉴别。

第二节 脂溢性皮炎治疗概要

【一般治疗建议】

生活规律，睡眠充足，调节饮食，多吃蔬菜，限制高脂肪及多糖饮食，忌饮酒及辛辣刺激性食物，避免精神过度紧张。

【口服药物建议】

1. 糖皮质激素 如泼尼松，治疗于皮损面积大而炎症重的病例，疗程通常限于7～10天，不宜过长。

2. 雷公藤多苷 适用于炎症明显、范围较大的患者。若联合小剂量糖皮质激素，则效果更佳。

3. 抗生素 炎症较重的脂溢性皮炎病灶内往往合并细菌感染（主要是金黄色葡萄球菌感染），有时甚至出现脓疱和颈淋巴结肿大。适当应用抗生素有益，如四环素或红霉素。

4. 维A酸类 主要有异维A酸、维胺脂等。小剂量异维A酸治疗效果好，且不良反应少。

5. B族维生素 包括维生素B_2、维生素B_6和复合维生素B，长期内服对本病可能有一定好处。

【外用药物建议】

1. 糖皮质激素 主要用于炎症较重的皮损，可外涂中效或强效糖皮质激素制剂，疗效好，但不宜久用，尤其是在面部。优先选择不含激素的外用抗炎药物，如氟芬那酸丁酯软膏、丁苯羟酸乳膏等药物，如控制不理想，可以短期使用低效的外用糖皮质激素。

2. 钙调神经磷酸酶抑制剂 如他克莫司、吡美莫司等，具有较好的抗炎作用，药物不良反应低。

3. 抗菌药 外涂2%红霉素软膏、夫西地酸乳膏、莫匹罗星软膏、5%甲硝唑霜等可以外用，或含硝酸咪康唑软膏、硝酸舍他康唑软膏等对于部分马拉色菌感染相关的脂溢性皮炎有效。

4. 二硫化硒洗剂 具有杀真菌和抑制细菌生长的作用，还可减少皮脂分泌及皮脂中脂肪酸的含量。除用于头皮外，还可用于其他部位，如面部、眉弓部和躯干部。不用于睑缘，以免刺激眼。把该药涂于患处，停1～2min后用清水洗去。每日外涂1～2次，当症状已获控制后，改为每日1次即可，但必须坚持下去，以免复发。

5. 巯氧吡啶锌洗剂 巯氧吡啶锌洗头剂的浓度为1%～2%，该洗头剂对表皮细胞的增殖有抑制作用。此外，还有广谱抗菌作用，并能抑制马拉色菌生长。

6. 硫黄和（或）水杨酸洗剂及其他 硫黄和（或）水杨酸具有抑菌、除屑作用，对本病有一定疗效，但比不上巯氧吡啶锌和硫化硒，且刺激性大。煤焦油制剂有抗炎、抗菌和抗核分裂作用，但有色、有臭味和有刺激性，故通常仅用于头皮。

【光电治疗建议】

1. IPL光疗 强脉冲光照射皮肤后，可使真皮中的Ⅰ型、Ⅲ型胶原增加，真皮炎症细胞浸润减退，表皮增厚，有效控制油脂分泌。

2. 红光治疗 红光照射皮肤可以产生很多有益的生物学效应，如刺激细胞增殖、促进释放生长因子、促进胶原沉积、血管新生、抗菌、抑制炎症、减少色素生成、促进创伤愈合、改善光老化皮肤等。

3. 射频治疗　射频治疗脂溢性皮炎的机制可能是由于射频的穿透力较强，加热深度可达真皮下 3～4mm，抑制皮脂腺的过度分泌。

4. 非剥脱性点阵激光　通过非剥脱性点阵激光的损伤，可以有效减少皮脂腺分泌，能够在一定程度改善脂溢性皮炎的临床表现。

第三节　脂溢性皮炎美容微针应用

【原理】

打开皮肤通道，导入抗菌消炎药物，刺激组织的修复，改善局部皮肤的代谢活力，增强皮肤的抵抗力，纠正水油平衡。

【套盒选择】

选用伊肤泉控油祛痘套、舒缓修护套。

1. 控油祛痘套　内含丰富的 EGF 生物活性成分，能够促进细胞新陈代谢，其中的复合制剂和透明质酸可有效调节肌肤水油平衡，甘草黄酮有抑制酪氨酸酶活性、清除氧自由基，具有抗炎、抗变态反应的作用。

2. 舒缓修复套　内含丰富的 KGF、FGFs、EGF 生物活性因子，具有促进损伤修复、血管生成、神经营养、调节免疫系统功能等。重建皮肤屏障，修复敏感肌肤。

3. 选择方法　头皮部位选择头皮养护套组，能够改善头皮的微生态，促进局部的修复作用，减少皮屑、缓解瘙痒等不适，提供给头皮和毛发相对健康的生长环境。

【治疗方法】

1. 针长的选择　1.0～1.5mm。
2. 滚针遍数　力度中等，4～5 遍。
3. 终点反应　点状渗血。

在实际操作过程中，根据患者特征和恢复情况适当调整，一般在 2～3 天的恢复期为最佳。头皮微针操作注意消毒，可以先洗头之后使用消毒剂进行。鼻部皮肤厚薄不一，现在鼻部植入假体和玻尿酸注射较多，在操作时需要注意，皮肤薄的地方和有假体植入的局部，需要减轻治疗力度。鼻翼部位滚针不好操作，可以选择图章针或者滚针直接固定下压的方式。

第四节　脂溢性皮炎美容微针的联合治疗

【红斑、鳞屑皮损面积不大者】

1. 强脉冲光/红光 2～3 次，间隔 20～30 天。

2. 微针（控油祛痘）2～3次，可与强脉冲光/红光同步进行或两次之间进行治疗。

【炎症反应明显，皮损面积较大者】

1. 外用抗真菌药物，2%酮康唑洗剂外用，每日2次。
2. 外用钙调神经磷酸酶抑制剂（如他克莫司、吡美莫司等）。
3. 强脉冲光/红光3～4次，间隔20～30天。
4. 微针（控油祛痘）3～4次，可与强脉冲光/红光同步进行或两次之间进行治疗。

第五节　脂溢性皮炎美容微针治疗设问及解答

1. 如何选择微针的长度和治疗力度？

答：根据患者的耐受程度，循序渐进，全面部6～8遍的滚针治疗，根据部位不同治疗力度有所差别，边滚边涂抹药液，深度应达到真皮层，终点反应为点状出血，术后2～3天的恢复期为佳。

2. 如何选择套盒？

答：在临床上其实很难看到单纯的脂溢性皮炎，这类患者大部分有过度护肤、乱用护肤品、清洁用品，甚至滥用激素类药膏的习惯，有合并敏感肌肤存在的可能。所以医生在临床工作中一定要仔细询问病史，嘱患者戒掉这些不良行为，同时配合舒缓修复套的使用，效果会更加理想。

（周业松）

第十八章 脱发治疗与美容微针应用

第一节 脱发的概述

脱发是指头发脱落的现象。分为正常的生理性脱发和非正常的病理性脱发,正常头发会循环生长期、退行期、休止期这三个周期。由于进入退行期与新进入生长期的毛发不断处于动态平衡,故能维持正常数量的头发,属于正常的生理性脱发。而一旦遭遇某些自身或外界因素影响,头发异常或过度脱落,就会造成我们常说的病理性脱发现象,其原因很多。有时,生理性脱发和病理性脱发可以同时存在。

【脱发的病因】

1. 脂溢性脱发　脂溢性脱发也称雄激素性脱发(androgenetic alopecia,AGA)。它是指在老年之前,于青壮年时期头发过早地逐渐脱落。常从前发际向后脱落,或头顶部头发稀薄直至除发缘外整个头皮的头发全部脱落,脱发常呈进行性,有家族倾向,多见于男性。造成雄性秃的因素是血液中循环的 DHT 二氢睾酮攻击毛囊,造成毛囊萎缩,这些情况只发生在某些人,考虑和基因有关。雄性秃很常见同时也很容易被忽视,一般来说,脱发 5 年之内的治疗效果最好,但是就算超过 5 年,也不要放弃努力。

2. 神经性脱发　精神压力过大时常常出现脱发增多。在精神压力的作用下,人体立毛肌收缩、头发直立,自主神经或中枢神经功能紊乱,毛囊毛乳头发生改变和营养不良,从而导致毛发生长功能抑制,毛发进入休止期而出现脱发或斑秃。

3. 内分泌脱发　毛发生长受多种内分泌激素的影响,所以当发生内分泌异常时多引起脱发疾病,如产后、更年期脱发。

4. 营养性脱发　毛发是身体状况的外在表现,机体营养不良和新陈代谢异常可引起发质和发色的改变,严重营养不良甚至导致弥漫性脱发。

5. 物理性脱发　常见的引起脱发的物理性因素包括机械性刺激和接触放射性物质。

6. 化学性脱发　化学因素如染发烫发可以导致毛发颜色改变甚至脱发。

7. 感染性脱发　各种病原体的感染是毛发疾病中一类重要因素,主要包括细菌、病毒、真菌、螺旋体、寄生虫等感染。

8. 先天性脱发　发育缺陷所引起的头发完全缺失或稀疏，患者常见头发稀疏细小，或出生时头发正常，不久就脱落不再生，可分为孤立缺陷和其他畸形。

9. 季节性脱发　一般夏季容易脱发，因为夏天温度高、毛孔扩张导致脱发，秋冬季不易脱发，因为这时期温度下降，毛孔闭合。

第二节　脱发治疗方法概要

【药物治疗】

1. 调节雄激素代谢药物　非那雄胺（2.5mg/d）/度他雄胺，一种选择性型 5a 还原酶抑制剂，能降低血清和毛囊二氢睾酮水平。适合男性 AGA 及女性经期后 AGA。

2. 抗雄激素药物　螺内酯，氟他胺（flutamide，250mg/d）；达英-35，适合女性 AGA。

3. 促毛发生长药物　米诺地尔是经典的治疗脱发的药物，是美国 FDA 认证的治疗脱发有效的药物。米诺地尔的好处，一是它针对任何类型的脱发，都能起到刺激毛囊生发的效果，但它的副作用会使男性性欲减退或性功能受影响．

【植发手术】

植发技术是采用外科微创的手段，把健康的、不含 DHT 受体的毛囊移植到脱发区域，效果可以终身保持。一般来说，再严重的脱发，只要供体资源充足，就可以通过植发手术来改善。和很多药物的不确定性相比，植发手术是一定有效的，但它的价格也比药物要高一些。

【微针疗法】

微针疗法是利用微针在头皮制造出大量细小输送管道，导入 bFGF、KGF、EGF 等多种细胞生长因子等作用于毛囊细胞，激活休眠的毛囊细胞，促进毛发生长，加强头皮营养，保持头皮健康。

【PRP 血清疗法】

PRP 自体血液细胞是通过高科技提取技术，将富含血小板的血浆（自身高浓度的活性生长因子）从自身血液中提纯出来。将 PRP 自体血液细胞采用直接培植毛囊或注射的方式运用于毛发移植或毛发生长术中，可促进毛囊细胞（上皮细胞、真皮细胞）的再生能力，促进毛囊周围血管的生成，补充毛囊营养使其更加健康牢固，让已经萎缩不健康的毛囊（细软发丝）激发生长的活性，预防脱发。也可联合植发可让移植的毛囊加大成活率，让移植了的毛囊茁壮成长。另外，植发后进行定期的 PRP 注射，它能长时间活跃皮肤的修复功能，配合长期生发理疗辅助性的头发保养，就会使头发一天比一天健康，毛囊越来越坚固，预防植发后再脱的现象。

【激光疗法（头皮激光养护疗法）】

头皮激光疗法是近两年兴起的疗法，采用特殊波段的软激光照射头皮，起到刺激血液循环的目的，大家都知道激光可以用于脱毛，通过热效应抑制毛发生长，那么为什么低能量的激光可以用于生发呢？

关于低能量激光用于促进毛发生长的研究，起源于20世纪60年代末endre mester在试验低能量的红宝石激光发现，在小鼠剃掉毛发的背上，毛发生长速度有显著的提升，促进细胞增生分化的作用。此外还能够调节5a-还原酶的活性，减少DHT作用于毛囊，同时能减少炎症因子的产生，调节局部免疫反应，减少毛囊纤维化，保护毛囊正常生理功能，使毛发生长期延长，避免过早进入退化期。

【酮康唑洗剂（外用防脱发药物）】

这个洗剂主要是用来杀除真菌的（如马拉色菌），一般用于解决头皮屑多的问题，比如国内的康王洗剂、采乐洗剂，都认为是去屑专用洗发水，在国外酮康唑洗剂经常被当作治疗脱发的一个辅助性外用药物，如美国有名的仁山利舒洗剂，主要成分就是酮康唑，对于真菌导致的脱发，这个药物效果很好。

【梅花针（针灸）】

梅药针属于中医的针灸疗法，一般用于斑秃和脱发的治疗。梅花针刺激和疏通头部经络穴位，加强头皮气血营养供应，同时配合补肾乌发养血的中药，能取得一定的养发防脱发作用。

第三节 脱发治疗与美容微针应用

【基本认识】

1. 毛囊的健康情况　毛囊中的毛乳头细胞在毛囊发育和周期性生长调控中起主导作用。而毛凸带有能再生整个毛囊的细胞。研究表明，这两个组织一旦受到损害，头发就会变成白色，直至脱落。

2. 头皮的健康状况　头皮是人体中最先衰老的皮肤，薄弱程度仅次于眼周和嘴唇。头皮需要给头发和毛囊提供大量的营养和水分。可想而知，如果头皮环境差，毛囊无法拥有健康生态，必然造成脱发现象。微针治疗脱发有局部按摩头皮、促进血液循环、明显刺激毛发生长的作用。细微滚动针刺同时，还能刺激真皮层胶原蛋白及成纤维细胞的增生。不仅"微创伤"愈合迅速，且不留瘢痕。在修复时期，还能够活化细胞，促进胶原蛋白及弹性纤维增生。此外利用微针轮滚刺激头皮，制造出大量微细管道，再导入促进毛囊细胞生长的多种生长因子和微量元素。

【作用机制】

用微针在脱发头皮处表面制造大量细小通道，导入 bFGF、KGF、EGF 等生长因子作用于毛囊细胞（毛囊细胞存在于真皮层下），激活休眠瘫痪的毛囊细胞，促进毛发生长；同时添加透明质酸钠及多种微量元素，给毛囊细胞和头皮不断提供水分和养分，让头皮层保持健康，效果显著。1 次治疗，1 个月左右可见细小毛发长出，1 个疗程（3～5 次）后头发明显长出，发量增多变密，发质粗黑。

【针具选择建议】

建议选用电动微针，电动微针调到 4 档，根据头皮情况针长 2.0～2.5mm。

【制剂选择建议】

建议选择伊肤泉头皮养护套组。

【操作程序】

准备用物：一次性手套、一次性无菌盘、无菌纱布 2 包、75% 乙醇、0.9% 氯化钠、电动微针（九针针头）、配套药剂等。

1. 洁头发。

2. 拍照，头皮毛囊情况。

3. 敷麻醉药，复方利多卡因乳膏均匀涂抹到脱发的部位，盖上保鲜膜，敷 40min 左右，用刮痧板将麻醉药刮掉，用生理盐水清洁剩余麻醉药。

4. 治疗操作

（1）将溶酶和冻干粉溶解备用。

（2）用红光杀菌梳消毒一遍，然后用乙醇消毒，0.9% 氯化钠清洁。

（3）电动微针调到 4 档，针长 2.0～2.5mm。操作前先涂抹药水，电动微针，打圈、拉线、盖章至渗血，均匀泛红。

（4）操作结束后将剩余药水涂抹。

（5）头皮养护仪照 30min，照射的距离是 2～3ml。注意避开眼部位。

【术后修复及注意事项】

1. 2～3 天不洗头，治疗期间要"三防一禁"，即防晒、防尘、防刺激（避免辛辣、刺激食物）；疗程期间不建议吸烟、喝酒；勿进行桑拿等活动。

2. 术后产品 肌肤修复液（1～3 天使用）；头皮修复喷雾（2 天后开始使用，每天 3～5 次即可），头皮养护发膜（3 天后使用）。

【禁忌证】

1. 严重瘢痕体质、凝血机制差、白癜风患者禁用。

2. 严重高血压、高血糖、白血病患者禁用。

3. 长期从事户外工作者，3个月内伴有激素依赖性皮炎、皮肤过敏状态、皮肤病毒感染者、对本治疗方法不能耐受者慎用。

4. 女性应避开妊娠期、哺乳期及月经期进行微针生发治疗。

第四节 脱发治疗美容微针联合治疗

美容微针治疗脱发可根据其产生的原因联合应用其他治疗方法，发挥不同疗法的各自优势，有很好的协同作用，可增强疗效。

【联合外用米诺地尔治疗雄激素性脱发】

微针结合生长因子联合外用米诺地尔治疗雄激素性脱发效果最佳。优于单独微针结合生长因子治疗和单独应用米诺地尔。米诺地尔是美国FDA认证的治疗脱发有效的药物，临床有效率达到70%以上。米诺地尔可以针对任何类型的脱发，都能起到刺激毛囊生发的效果，配合微针结合生长因子，生发效果更佳。

【微针结合生长因子联合激光治疗脱发】

激光疗法是近两年兴起的疗法，采用特殊波段的软激光照射头皮，起到刺激血液循环的目的，毛发生长速度有显著的提升，促进细胞增生分化的作用。此外还能够调节5a-还原酶的活性，减少DHT作用于毛囊，同时能减少炎症因子的产生，调节局部免疫反应，减少毛囊纤维化，保护毛囊正常生理功能，使毛发生长期延长，避免过早进入退化期。与伊肤泉毛发生长因子联合治疗，做完微针生发后再照射头皮激光养护仪，能起到协同作用，加强疗效。

【微针结合生长因子联合PRP脱发】

PRP自体血液细胞是通过高科技提取技术，将富含血小板的血浆（自身高浓度的活性生长因子）从自身血液中提纯出来。可促进毛囊细胞（上皮细胞、真皮细胞）的再生能力，促进毛囊周围血管的生成，补充毛囊营养使其更加健康牢固，与伊肤泉毛发养护套组联合使用，可以增强头皮营养和毛发生长效果。

第五节 脱发美容微针治疗设问及解答

1. 微针脱发头发长出来后会容易掉吗？

答：如果在治疗脱发的同时加强了头皮营养治疗，一般不会再脱落。因为毛发的生长好坏主要与毛囊的健康情况和头皮的健康状况有关。这两方面都较好的改善，长出来的头发就很健康，不容易脱落。

2. 治疗术后多久可以正常洗头？

答：一般治疗术后2~3天避免沾水，3天后可用温水清洁。术后需要辅助外用修复产品，1天3~5次。

3. 微针治疗脱发多久可以见效?

答:微针生长因子等作用于毛囊细胞(毛囊细胞存在于真皮层下),激活休眠瘫痪的毛囊细胞,促进毛发生长。一个组织细胞生长周期为28天左右,1个月左右可见细小毛发长出,1个疗程(3～5次)后头发明显长出,发量增多变密,发质粗黑。

4. 微针治疗脱发可以同时口服治脱发药吗? 与其他疗法联合应用有必要吗?

答:可以和口服治疗脱发药同时服,有很好的协同作用,达到更佳的生发效果,提高求美者满意度。

5. 哪些人不合适做微针治疗脱发?

答:以下情况不合适治疗,①严重瘢痕体质、凝血机制差、白癜风患者禁用;②严重高血压、高血糖患者、白血病患者禁用;③长期从事户外工作者、3个月内伴有激素依赖性皮炎、皮肤过敏状态、皮肤病毒感染者、对本治疗方法不能耐受者慎用;④女性避开妊娠期、哺乳期及月经期进行微针生发治疗。

第六节 脱发美容微针治疗案例呈现

【脱发微针案例】 (图 18-1 至图 18-4)

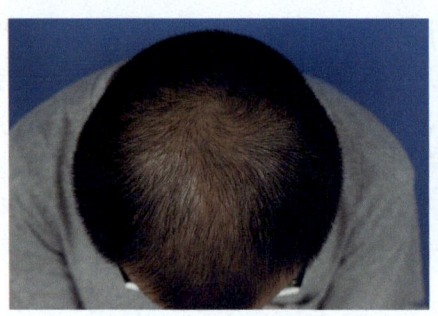

图 18-1 第一次治疗

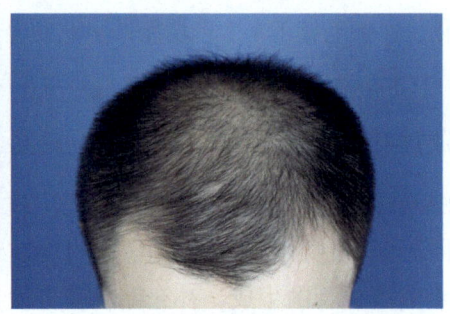

图 18-2 第二次治疗

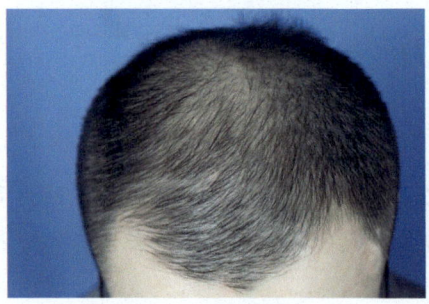

图 18-3 第三次治疗

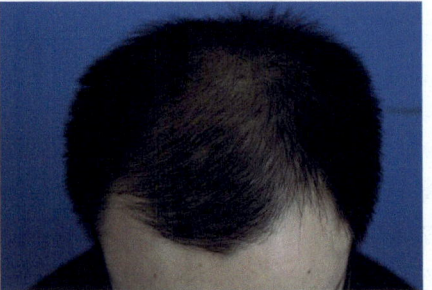

图 18-4 第四次治疗

(陈 蔚)

第十九章 黄褐斑与美容微针应用

第一节 黄褐斑概述

黄褐斑是一种常见的获得性色素增多性皮肤病,中医学称之为"黧黑斑""肝斑",典型表现为对称分布的色素沉着斑及斑点,最常见于肤色较深（fitzpatrick皮肤类型Ⅳ型至Ⅵ型）的育龄妇女的面颈部,在东南亚国家女性中的发病率约为40%,是临床上常见而又难以治愈的皮肤病之一,其发病率有逐年增加的趋势。因其影响美观,严重影响患者的工作与生活,对患者心理健康及工作社交造成很大的影响。

【病因及病机】

1. 黄褐斑的发病机制仍不是很清楚,最主要的致病因素可能与体内激素水平紊乱及紫外线辐射损伤有关。

2. 其他危险因素包括甲状腺疾病、抗癫痫药物、光毒性药物和遗传因素,此外还与氧自由基、微量元素的含量、局部微生态环境、血液流变学、甲乙型肝炎、胆囊炎、酪氨酸功能障碍、化妆品滥用等有关。

3. 最新研究调查发现,干性皮肤更易发黄褐斑,而男性患者通常是特发性的。

4. 中医学认为黄褐斑病因为肝、脾、肾三脏的功能失调,导致气血瘀滞,运行滞涩不能上荣于面,使颜面失于荣养而发生本病。

5. 辨证分型为气滞血瘀证、脾虚肝郁证和肝肾阴虚证三型,其中肝郁气滞是临床主要病因。

【临床表现】

1. 本病女性多见,病程慢性。无主观症状和全身不适,色斑深浅与季节、日晒、内分泌因素有关。精神紧张、熬夜,劳累可加重皮损。部分患者分娩后或停用避孕药后可缓慢减退。

2. 好发部位常对称分布于颜面,以颧部、前额及两颊最为明显,亦可累及颞部、鼻梁和上唇部,但不累及眼睑。部分患者的乳晕、外生殖器、腋窝及腹股沟等处皮肤色素亦可加深。

3. 皮损特点　皮疹大多对称分布，呈淡黄褐色、咖啡色或暗褐色斑，颜色深浅不一，斑片形状不规则，边界明显或模糊不清，倾向融合成大片状，表面光滑，无鳞屑，无自觉症状。

【临床分型】

1. 按部位分型　①面颊型：皮损主要位于双侧颊部和鼻部；②面部中央型：最常见，皮损分布于前额、颊、上唇、鼻和下颏部；③下颌型：皮损主要位于下颌，偶累及颈部V形区。

2. 按病机分型　按色素分布及是否合并血管炎性损害等病机的探究，把黄褐斑分为四型：①色素型（M）：由黑色素（melanin）为主导的类型；②血管型（V）：毛细血管（vascular）溢、裂、扩张的类型；③色素优势型（M＞V）：M、V的作用都有，但是M大于V；④血管优势型（V＞M）：M、V的作用都有，但是V大于M。

3. 组织病理　表皮基底层和棘层黑素增加，但无黑色素细胞增殖，真皮上部可见游离的黑素颗粒或被噬黑素细胞所吞噬，无炎症细胞浸润。

【诊断与鉴别诊断】

根据中青年女性多见、皮损主要发生于面部以颧部、颊部、颏部为主，黄褐色皮损、夏季加重等特点，一般容易诊断。本病主要需与雀斑、瑞尔黑变病、太田痣、颧部褐青色痣、色素性化妆品皮炎相鉴别。

第二节　黄褐斑治疗概要

黄褐斑病因复杂，治疗比较困难，目前尚无特效疗法，临床还是以药物治疗为主，主要是抑制黑素细胞活性和黑素合成，加快色素代谢，淡化色斑。联合应用安全有效的治疗方法及合适的维持治疗方案是主要治疗原则，同时应尽可能去除可能诱发及加重病情的原因，预防和减少复发。

【一般治疗】

正确防晒、保持乐观的情绪、保持充足睡眠、积极治疗原发疾病，从而改善皮肤症状。

【药物治疗】

1. 局部性药物治疗　①氢醌制剂（对苯二酚）：临床常使用2%～5%氢醌膏，它能抑制黑色素小体形成并促使其分解，部分黑色素细胞破坏，减少色素形成，淡化色素；②维A酸制剂：常用0.05%～0.1%维A酸有减轻色素沉着的作用，其治疗机制不清，但起效时间慢，需半年；③其他制剂：10%～20%壬二酸霜、3%曲酸霜、复方丝蛋白霜（丝蛋白、白降汞）、1%～3% 4-异丙基儿茶酚霜、3%熊果苷搽剂、0.1%SOD霜、N-乙酰-4-S

半胱氨酚、左旋维生素C、中药提取物等均见一定疗效。外用中药制剂有丝白祛斑膏。

2.系统性药物治疗　①口服小剂量的氨甲环酸片，因其有较强的抑制色素合成作用，连续使用4～6个月以上是目前比较公认有效的治疗方法；②维生素C、维生素E，两者合用有协同作用，具有抗氧化、降低酪氨酸酶活性、抑制黑素形成，阻止黑素代谢的氧化过程。维生素C亦可与谷胱甘肽混合静脉注射也取得了良好效果；③常用的中成药制剂有疏肝活血汤、逍遥散、柴胡疏肝散、桃红四物汤、苓桂术甘汤、知柏地黄汤等；④中成药有六味地黄丸、养血疏肝丸、二至丸、知柏八味丸、参苓白术丸等均有一定疗效。

【光电物理治疗】

1.Q开关激光　临床常用Nd: YAG激光（1064nm、532nm）、翠绿宝石激光（755nm）、红宝石激光（694nm）等Q开关激光，通过破坏真皮上部的黑色素颗粒达到淡化色素斑的目的，但只是对部分患者有效，且治疗容易出现色素沉着及复发情况，治疗作用有限。

2.强脉冲光　强脉冲光可使皮肤内黑色素吸光破坏色素，治疗大部分患者有轻微结痂，一般在2周内脱落，笔者认为强脉冲光对于亚洲人的难治性黄褐斑的治疗是安全有效的，对表皮型黄褐斑尤为有效。

3.点阵激光　点阵激光（fractional laser）应用局灶性光热作用原理，在皮肤上形成直径为50～150μm，椭圆形，深度0～550μm柱状的治疗区，治疗后皮内成分，尤其是真表皮连接处的色素可随着MENDs经表皮脱落，这种脱落发生在点阵激光治疗后的1～7天过程中。常用的点阵激光有剥脱性及非剥脱性点阵激光。①剥脱性点阵激光，如二氧化碳点阵激光、铒激光（2940nm），这类激光皮肤创伤重，常常引起色素异常加重，临床较少用；②非剥脱性点阵激光（1565nm、1540nm、1550nm、1927nm等）创伤轻微，皮肤修复快，治疗1天后皮肤角质层恢复完整，治疗后表皮中色素小体随着MENDs经表皮脱落。

4.射频　通过热刺激使皮肤组织胶原重塑，达到嫩肤作用，延缓皮肤衰老，有助于淡化色素斑。

【化学换肤】

化学换肤的作用机制是通过干扰细胞表面的结合力来降低角质形成细胞的粘连性，加速表皮细胞的脱落与更新，同时能刺激真皮胶原合成，增强保湿功能，同时具有抗氧化作用，加速老化角质更替及色素代谢，淡化色斑。常用药物有乙醇酸、水杨酸、乳酸、三氯乙酸等。

【微针疗法】

微针治疗是利用滚针、电动纳米晶片、机械微针等器械，作用于皮肤产生大量微细通道，将作用于色斑的药物深导入治疗层，从而达到透皮给药的功能。同时，微针对真皮层胶原形成有效刺激，激发胶原纤维大量新生，重建皮肤正常结构，达到修复和增强皮肤屏障功能，淡化色素功效。近年来，微针生物疗法是已成为临床使用较多的简便安全、公认有效的方法了。

第三节　黄褐斑美容微针应用

【美容微针治疗黄褐斑的作用机制】

美容微针属于局灶重建损伤效应，通过长度为 0.5～2.0mm 细小微针造成表皮、真皮浅层及皮下的一定损伤。通过适当的机械损伤，启动皮肤组织一系列修复机制的产生，启动表皮的再生修复，真皮组织的胶原再生及重塑。美容微针在表皮层生成大量微细孔道，开创了新的经皮给药通路，提高药物（生长因子或抑制酪氨酸酶药物）的透皮吸收，充分发挥药物的疗效。这些微孔可促进色素颗粒排出，同时刺激真皮内的嗜黑素细胞吞噬黑素，有利于色素颗粒代谢，从而达到祛斑的目的，该种治疗方法可能是否成立及其具体机制如何有待相关学者进一步研究。因局灶性微针损伤之间存留足够的未损伤组织，使得创伤后皮肤修复快速，避免了治疗后红斑期过长、继发性色素沉着及加重黄褐斑的概率，保证了治疗的安全性。

【黄褐斑美容微针套组选择】

1. BIO 美白亮肤套组（轻度黄褐斑）　成分有传明酸，光果甘草根提取物，烟酰胺，透明质酸钠，寡肽-1，寡肽-4。

传明酸又名氨甲环酸，能有效阻断络氨酸与络氨酸酶的结合，从而阻断黑素细胞合成黑色素颗粒；光果甘草根提取物，深入皮肤内部并保持高活性，有效抑制黑色素生成过程中多种酶（如抑制酪氨酸酶）的活性。同时光果甘草提取物还具有防止皮肤粗糙及抗炎、抗菌的功效能，抑制酪氨酸酶的活性，具有与 SOD（过氧化物歧化酶）相似的清除氧自由基的能力，具有与维生素 E 相近的抗氧自由基能力。能有效改善皮肤暗黄，使黄褐斑皮损色素变淡；寡肽-1 是 EGF 表皮生长因子，修复皮肤屏障功能，与皮肤细胞发生作用，可有效促进上皮细胞营养代谢，保护皮肤及预防皮肤由于各种原因导致的损伤，寡肽还能促进真皮成纤维细胞的功能，使胶原蛋白分泌增多，有减轻皱纹及延缓衰老等作用；烟酰胺在体内与核糖、磷酸、腺嘌呤形成烟酰胺腺嘌呤二核苷酸（辅酶Ⅰ）和烟酰胺腺嘌呤二核苷酸磷酸（辅酶Ⅱ），为脂质代谢、组织呼吸的氧化作用和糖原分解所必需，缺乏时可影响细胞的正常呼吸和代谢而引起糙皮病。烟酰胺能干预色素颗粒在表皮细胞的分布，因而减轻和预防皮肤在早期衰老过程中产生的肤色黯淡、发黄。也可以修复受损的角质层脂质屏障，提高皮肤抵抗力。寡肽-4 是金属硫蛋白，它能清除自由基，自由基又称衰老因子，自由基过剩或任何引起自由基过剩的因素均会引起细胞病变，影响细胞正常功能的发挥，甚者引起衰老，MT 是迄今为止发现的清除自由基最强的活性蛋白质（或多肽），它清除自由基的能力体内专职的自由基清除剂——超氧化物歧化酶 SOD 强 1 万倍以上。

2. 赋活美白套组（中、重度黄褐斑）　成分与作用与 BIO 美白靓肤套组大同小异。

【美容微针治疗黄褐斑的方法】

1. 术前充分沟通评估，清洁皮肤，用利多卡因乳膏进行表面麻醉 40min 后清洁麻醉药，常规消毒治疗区，根据皮肤的具体情况选择相应的微针长度，将调配好的治疗溶液均匀涂抹在治疗区，然后应用滚轮微针从面颊开始轻轻滚动，依次为左侧面颊—额部—右侧面颊—下颌—上唇—鼻部，边滚边涂抹调配的美白亮肤液，一般按顺序重复3遍，治疗后皮肤微红，黄褐斑皮损区有点状出血点为宜。

2. 治疗后敷低温面膜 30～40min。

3. 治疗间隔为1个月。

【黄褐斑美容微针术后注意事项】

术后8h内术区禁水，术后做好防晒、防尘，忌食辛辣刺激食物，3天内避免上彩妆。

第四节 黄褐斑美容微针联合治疗

当前，治疗黄褐斑的治疗方法很多，遗憾的是没有一种方法完全有效并较为彻底地治疗该病。单一的治疗方法很难达到预期疗效，多种治疗方法优化组合，优势互补，联合治疗已经成为黄褐斑治疗的主流趋势。

近来，随着黄褐斑发病病机的基础研究不断深入，临床医师们不得不重新审视病因采取针对性治疗，例如：①如何促进皮肤再生修复，重建皮肤正常结构，恢复皮肤生理功能；②如何快速减轻炎症反应，促进创面愈合；③如何逆转皮肤老化，增强皮肤屏障功能；④如何改变给药方式，增加透皮吸收能力，提高药物疗效并减轻副反应；⑤如何综合提高皮肤保水能力，抑制色素合成，增强色素代谢功能等；并予以高度重视，对症治疗，取得了较好的疗效。

微针生物疗法在临床黄褐斑治疗中得到了广泛的应用，临床研究表明微针疗法在皮肤屏障功能修复、透皮给药技术应用、皮肤重建及光老化改善等方面较好疗效，其在黄褐斑治疗中与其他治疗方式相互结合，如针对色素合成抑制环节，利用微针对皮肤的机械作用，便于脱色剂（左旋维生素C、氨甲环酸、熊果苷等）及生长因子、甘草黄酮、积雪草苷等修复淡斑类药物渗入皮肤深层渗透性增加，以提高药物疗效。在微针机械滚针效应与透皮给药技术效应基础上，联用光电类治疗色素光调效应，联合化学剥脱术加速富含色素的表皮更替等可达到起效更快、疗效更高，极大地提高了患者的治疗信心和依从性。

第五节 黄褐斑美容微针治疗设问及解答

1. 美容微针治疗黄褐斑的原理是什么？

答：美容微针通过局灶性损伤启动皮肤组织一系列修复机制的产生，表皮再生修复，胶原组织的再生及重塑达到嫩肤目的，微针在皮肤上形成大量微细孔道给治疗药物形成良好通道，充分发挥药物的疗效。同时微孔可促进色素颗粒排出，刺激真皮内的嗜黑素细胞吞噬黑素，有利于色素颗粒代谢，从而达到祛斑的目的。

2. 为什么美容微针术后可能会有色沉？如何预防？

答：表皮损伤的严重程度及修复时间的长短和色沉发生概率明确相关，如果皮肤敏感，角质层较薄的患者治疗后恢复期延长，红斑期长，容易出现色素沉着。但这种沉着是一过性，短期自然恢复。

预防：减少微针滚轮操作区域重复，力度稍轻，术后配合传明酸导入，口服维生素C、维生素E，皮肤局部保湿防晒。

3. 做完美容微针后多久才会退红？术后多久能化妆？

答：治疗术后创面6～8h恢复，红斑在数小时内自然消退。术后72h可以正常化妆。

4. 治疗后有部分顾客述面部脱皮明显是什么原因？

答：治疗过程中破坏了表皮角质层细胞间连接的完整性，加速了角质层的脱落，术后无数的创伤小孔使表皮的锁水保水能力降低，表皮干燥易脱屑，术后注意保湿。

5. 美容微针治疗黄褐斑是否会导致皮肤敏感？

答：不会导致皮肤敏感，相反是增加皮肤的耐受能力，因为美容微针通过机械性造成表皮、真皮浅层或皮下的局灶损伤，启动表皮的再生及皮下胶原组织的再生与重塑，达到增厚皮肤，提高皮肤耐受力。

第六节　黄褐斑及美容微针治疗案例呈现

【黄褐斑案例一】（图19-1）

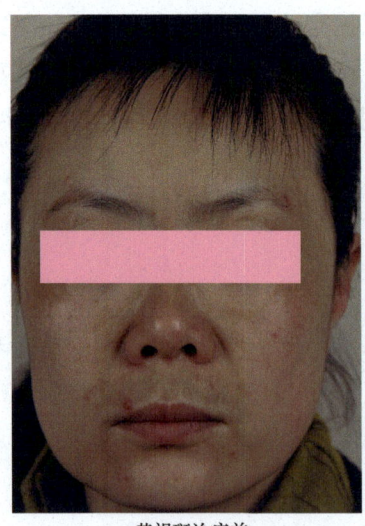 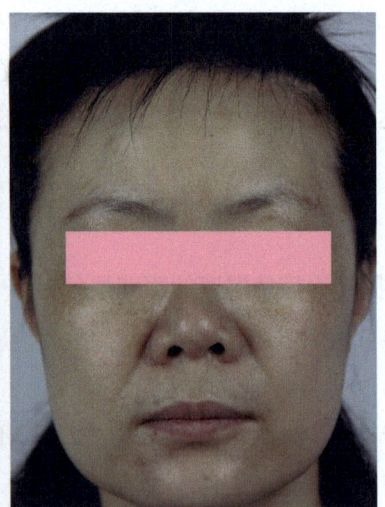

黄褐斑治疗前　　　　　　　　美容微针治疗3次后

图19-1　黄褐斑案例一

【黄褐斑案例二】（图 19-2）

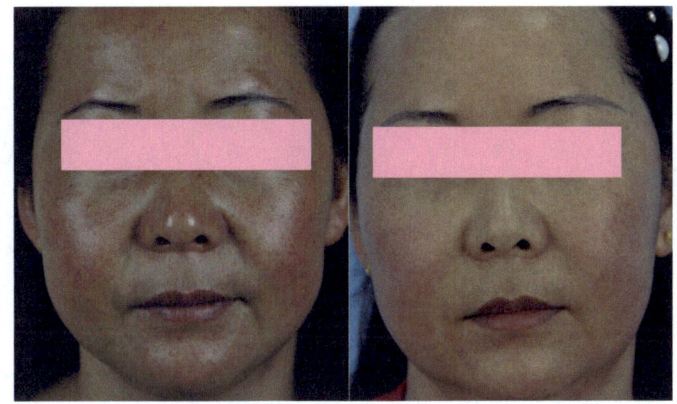

黄褐斑治疗前　　　　　　　美容微针治疗5次后

图 19-2　黄褐斑案例二

【黄褐斑案例三】（图 19-3）

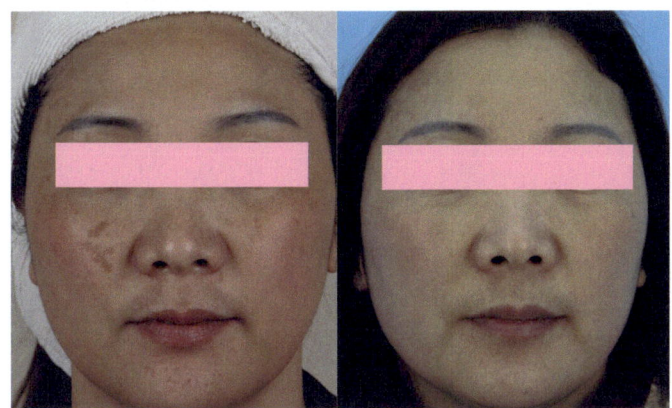

黄褐斑治疗前　　　　　　　美容微针治疗3次后

图 19-3　黄褐斑案例三

【黄褐斑案例四】（图 19-4）

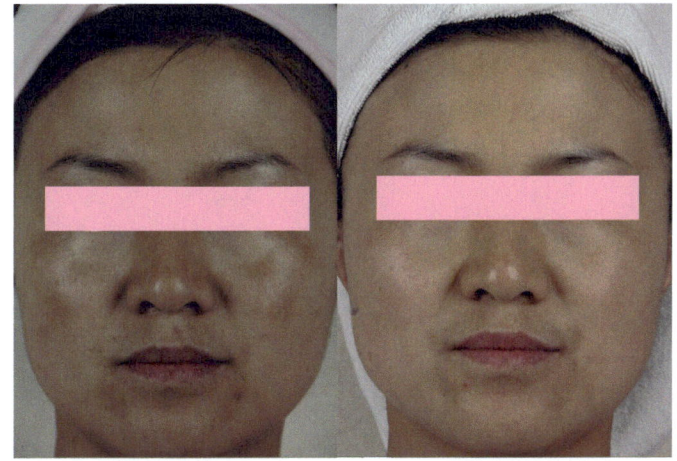

黄褐斑治疗前　　　　　　　美容微针治疗3次后

图 19-4　黄褐斑案例四

【黄褐斑案例五】（图 19-5）

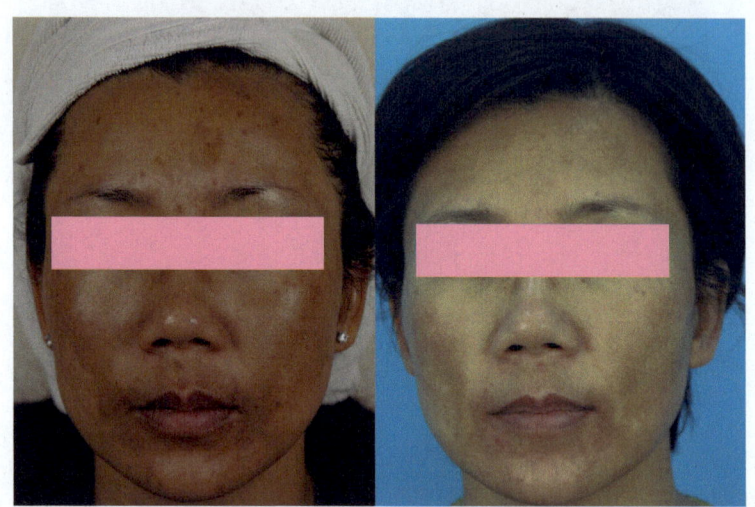

黄褐斑治疗前　　　　　　美容微针治疗5次后

图 19-5　黄褐斑案例五

（李大铁）

第二十章 炎症性色素沉着与美容微针应用

第一节 炎症性色素沉着概述

炎症性色素沉着又称炎症后黑变病，是皮肤急、慢性炎症后导致的皮肤继发性色素增加的疾病，是引起正常肤色改变的原因之一。通常没有种族和性别差异，但容易发生于肤色较深的人群，其深浅程度及持续时间常因人而异。

【发病原因】

1. 炎症性皮损后发病，如湿疹、固定性药疹、扁平苔藓、痤疮等，也常见于接触沥青、煤焦油或某些不正规的化妆品后，经日光照射引起光敏性皮炎，进而导致色素沉着。

2. 皮肤创伤及手术后，如烧伤、机械损伤、皮肤磨削术或皮肤肿瘤切除术后。

3. 各种理化因素，如激光术后、日晒、摩擦、放射线及药物等亦可引起皮肤的急、慢性炎症而导致色素沉着。目前激光引起的炎症性色素沉着成为高发因素之一。

【发病机制】

1. 炎症发生后，基底细胞层破坏导致色素失禁，真皮浅层的噬黑色素细胞增多，巨噬细胞吞噬基底层角质形成细胞和黑素细胞，因此这些黑素会在真皮浅层持续存在一段时间。

2. 表皮炎症反应导致一些炎症递质的释放，如花生四烯酸及其代谢产物前列腺素和白三烯，可导致酪氨酸酶含量增加，诱导黑色素细胞体积增大且树突伸长更明显，并可通过刺激表皮黑素细胞而使黑素细胞和一些免疫细胞活性发生变化，最终导致黑素合成增加，色素转移到周围的角质形成细胞，导致表皮色素增加。

3. 某些炎症性疾病和炎症性色素沉着的发生密切相关，可能是在患有这些疾病时皮肤基底层受到破坏，色素细胞受激引起黑色素生成增多。

4. 炎症性色素沉着的发病机制尚不明确，与个体对色素的反应相比，炎症的状态和性质可能与其发生密切相关。通常炎症性色素沉着为一过性色素沉积，肤色较深者发生概率大于浅肤色人群，且持续时间长，需要积极治疗。

【病理生理】

皮损区镜下可见炎症细胞浸润，基膜破坏，色素沉积于表皮至真皮浅层，色素沉着区可见真皮层毛细血管扩张。

【临床表现】

皮肤发红，片状浅棕或棕色色素沉着斑，皮损边缘模糊不清晰。

【鉴别诊断】

1. 褐青色痣　一种先天性非遗传性的皮肤色素性疾病，因为好发于颧骨又称颧骨母斑，而色素沉积于真皮层，又让它有了真皮斑的名称。颧部褐青色痣（真皮斑）多发于女性，发病年龄多在16～40岁，部分患者有家族史。主要病理特点为在颧部、颞部、下睑、上睑外侧、鼻翼、额外侧等固定部位，双侧对称分布的直径1～5mm黑灰色斑点，无任何自觉症状。

2. 雀斑　发生于面部皮肤上的黄褐色点状色素沉着斑，系常染色体显性遗传所致。多在3～5岁出现皮损，女性较多。其数目随年龄增长而逐渐增加。好发于面部，特别是鼻部和两颊，可累及颈、肩、手背等暴露部位，非暴露部位无皮损。皮损为浅褐或暗褐色针头大小到绿豆大斑疹，圆形、卵圆形或不规则，散在或群集分布，孤立不融合。无自觉症状。夏季经日晒后皮疹颜色加深、数目增多，冬季则减轻或消失。常有家族史。

3. 原发性黄褐斑　也称肝斑，皮损为黄褐或深褐色斑片，常对称分布于颧颊部，也可累及眶周、前额、上唇和鼻部，边缘一般较明显。多见于女性，血中雌激素水平高是主要原因，其发病与妊娠、长期口服避孕药、月经紊乱有关。无主观症状和全身不适。色斑深浅与季节、日晒、内分泌等因素有关。精神紧张、熬夜、劳累可使皮损加重。

第二节　炎症性色素沉着治疗概要

【炎症性色素沉着治疗的途径方法】

尽管色素沉着的产生和消退存在个体差异，但是色素沉着的发生有其自身的规律性，掌握规律，选择最佳治疗时机可有效预防色素沉着的发生。因此仅针对沉着的黑素进行治疗是片面的。

我们需要做到：①减少黑素的继续产生；②增加黑素的代谢水平。

色素代谢的主要途径：①经表皮代谢；②在真皮内巨噬细胞吞噬代谢。在色素代谢的过程中防晒是非常重要的，防晒的意义不仅是减少黑素细胞合成色素的能力，更重要的是减轻紫外线对角质形成细胞的损害，提高角质形成细胞的抗氧化能力和对黑色素的代谢能力。

第三节　炎症性色素沉着美容微针应用

【微针疗法在炎症性色素沉着中的作用】

微针疗法可以通过针刺对皮肤组织造成损伤，刺激皮肤组织的修复而达到治疗目的。

【治疗的原理】

1. 损伤阶段，主要特征是通过针刺使得皮肤创伤、出血，血小板破裂后释放多种炎症趋化因子，导致中性粒细胞趋化。

2. 损伤愈合阶段，中性粒细胞由单核-巨噬细胞取代，损伤创面上皮化。在此过程中，单核-巨噬细胞分泌成纤维细胞生长因子、血小板源性生长因子、肿瘤坏死因子-α、转化生长因子-β等，表皮角质形成细胞迅速从损伤处增殖、迁移，修复损伤的同时可使表皮细胞增多，表皮变厚；成纤维细胞产生Ⅲ型胶原蛋白、弹性蛋白、黏多糖、蛋白聚糖，使得真皮厚度增加。

3. 皮肤滚针可以在皮肤表面创建很多微通道，可提高药物（生长因子或抑制酪氨酸合成的药物）的透皮吸收，在损伤修复过程中起到干预促进作用。

【微针疗法的具体操作方法（以美白套组为例）】

由助手在无菌条件下应用无菌注射器将美白套组内产品进行调配，激光治疗后即刻术者戴无菌手套进行皮肤消毒，助手将调配溶液滴在治疗区域后由术者涂抹均匀，后应用微针从面颊开始轻轻滚动，依次为左侧面颊—额部—右侧面颊—下颌—上唇—鼻部，边滚边涂抹调配好的美白套组溶液，按顺序重复3遍，在第3遍可根据具体皮肤情况在肤色暗黄范围局部加重滚动力度，治疗以皮肤微红，无出血为宜。注意滚动时用力方向要与皮肤滚针轴一致，以防皮肤滚针折断或扭曲。治疗完成将套组内美白精华液均匀涂抹于面部，并敷贴无菌水晶面膜30～40min，面膜敷贴前需冷藏，以舒缓微针治疗后的轻微不适和微红。治疗2周后复诊，治疗间隔为1个月，6次为1个疗程。

第四节　炎症性色素沉着美容微针联合治疗

【光调作用】

1. 定义　光调作用也称生物刺激作用，是指利用发光半导体、激光，或其他光源来调控细胞的活性。这种使用低能量、窄谱的有特定脉冲方式和脉宽的光进行治疗被称为光调作用。典型的剥脱性激光的非热效应区即为光调作用区。

2. 原理　光调作用不同于传统通过光热作用而诱发组织热损伤修复的治疗方法，而是通过非热作用、使用热定脉冲方式和脉宽、低能量窄谱光源的方法，来调节细胞活性。

3. 主要靶目标　光调作用的主要靶目标是细胞，除了成纤维细胞外还有白细胞、巨噬细胞、肥大细胞和角质形成细胞。光调作用还可增加局部血液循环。

4. 应用　目前，光调作用在皮肤美容中可应用于嫩肤、减轻炎症反应、促进伤口愈合、预防炎症性色素沉着、日晒伤和瘢痕形成等。

【微针疗法联合治疗在炎症性色素沉着方面的作用】

1. 射频治疗　主要通过感应电作用、电解作用及电热效应等对组织产生的生物学效应达到治疗作用。根据射频的生物热效应原理，射频作用于生物体后可导致血管扩张，血液和淋巴液循环加快，毛细血管和细胞膜通透性增加，细胞内酶活性提高，新陈代谢速度加快。另外射频治疗经过补水加热活化细胞，增强皮肤保湿能力，可以改善皮肤质地及保湿力。

2. 强脉冲光技术　根据选择性光热作用原理，有针对性地对红细胞、色素等进行破坏而不损伤周围正常组织的一种治疗方式。胡蝶等认为低能量光具有抗炎作用，脉冲光光调作用刺激成纤维细胞增生、胶原形成，改善由于血管壁的胶原纤维间黏附力减弱而导致的血管变宽、真皮胶原消失而导致的表面血管显露，脉冲光光调作用可刺激角质形成细胞增生，从而恢复了皮肤屏障功能。脉冲光还可改善神经的敏感性，调节感觉神经纤维的功能。

3. 点阵激光　其作用原理是局灶性光热作用，点阵激光产生陈列样排列的微小光光束作用于皮肤组织，组织中的水分吸收能量后，形成多个柱形结构的微小热损伤区，继而引起一连串的皮肤生化反应，达到紧肤嫩肤及去除色斑的效果。点阵激光基本原理：水为靶目标，在一定的能量密度下，把一个连续的激光光斑分成一系列不连续的均匀分布的激光聚焦点阵，点与点之间间隔大于点直径，产生一系列卫星柱状热损伤区，这种热损伤可启动机体程序化的创伤愈合过程，产生包括表皮和真皮的皮肤全层发生重塑和重建，同时又保护一部分正常皮肤不受损伤，从而使皮肤尽快恢复。对于点阵激光治疗色素问题提出了黑素穿梭功能和黄褐斑皮下异常真皮结构重塑。黑素穿梭是基于研究发现激光治疗后，一些真皮组织与坏死的细微表皮结合在一起，黑素穿梭过表皮经过角质层代谢掉，同时热刺激也可缩短表皮的更替时间，从而增加了色素的转运，达到色素从表皮代谢的治疗目的。

第五节　炎症性色素沉着美容微针治疗设问及解答

1. 炎症性色素沉着应用微针效果如何？

答：炎症性色素沉着应用微针效果肯定。原因一是刺激并促进表皮角质形成细胞迅速从损伤处增殖、迁移，修复损伤的同时可使部分色素脱落代谢，并可刺激表皮细胞增多，表皮变厚，降低后期炎症性色素沉着的概率；二是美容微针可以在皮肤表面创建很多微通道，可提高药物（生长因子或抑制酪氨酸药物）的透皮吸收，在损伤修复过程中起到干预促进作用；三是可以刺激真皮的损伤修复，增强色素颗粒的细胞代谢途径，促进色素进一步代谢。

2. 炎症性色素沉着应用微针治疗需要几次？间隔多久？

答：一般首先进行 6 次以上的美容微针治疗，每次间隔 1 个月左右，可在治疗后 1 周进行相应的修复治疗。

3. 炎症性色素沉着的联合治疗的目的？

答：利用激光光热作用对色素进行治疗，然后在应用微针进行机械刺激后导入相应的成分，以增加并加速局部色素代谢。

4. 微针联合光电治疗怎样进行联合？

答：有两种联合方式，即刻联合治疗——先行光电治疗，光电治疗后即刻进行微针治疗；间隔联合治疗——先行微针治疗，1 个月后进行光电治疗，再间隔 1 个月进行微针治疗后面视皮肤情况进行间隔或者即刻联合治疗。

5. 微针联合光电治疗炎症性色素沉着的顺序？

答：一般使皮肤炎症性色素沉着的严重程度及皮肤的耐受程度而定，若皮肤耐受性较弱，或者炎症性色素沉着时间不久且是由于激光或者果酸换肤等治疗引起，则先进性微针美白套组治疗，1 个月后再视皮肤情况进行单纯微针或者光电联合微针治疗。若皮肤耐受性可，或者炎症性色素沉着时间超过半年以上则可进行即刻联合治疗。首先选择合适的光电仪器进行治疗后即刻进行微针套组治疗，以加速已沉着色素代谢。

第六节　炎症性色素沉着美容微针治疗案例

【炎症性色素沉着案例一】（图 20-1）

经常在美容院洗脸护肤，皮肤暗沉越来越明显。进行微针护理后两次有所改善。

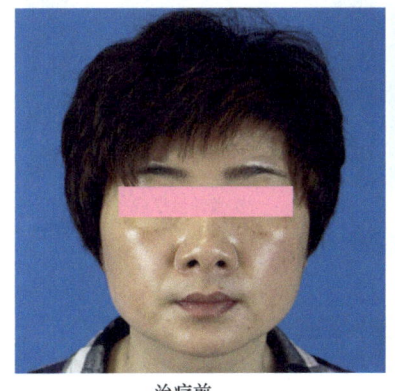
治疗前

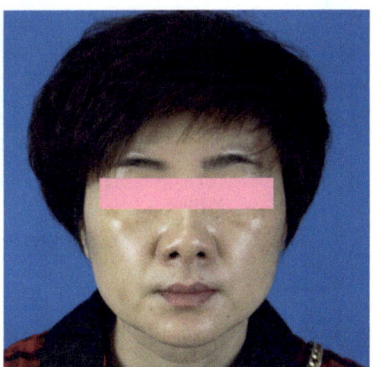
两次微针治疗后

图 20-1　炎症性色素沉着案例一

【炎症性色素沉着案例二】（图 20-2）

应用祛斑霜后面部整体发黄变黑，来院就诊，进行修复与微针治疗后 3 次明显改善。

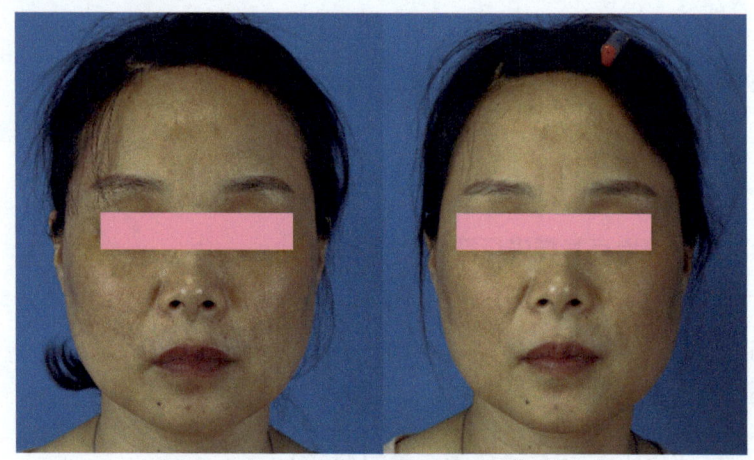

治疗前　　　　　　　　　　3次微针治疗后

图 20-2　炎症性色素沉着案例二

【炎症性色素沉着案例三】（图 20-3）

本身只有雀斑，在外进行治疗后肤色暗沉加重，来院就诊，予以美白套组微针治疗加修复 1 次后明显改善。

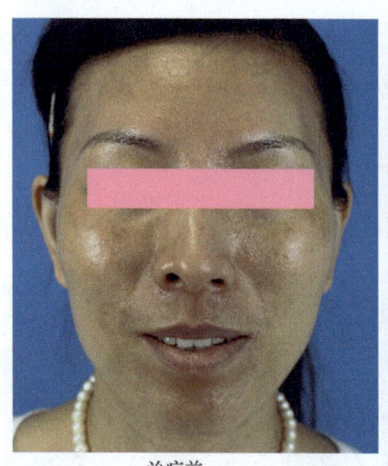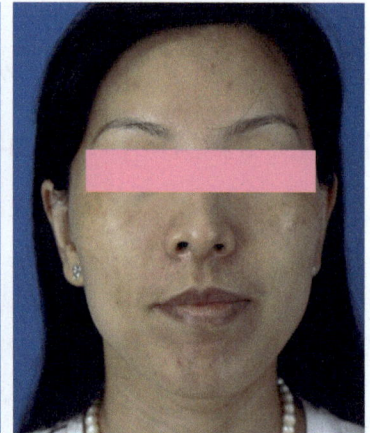

治疗前　　　　　　　　　　一次微针治疗后

图 20-3　炎症性色素沉着案例三

【炎症性色素沉着案例四】（图 20-4）

在外院治疗祛斑后额部色沉明显，应用美白套组微针治疗 2 次后改善。

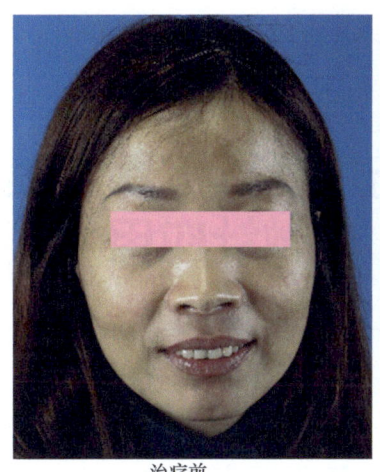 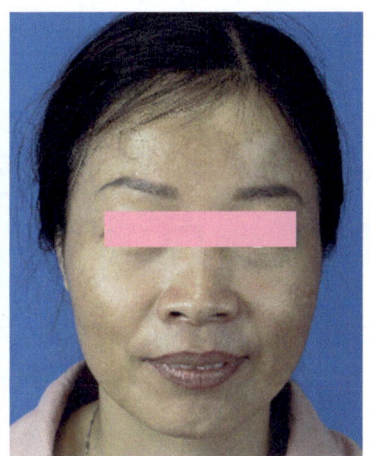

治疗前　　　　　　　　两次微针治疗后

图 20-4　炎症性色素沉着案例四

（麦　跃）

第二十一章 外伤性色素沉着与美容微针应用

第一节 外伤性色素沉着概述

外伤性色素沉着（traumatic hyperpigmentation）是皮肤创伤及手术后，如烧伤、机械损伤、皮肤磨削术或皮肤肿瘤切除术后出现色素沉着的一种常见的临床现象。通常无种族和性别差异性，但更容易发生于皮肤颜色较深的人群。其深浅程度及持续时间因人而异，一般在外伤后数周或3～6个月色素沉着可逐渐消退。

外伤性色素沉积的产生机制归结起来可能主要有三方面：一方面是外伤破坏了皮肤疏基，使之结合铜离子的能力减弱，从而使酪氨酸酶活性增加。酪氨酸酶是催化黑素合成的限速酶，羟化后形成二羟基苯丙氨酸（多巴），并将多巴氧化为多巴醌。高度活跃的多巴醌分别向真黑素和褐黑素通路转化，从而使表皮合成黑素增加，继而表现为皮肤色素沉着。另一方面，外伤后皮肤受损，引发表皮炎症反应，导致花生四烯酸分泌增多，并氧化成前列腺素及类脂化合物，从而激活黑素细胞中的黑素小体，使得黑素小体合成增加，从而增多了输送到角质形成细胞中的黑素小体。当外伤及外伤所引发的炎症反应破坏了表皮基底层，黑素颗粒释放进入真皮乳头层并被其间的巨噬细胞吞噬（色素失禁），从而导致色素沉着。另外，外伤及外伤后所引发的炎症反应破坏了皮肤屏障功能。角质形成细胞在不同黑素细胞稳态水平上的作用已经有了大量描述。表皮黑素单位内角质形成细胞与黑素细胞间的联系是通过上皮钙黏着蛋白（E-cadherin）形成缝隙联合及源于角质形成细胞的可溶性因子共同介导。角质形成细胞调节黑素细胞的黏附、增殖、存活和形态学变化。它们还调节黑素生成蛋白的转录并调节所产生的黑素的含量和质量。外伤导致表皮屏障功能受损，角质形成细胞控制能力丧失，从而使得黑素细胞转化。最近研究表明，角质形成细胞并非是色素的被动接受者，它们的作用包括：①色素转移的募集者；②黑素小体吞噬作用的诱导者（通过角质形成细胞的特定膜受体PAR2）；③已转移的黑素小体分布模式的调节者（聚集性和单个黑素小体）。角质形成细胞主要通过α′MSH/MC1R轴对色素沉着过程进行控制：角质形成细胞生成并释放α′-黑素细胞刺激素（α′MSH），与黑素细胞黑素皮质激素受体1（melanocortin receptor 1，MCR1）结合从而激活MCR1，激活后的MCR1通过增加转录因子MITF来刺激产生黑素信号级联。

除了 MSH/MCR1 轴，其他角质形成细胞因子如内皮素 1，干细胞因子（stem cell factor，SCF）、碱性成纤维细胞生长因子（bFGR）、前列腺素 E_2（PGE_2）和 $F_2α'$（$PFG_2α'$）、肝细胞生长因子（HGF）、神经生长因子（NGF）、粒细胞-巨噬细胞集落刺激因子（GM-CSF）也参与了黑素细胞与黑素产生的调控。所以皮肤外伤后，角质形成细胞破损，促进黑素细胞与黑素产生的大量角质形成细胞因子释放，使得皮肤中黑素增加，造成色素沉积。同时，皮肤抵御外界不良刺激（如紫外线照射）的能力降低，使外线诱导黑素细胞合成及转运黑素小体的能力增加，导致色素沉着。

第二节 外伤性色素沉着治疗概要

治疗目的一方面应避免诱发和加重因素，恢复皮肤屏障功能；另一方面抑制黑素细胞活性或黑素合成，破坏清除黑素小体，预防或减少复发，从而减少皮损面积，改善美容上的缺陷。

1. 一般治疗 日晒是其加重因素之一，因此，一定要嘱咐患者避免日晒，如需外出须使用有效的防晒措施，同时忌用口服避孕药、光敏性药物及不正规化妆品。嘱患者减少搔抓和不良刺激。

2. 药物治疗 ①口服药物：维生素 C、维生素 E 有抗氧化作用，使酪氨酸酶活性降低，黑素生成减少，可用维生素 C 每次 0.2g，一日 3 次；维生素 E 每次 0.1g，一日 2 次。止血环酸与参与黑素代谢的酪氨酸部分结构相似，共有一个羧基，因此，可竞争性抑制酪氨酸酶活性，减少黑素生成，使用剂量为每次 0.25g，一日 3 次。②静脉注射：如伴有炎症反应时，可先选用复方甘草酸苷静脉滴注，每次 80mg，一周 2 次。有研究发现甘草制剂有抑制酪氨酸酶活性的美白效果。谷胱甘肽是由谷氨酸、半胱氨酸和甘氨酸结合而成的三肽，半胱氨酸上的巯基为其活性基团，可结合铜离子，抑制铜离子依赖性酪氨酸酶的活性，减少黑素生成。同时，巯基也易与铅、汞、砷等重金属盐络合，可降低酪氨酸酶催化活性，减少黑素生成。谷胱甘肽还是一种重要的抗氧化剂，能清除体内氧自由基。因此，可静脉滴注谷胱甘肽，每次 1.2g，1 周 2 次，并配以较大剂量的维生素 C，每次 3.0g，1 周 2 次进行治疗。③物理治疗：脉冲染料激光（波长 510nm）、Q 开关 Nd:YAG 激光（波长 532nm）、Q 开关翠绿宝石激光（波长 755nm）、Q 开关红宝石激光（波长 694nm）及强脉冲光疗法（IPL）等有破坏真皮上部的黑素颗粒作用，对部分患者有效，但应注意炎症后色素沉着及复发等问题，术后应严格注意防晒。

3. 局部治疗 ①氢醌：通过抑制酪氨酸酶活性而阻止多巴向黑素转化，另一机制是通过抑制 DNA 和 RNA 合成，破坏黑素细胞，常用浓度为 2%～5%，由于该药易在空气和日光中氧化，因此，最好在晚上使用该药，保存时应封闭避光，同时还应注意其潜在的副作用，例如，皮肤刺激反应，接触性皮炎等。②维甲酸：维甲酸被认为有阻止酶的转化而抑制酪氨酸酶和多巴因子的作用，从而阻碍黑素合成。常用浓度为 0.05%～0.1%，副作用为红斑、脱屑、炎症后色沉。现多使用 0.1% 全反式维甲酸。③壬二酸：对黑素细胞具有抗增殖和毒性作用，抑制线粒体氧化还原酶活性和 DNA 合成，在体外也有轻度抑制酪氨酸酶作用，常用浓度为 20%，副作用为轻度皮肤刺激作用。④糖皮质激素：糖皮质激素具有抗炎作用，短期内使用可减少色素沉着，但应注意不应长期使用，以免产生激素依赖性皮炎。此外，甘草酸铵具有抗炎、抗过敏作用，熊果苷能够加速黑素的分解，减少皮肤色素沉着，都可用于外伤性色素沉着的治疗。为了提高疗效，降低药物不良反应，以上药物也可联合应用。如 Kligman 提出了氢醌、氢化可的松和维甲酸的联合应用。有报道称，将全反式维甲酸佐以熊果苷与甘草酸铵联合治疗黄褐斑有效，其不良反应小于单用氢醌或其他外用药物。⑤美白祛斑产品：患者可根据个人需求进行选择，辅助治疗外伤性色素沉着。现在已经开发出与氢醌美白效果相当且安全性更好的美白化妆品。⑥化学剥脱：果酸是目前使用较多的一种化学剥脱剂，可使皮肤加速更新，在 10% 浓度时可降低表皮黏合力，20%~50% 时可致表皮松解、剥脱，促进黑素颗粒从表皮基底层到角质层迅速剥脱。⑦离子导入：离子导入可提高某些药物的经皮吸收，作用强度增加，目前多采用离子导入维生素 C 及其衍生物，特别是左旋维生素 C 辅助治疗。⑧防晒：防晒对预防本病的加重非常重要，应全年采取防晒措施。尽量避免在上午 10 时至下午 3 时外出，如需外出时，应采用防晒措施。譬如打遮光伞，戴遮阳帽等。同时，应当外涂同时防护 UVA 及 UVB 的广谱防晒剂。

第三节　外伤性色素沉着美容微针应用

微针疗法（micro-needle mesotherapy）是一种常见的，利用微细针状器械实施的皮肤软组织治疗手段。通过在患者皮肤上滚动微针以刺激皮肤，激活皮肤自我修复能力，促进胶原纤维及弹性纤维增生，借以达到填补凹陷，淡化色斑，抚平皱纹的治疗效果。微针滚轮上有 192 个微针阵列，通过在皮肤上滚动，刺激治疗区域皮肤 5min 左右，造成超过 20 000 个有序排列的微细管道，从而使得有治疗功效的药液及多重营养元素可以经微小管道直接渗入皮肤深层，起到有效改善皮肤质地，治疗色斑等皮肤美容效果。

由于微针可以有效将治疗色素沉积药物输送到表真皮中，使药物可以最大程度抑制炎症过程、阻断黑素生成、破坏黑素细胞，同时有效刺激皮肤促进胶原纤维及弹性纤维增生，并且操作简单安全，不受肤色肤质影响，与激光等其他治疗手段相比极少出现术后色素沉着，所以不失为是治疗外伤性色素沉着的有效手段。在治疗外伤性色素沉着时，建议选择 0.5~0.7mm 或 1mm 长度微针。

【微针治疗流程】

1.准备工作　①禁忌证排查：告知患者可能出现的排针痕迹和面部微红；②器具消毒：将微针在 75% 的医用乙醇中浸泡 10min；③彻底清洁皮肤治疗区域；④针长超过 0.5cm 时建议表面局部麻醉：使用利多卡因膏剂或霜剂表面麻醉药 1h；⑤水氧嫩肤，皮肤深层清洁；⑥治疗区域皮肤消毒：碘酊消毒，乙醇脱碘；⑦建议使用皮肤色素稳定剂，如传明酸精华液等。

2. 微针治疗 ①按使用项目不同选用不同型号的微针；②建议使用注射器抽取类人胶原蛋白专用导入液2ml，呈点状滴注在治疗区域皮肤表面；③使用滚针在治疗区域进行水平、垂直、斜角方向的滚动，打开皮肤通道，促进肌肤吸收（滚针滚动时速度要快，角质层薄者可来回滚动3～5回，正常皮肤滚动5～7回）。

3. 术后处置 ①敷贴可复美面膜，25～30min，敷贴前冷冻，以舒缓轻微的不适和微红；②敷贴结束几分钟后，观察治疗区域，等皮肤适应周围环境后，方可离开；③告知患者术后注意事项，预约下次治疗时间；④微针器具消毒封存备用，注意标注患者姓名，避免交叉使用。

4. 禁忌证 ①严重心脏病患者，高血压、高血糖、凝血功能异常、精神系统紊乱、白癜风患者禁用；②瘢痕增生性皮肤患者慎重使用；③皮肤感染、痤疮炎性期皮肤患者禁用；④孕妇、哺乳期禁用；⑤对蛋白质和金属过敏者要谨慎使用。

5. 注意事项 ①一个微针仅供一人一个疗程使用，避免交叉感染；②第一次接受疗程时，手的力度要适中，不可过重；③在滚针结束后，个别患者皮肤可能会出现排针痕迹或皮肤微红症状，角质层较薄者，更为明显，属正常现象，一般1～2天会自行消退；④治疗后，避免皮肤受刺激，忌风（吹风、开车窗）、忌粉尘；⑤治疗后6h内面部不能使用刺激性化妆品，避免剧烈运动出汗，3天内不要游泳、桑拿；⑥注意皮肤的保湿及防晒。

第四节 外伤性色素沉着美容微针联合应用

激光技术是现在临床上针对外伤性色素沉着常用的治疗手段之一。但由于激光术后部分患者会出现色素沉着或色素缺失，因此与微针联合应用对于治疗外伤性色素沉着及减少激光术后副作用有很好的效果。

黑色素包含在大小0.5～10μm的黑素小体中，是激光治疗外伤性色素沉着的靶目标。根据选择性光热作用理论，通过巨大的脉冲能量在瞬间击碎色素小体和色素团块，从而有效治疗外伤性色素沉着。多种激光被尝试用于外伤性色素沉着的治疗，目前运用长波长、大光斑、低能量Q开关激光多次短间隔照射是治疗外伤性色素沉着较快速、有效且副作用小的方法。

1. 低能量密度Q开关755nm激光治疗 Q开关755nm激光照射瞬间，含有一定数量的黑素小体的表皮黑素细胞受到一定程度的损伤。在光镜下，正常人表皮黑素细胞的数目在Q开关755nm激光照射后1周即可恢复正常。Q开关激光不能长期抑制外伤性色素沉着皮损区活跃的黑素细胞功能。Kopera观察Q开关755nm激光照射后人表皮黑色素颗粒爆破，含有大量黑色素的黑素细胞、角质形成细胞及真皮噬黑素细胞产生空泡样变，其活性暂时受损；不含或含黑素少的黑素细胞活性无影响。而微针通过在皮肤上产生大量的微细管道，将药物有效渗透到真表皮中，减少黑素生成，破坏黑素小体，从而起到减轻色素沉着的作用，与755nm联合应用可以维持并增强其对黑素小体的抑制作用。

2. 低能量密度 Q 开关 1064nm 激光治疗　常规能量的 Q 开关激光能量高，引起组织反应重，可能刺激黑色素化，易引起或加重色素沉着；另外光斑小，照射能量高，且穿透浅，也易引起色素沉着。并且，激光治疗的同时也产生非特异性的真皮损伤和诱导炎症反应，导致噬黑素细胞迁移。所以我们主张低能量（通常治疗至皮肤轻度潮红即可，能量密度一般为 2~3mJ/cm^2）、多次（5~10 次）、频繁（每周 1 次）的治疗。多数患者在治疗后皮肤质地和肤色都有改善。多数报道证实该方法针对外伤性色素沉着疗效确切，但术后有一定的色素沉着及色素脱失发生率。所以，结合微针治疗，通过激活皮肤修复能力，减轻非特异性真皮损伤，促进组织修复。同时，局部定点注射药液也可减轻激光术后色素沉着发生率。

3. 像素激光　越来越多的报道证实，点阵激光可以有效治疗外伤性色素沉着。点阵激光治疗后，真表皮连续处的色素颗粒可随着表皮微坏死灶（MENDs）经表皮脱落，这种脱落可发生在点阵激光治疗后的 1~7 天过程中。这种 MENDs 是点阵激光治疗诱导出的真皮创伤愈合反应，色素小体随 MENDs 排除的机制可能是治疗色素病的机制，MENDs 可能起到类似载体运输的作用。

4. 强脉冲光治疗　强脉冲光（IPL）通过选择性光热作用治疗，脉宽可调，每次击发可选择 1~3 个脉冲，是毫秒级脉宽光源，引起的组织损伤小，治疗后色素沉着少。但由于不能瞬间集中峰值能量爆破黑素小体，对真皮的黑素颗粒作用达不到有效破坏，且 Yamashita 观察 IPL 照射后黑素细胞不被破坏，可很快恢复活性，认为 IPL 只可暂时去除表皮色斑。所以如果与微针联合应用，可以有效地维持 IPL 治疗后的疗效，相对更持久地抑制黑素细胞活性，并且可以抑制或破坏真皮中的黑素小体生成，达到更好的治疗效果。

第五节　外伤性色素沉着美容微针治疗设问及解答

1. 微针操作过程会不会有疼痛感？

答：因为治疗中微针一定要作用到真皮才可以有效使药物渗透到真皮层并起到刺激胶原纤维增生的作用，所以在治疗过程中维持一个轻微的刺痛感对于达到好的治疗效果是必要的。

2. 微针的效果怎么样？可以维持多久？

答：微针项目目前在临床的有效度和顾客的满意度是非常高的。微针通过提升活性药物成分渗透，刺激自身胶原增生，同时局部定点针对外伤性色素沉着给药，从而起到有效治疗外伤性色素沉着的效果。治疗效果维持情况，由于个体代谢情况不同，效果持久度也不尽相同。一般后期保养得宜可以维持 1~2 年时间。

3. 微针会不会反弹?

答：不会反弹。微针通过物理刺激及有效渗透给药，激活了皮肤自我修复功能，增强了皮肤代谢黑素能力，同时针对色素沉着区域定点给药，将药物抑制黑素生成、消除黑素细胞等功能发挥到最大，从而起到明显的针对外伤性色素沉着的治疗效果。不会出现反弹情况。

4. 微针可以和激光能一起做吗?

答：微针和激光联合应用可以起到互相补充，互相促进的作用。激光是通过光热作用破坏黑素小体，但同时会造成非特异性真皮损伤及诱导炎症反应，从而会部分造成术后色素沉着。而微针通过局部定点渗透药物，减少黑素生成，破坏黑素小体，从而起到减轻色素沉着的作用，与激光联合应用，正好可以减少激光术后的色素沉着发生率。

5. 微针会不会有排异反应?

答：微针的细胞生长因子是从人体中提取，通过基因克隆技术制备，已与人体100%同源化，不会存在排异反应。

第六节　外伤性色素沉着及美容微针治疗案例呈现

【外伤色素沉着案例一】（图 21-1）

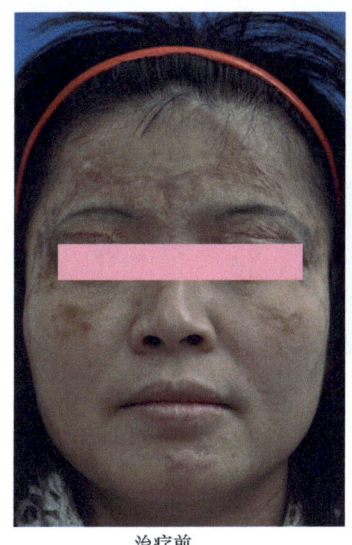 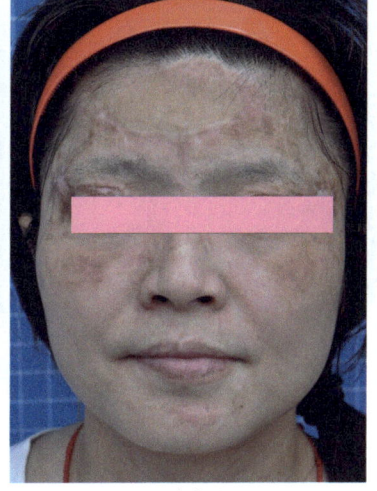

治疗前　　　　　　　　　　治疗后

图 21-1　外伤性色素沉着案例一

【外伤色素沉着案例二】（图 21-2）

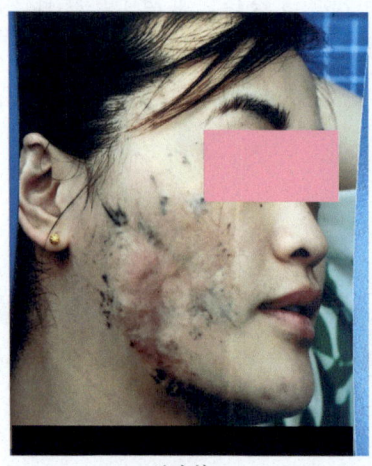
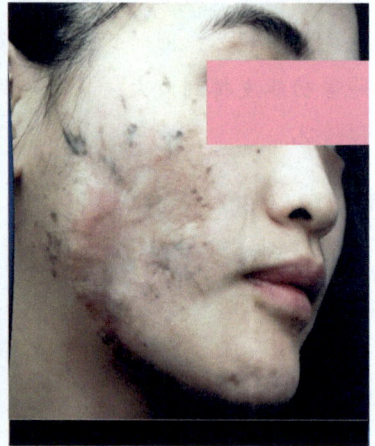

治疗前　　　　　　　　　　　　治疗后

图 21-2　外伤性色素沉着案例二

【外伤色素沉着案例三】（图 21-3）

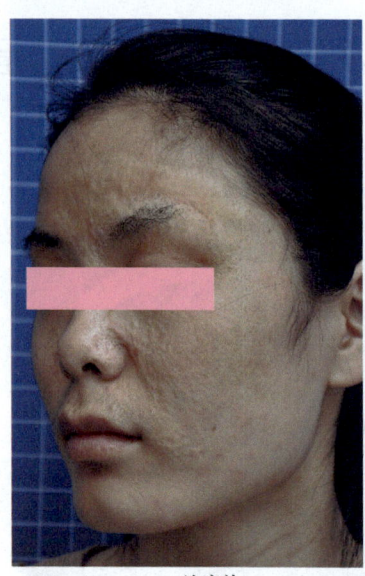
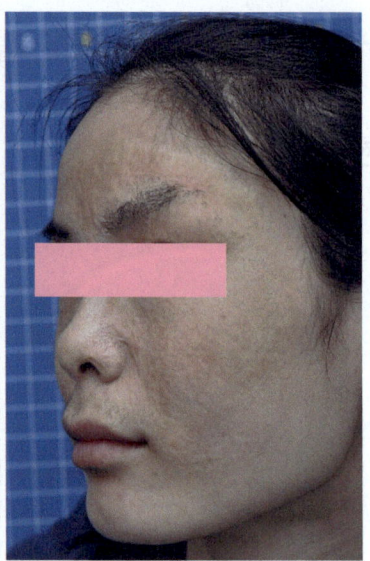

治疗前　　　　　　　　　　　　治疗后

图 21-3　外伤性色素沉着案例三

（富秋涛）

第二十二章 黑变病与美容微针治疗

第一节 黑变病概述

皮肤黑变病是以暴露部位皮肤色素沉着为主的一组皮肤色素代谢性疾病。好发于颜面部淡褐、深褐、灰黑色色素沉着斑。有人认为它是一种光敏性皮炎或光毒皮炎后的变异。

【病因】

病因尚未完全确定。部分皮肤黑变病可由使用粗劣化妆品引起，或是内分泌紊乱，妇女卵巢功能障碍所致。不论何种原因所致，或有何种表现，有人认为都是与碳氢物质中毒有关。属中医学"黛黑斑"范畴，皆由于水亏不能制火，血弱不能华肉而产生。

长期接触焦油、沥青、石油及其衍生物，由于其中的蒽、菲、萘等化合物具有显著的光敏作用，可导致日光暴露部位的炎症，出现皮肤色素改变。明确由焦油类化合物引起的黑变病又称为焦油黑变病。有的化妆品中含有矿物油及烃类化合物、香料、防腐剂、表面活性剂等，它们有的具有光感作用，长期接触可导致黑变病的发生。有的患者则找不到明确的发病诱因。常常日光晒后加重。此外，营养不良及其他因素也可能导致本病。

【临床表现】

好发部位多在颜面、额部及颈部。

不对称的黑色或黑褐色的色素沉着斑块。如瑞尔黑变病，则开始时斑的部位有些发红，以后逐渐变为暗褐色及青灰色，有时皮肤粗糙、脱屑，有时伴全身症状。焦油性黑变病，开始时可出现红斑，轻微痒感，继之出现色素沉着，大多数则伴有明显的毛囊角化，以后则色素沉着呈弥漫性，还可见表皮萎缩及毛细血管扩张，或伴痤疮。妇女颜面黑变病开始时瘙痒、潮红，随后逐渐出现黑色色素沉着斑。

【诊断与鉴别诊断】

好发于中年女性，多累及面颈及暴露部位，皮损边界欠清伴片状或网状分布的灰紫到紫褐色斑，粉尘样外观，有外用化妆品、日光照射或光敏物接触史。

本病诊断需与黄褐斑、艾迪生病、炎症后色沉、皮肤异色症等相鉴别。

第二节　黑变病治疗概要

【一般治疗】

黑变病的治疗要有足够的耐心，有效防晒，保持良好的情绪和睡眠，生活规则，可多进食含维生素C丰富的水果蔬菜。停用可疑的化妆品及其他含光敏类护肤品，避免阳光紫外线强烈照射，对可疑致敏物可做斑贴试验找出可疑病因。

【药物治疗】

1. 内服治疗　炎症期可短期服用小剂量糖皮质激素控制炎症。色素沉着期使维生素C、维生素E口服或静脉滴注。谷胱甘肽静滴也被临床证实有效。中医学认为是气血不调或肾虚所致，常用的药物有逍遥丸、六味地黄丸、桃红四物汤等。
2. 外用药物　氢醌霜、维生素A酸乳膏、肝素钠霜、外用防晒剂等。
3. 物理治疗　激光或光子嫩肤，脱色剂离子导入疗法及化学换肤等均有疗效。
4. 外用医学护肤品　成分含左旋维生素C、甘草黄酮、积雪草苷等外用护肤品外用有效。

第三节　黑变病美容微针治疗

【作用机制】

1. 外用传明酸、左旋维生素C、甘草黄酮及谷胱甘肽等药物对黑色素的形成与传输有抑制作用，在临床已得到充分实证。常使用的方法以外涂或射频导入为主，但透皮吸收能力有限。微针疗法透皮给药技术可极大提高药物的有效性，通过美容微针机械性通道，高效导入作用药物，抑制酪氨酸酶活性，减少色素形成，充分发挥药物的疗效。
2. 微针疗法启动组织修复机制，增加真、表皮的再生修复与重塑，增加皮肤屏障功能，提高皮肤与紫外线的防护功能。微针疗法同时刺激真皮内的嗜黑素细胞吞噬黑素，加速色素颗粒的代谢。

【套组建议】

建议使用套组：伊肤泉BIO美白亮肤套组。

成分：传明酸、光果甘草根提取物、烟酰胺、透明质酸钠、寡肽-1、寡肽-4等。

成分作用原理：传明酸又名氨甲环酸，能有效阻断络氨酸与络氨酸酶的结合，从而阻断黑素细胞合成黑色素颗粒；光果甘草根提取物，深入皮肤内部并保持高活性，有效抑制黑色素生成过程中多种酶（如抑制酪氨酸酶）的活性。同时光果甘草提取物还具有防止皮肤粗糙及抗炎、抗菌的功效，能抑制酪氨酸酶的活性，具有与SOD（过氧化物歧化酶）相似的清除氧自由基的能力，具有与维生素E相近的抗氧自由基能力。能有效改善皮肤暗黄，使黄褐斑皮损色素变淡；寡肽-1是EGF表皮生长因子，修复皮肤屏障功能，与皮肤细胞发生作用,可有效促进上皮细胞营养代谢,保护皮肤及预防皮肤由于各种原因导致的损伤,寡肽还能促进真皮成纤维细胞的功能,使胶原蛋白分泌增多,有减轻皱纹及延缓衰老等作用;烟酰胺在体内与核糖、磷酸、腺嘌呤形成烟酰胺腺嘌呤二核苷酸(辅酶Ⅰ)和烟酰胺腺嘌呤二核苷酸磷酸(辅酶Ⅱ),为脂质代谢、组织呼吸的氧化作用和糖原分解所必需,缺乏时可影响细胞的正常呼吸和代谢而引起糙皮病。烟酰胺能干预色素颗粒在表皮细胞的分布,因而减轻和预防皮肤在早期衰老过程中产生的肤色黯淡、发黄。也可以修复受损的角质层脂质屏障,提高皮肤抵抗力。寡肽-4是金属硫蛋白,它能清除自由基,自由基又称衰老因子,自由基过剩或任何引起自由基过剩的因素均会引起细胞病变,影响细胞正常功能的发挥,甚者引起衰老,MT是迄今为止发现的清除自由基最强的活性蛋白质(或多肽),它清除自由基的能力体内专职的自由基清除剂——超氧化物歧化酶SOD强一万倍以上。

【治疗方法】

治疗前清洁皮肤,消毒后选择合适长度的微针,在相对无菌的情况下,将金属硫蛋白、传明酸、甘草黄酮及谷胱甘肽溶液混合物滴在治疗区域后由术者涂抹均匀,然后应用滚轮微针从面颊开始轻轻滚动,依次为面颊—额部—对侧面颊—下颌—上唇—鼻部,边滚边涂抹混合溶液,按顺序重复3遍及以上,治疗后皮肤微红。治疗间隔为1个月一次,治疗5次以上效果明显。

第四节　黑变病美容微针联合治疗

美容微针可与果酸或者激光联合交替治疗,果酸通过干扰细胞表面的结合力来降低角质形成细胞的粘连性,加速表皮细胞的脱落与更新,同时能刺激真皮胶原合成,增强保湿功能,加速色素降解。激光通过光热选择性作用原理,对表皮及真皮层色素进行有限度的热分解加速色素颗粒的降解和代谢,与美容微针达到协同作用。

(李大铁)

第二十三章 接触性皮炎与美容微针应用

第一节 接触性皮炎概述

接触性皮炎是皮肤或黏膜单次或多次接触外源性物质后，引起的接触部位甚至以外的部位发生的炎症反应。表现为红斑、肿胀、丘疹、水疱，甚至大疱。本章描述的接触性皮炎是指面部皮肤黏膜接触日常生活用品所致的皮炎。

【接触性皮炎的基本认识】

1. 接触性皮炎按发生原因分为刺激性皮炎和变应性皮炎。
2. 刺激性接触性皮炎的发病机制与刺激物的强弱及接触时间长短有密切关系。病理表现为表皮屏障功能的破坏、表皮细胞的变化和介质的释放，主要针对角质层屏障损伤，并不产生特异性抗体皮炎。
3. 变应性接触性皮炎有一定潜伏期，首次接触后一般不发生反应，再次接触同样致敏物质，经12～48h在接触部位及其附近发生皮炎才发病。
4. 皮损有广泛性、对称性分布特点。
5. 易反复发作、一旦对某一成分过敏，再次接触时极易发生过敏现象。
6. 致敏物斑贴试验阳性，皮损以红斑、丘疹、丘疱疹等，自觉皮肤干燥瘙痒。

【面部接触性皮炎常见致病物质】

1. 刺激性接触性皮炎　防腐剂、香料、香精、乳化剂、染发剂、抗氧化剂、抗生素。
2. 变应性接触性皮炎　染料、香精、色素、金属元素、表面活性剂、防腐剂及化妆品药物。

【诊断标准】

1. 病史　有接触史，在接触部位或身体暴露部位突然发生边界清晰的急性皮。
2. 症状　皮疹多为单一性，去除病因后皮损很快消退。
3. 斑贴试验　是诊断接触性皮炎最简单的方法。

第二节　接触性皮炎治疗概要

【一般治疗建议】

1. 积极寻找致敏因素，移除致敏原阻断疾病发展。
2. 避免接触已知的过敏源，慎用易致敏的外用药、护肤品、化妆品。
3. 斑贴试验寻找致敏源，避免再次发生。

【内用药物建议】

以止痒、脱敏为主。口服抗组胺药物、维生素 C、静脉注射 10% 的葡萄糖酸钙溶液。对重症患者可短期应用糖皮质激素口服或静脉注射。有并发感染者则加用抗生素类药物。

【外用药物建议】

根据皮损炎症情况选择适当的剂型和药物。

1. 轻度红肿、丘疹、水疱而无渗液时用炉甘石洗剂。其中可添加适量苯酚、樟脑或薄荷脑以止痒。
2. 急性皮炎而有渗液时可用 3% 的硼酸液、1∶20 醋酸铝溶液湿敷。
3. 急性皮炎红肿、水疱渗液不多时可外用锌氧油，有感染时可配合使用抗生素类药膏。

【光电治疗建议】

1. LED 光疗　LED 光照射皮肤可以刺激细胞增殖、促进释放生长因子、促进胶原沉积、血管新生、抗菌、抑制炎症、减少色素生成等。
2. 射频治疗　射频治疗能促进皮肤代谢，加快接触性皮炎的恢复，在非急性渗出期配合射频，促进修复过程。

第三节　接触性皮炎美容微针应用

【作用机制】

1. 在接触性皮炎的恢复期、亚急性期和慢性期，皮肤屏障受损、皮肤修复速度下降，予以微针治疗可以实现经皮给药、透皮吸收，充分发挥细胞因子等高效多能药物的功效，达到补充水分、促进生长的效果。
2. 通过微针的微创，启动皮肤自身的修复再生功能，使皮肤屏障功能恢复，健康的角质层会增加对部分致敏物质的耐受度，减少敏感的发生。

【针具选择建议】

依据皮肤炎症程度选用 0.5～1.0mm 长的针具。

【制剂选择建议】

建议选择伊肤泉舒敏、回春嫩肤能套组。

【操作程序】

1. 清洁面部。
2. 术前检查　给予 VISIA 等检测，排除微针禁忌证。
3. 外敷复方利多卡因乳膏 20g 1h 左右（注意乳膏是否有刺激症状）。
4. 再次清洁面部，全面部消毒，消毒采用刺激小的氯苯溴铵。
5. 微针滚轮对面部进行滚刺，滚刺手法低密度，同时外涂对应的活性成分。
6. 外敷活蛋白水晶面膜 30min。
7. LED 光混合照射。

【术后修复】

常规选用伊肤泉 DNA 七天紧急修复套组、修复霜等，较少洁面和防晒霜护理。

第四节　接触性皮炎美容微针治疗设问及解答

1. 急性期皮炎是否要进行微针治疗？

答：不需要，急性皮炎在除去致敏原后再按皮肤科的常规处理方法能很快恢复，所以急性期皮炎按皮炎的处置方案更好。

2. 微针治疗接触性皮炎什么时候为宜？

答：除了急性期伴有明显的水肿和渗出不适宜，其他情况都可以考虑。

3. 微针治疗后能杜绝接触性皮炎的再发吗？

答：不能，接触性皮炎是因为免疫物质引起的，再次接触仍然会发生，微针的治疗是加强角质层的屏障功能恢复，能降低皮炎的发生。

4. 接触皮炎治疗后会有什么反应？术后有特殊的应对方法吗？

答：接触性皮炎微针治疗是皮肤排泄炎症的手法，所以治疗后皮肤会出现应激性的加重，原有的症状会变得明显，所以在治疗皮炎前一天至术后两天可以口服小剂量波尼松或者复方甘草酸苷，以减轻应激反应。

5. 接触性皮炎滚针手法的要领具体是什么？

答：接触性皮炎滚针治疗的目的排泄、补充和修复，因此滚针密度 4～5 遍为佳不宜过密，滚刺深度 0.5～1mm。

（许进前）

第二十四章 化妆品皮炎与美容微针应用

第一节 化妆品皮炎概述

化妆品皮炎（cosmetic dermatitis）是由于化妆品外用导致皮肤炎症反应，包括染发皮炎、油彩皮炎等。有过敏体质健康的人较易发生本病。化妆品中引起皮炎的物质种类很多，主要有以下几种：防腐杀菌剂、焦油、香料、化妆品基质、染发剂、药物或中草药。发病机制与接触性皮炎相同，多数系变态反应性，属Ⅳ型变态反应，少数为Ⅰ型和光变态反应，亦可以是原发刺激性原因引起。

【临床类型】

1. 色素沉着型　皮炎消退后遗留色素沉着，亦见于长期应用一种化妆品1～6个月后，面部色素加深，呈灰褐色斑，一般无自觉症状，有时有轻度瘙痒。

2. 皮炎湿疹型　在接触部位，多见面部发生红斑、肿胀、丘疹，重者可出现水疱、糜烂渗出等。自觉灼热或瘙痒，染发剂皮炎则除头部外，面部、躯干亦可发生。冷烫液引起的皮炎在手指部发生，因职业长期接触者指甲亦受累，变薄、变软、甲缘翘起或甲板剥离等。

3. 痤疮型　长期应用某一种化妆品（特别是脂类化妆品）1～3个月后在面部出现与毛囊一致的丘疹或脓疱。有时是在轻型痤疮的基础上，使用化妆品后加重。

4. 光敏性皮炎型　应用化妆品（此类化妆品中含有某些光感性物质）后经接触日光或紫外线后发病，和皮炎型一样，出现红肿、丘疹、水疱等，本型愈后易发生色素沉着斑。

第二节 化妆品皮炎治疗概要

【一般治疗建议】

1. 立即停止使用可疑化妆品。追查病因，避免再接触，清除刺激因子并告知患者以免今后再接触患病。

2. 基本的清洁即可，笔者个人建议凉开水清洁受累区域。不主张一日数次的过多清洁，如此可能导致皮脂代偿性分泌增加或肌肤敏感。应尽量减少局部刺激，避免搔抓、摩擦，不宜用热水或肥皂水刺激，避免强烈日光或冷风、热风刺激。

3. 自愿原则进行斑贴或者光斑贴实验。

4. 携带相应产品或包装材料等物品去当地化妆品监测门诊进行分析诊断。

5. 购买正规产品，产品查询可登录国家食品药品监督管理局（www.sda.gov.cn）。

6. 轻微干燥或皮疹数量较少者，建议做好基本保湿护理即可，而无须过于积极的治疗。

【化妆品皮炎治疗建议】

1. 以脱敏止痒为主　轻者可口服或注射抗组胺药。如氯雷他定，10mg，每日一次口服，3～7天为宜。

2. 复方甘草酸苷片每片含甘草酸苷25mg、甘氨酸25mg、蛋氨酸25mg。成人一次2～3片，每日一次口服。

3. 如皮损面积大，炎症显著者可选用10%葡萄糖酸钙、10%硫代硫酸钠静脉注射；对重症泛发患者可短期应用皮质类固醇激素，口服泼尼松20～30mg/d或肌内注射倍他米松/二丙酸倍他米松（得宝松），或静滴氢化可的松或地塞米松等。

4. 有感染者可酌情选用抗生素。

5. 中医治疗宜选用清热、凉血、解毒药物。

【外用治疗建议】

1. 安全油脂滋润，加强局部保湿护理。

2. 根据皮损情况，选择适应的剂型和药物，以消炎、收敛、缓和对症为原则，禁用刺激性或易致敏的药物。急性期红肿炎症显著、渗出糜烂者可用凉白开水、0.9%氯化钠或3%硼酸溶液进行湿敷，轻者可选用乳剂或收敛、消炎的油膏外用。如已形成慢性炎症，可酌用低浓度角质形成剂。

常用外用药物有氧化锌、维生素E软膏、美宝湿润烫伤膏、他克莫司（笔者不建议）、吡美莫司（笔者不建议）、康合素或重组人表皮生长因子凝胶。

【局部美容治疗建议】

1. 微针治疗　选用伊肤泉舒缓修护套组或康合素喷剂。

2. 水光注射治疗　选用伊肤泉水光舒缓套组。

3. 光电治疗　①低能量射频：单极射频（深蓝）、双极射频、多级射频（ENDYMED）、舒敏之星；②光调作用：LED光疗（红光、黄光）；③低能量长脉宽1064激光；④强脉冲光（IPL）治疗：选用低能量的590，640（M22）或570，650（辉煌360，lovely Ⅱ）治疗。

第三节 化妆品皮炎美容微针应用

【作用机制】

1. 微细通道效应 经皮给药，透皮吸收；有效提供皮肤代谢通道。
2. 局灶损伤及刺激作用激活各项功能活动，如酶系统、代谢系统、微循环系统、淋巴系统、修复系统等。
3. 皮表无疤修复 损伤孔径足够细小（微米级），并以点阵式损伤方式实施治疗，表皮或皮表再生修复能力足以快速修复这种微细损伤，不留瘢痕。（美容治疗的良好基础）

【针具选择建议】

建议视肤质、并发症等情况选用 1.0～1.5mm 长的滚针针具或者选择可调节深度的电动微针。

【制剂选择建议】

建议选用伊肤泉舒缓修护套组或康合素喷剂。

【操作程序】

电动微针按照米字型分区域治疗，同时外涂对应的活性成分。

【术后修复】

DNA 七天紧急修复套组、活肤能量水、角质修护保湿霜等。

【术后护理】

1. 术后 24h 禁水，使用口罩、帽子或伞防晒。
2. 术后可按需涂抹角质修护保湿霜、美宝或食用橄榄油等。

第四节 化妆品皮炎美容微针联合治疗

联合应用可发挥不同疗法的各自优势，有很好的协同作用，可增强疗效，减少不良反应的发生，达到更佳的美容效果，提高患者满意度。

【微针联合光电治疗应用】

1. 微针联合射频 先行低能量射频治疗，再给予保湿修护面膜补水 20min，之后行微针治疗；也可交替治疗，治疗间隔半个月。
2. 微针联合 LED 红光照射治疗 先行微针后，敷水晶蛋白面膜，同时照射 LED 红光，照光时注意保护患者眼。
3. 微针联合低能量长脉宽 1064（白瓷娃娃）治疗 先行长脉宽 1064 治疗至皮肤温度

升高 2℃左右，再行微针并涂抹微针套组制剂。

4. 微针联合强脉冲光治疗　低能量强脉冲光（IPL）治疗后 2 周再做微针；或同天治疗。

5. 点阵激光或射频联合微针治疗　可同时治疗，先做点阵激光或射频后微针，仅涂抹微针伊肤泉舒缓修护套组制剂；也可交替治疗，每次治疗间隔 1 个月。

【微针联合水光注射】

可将伊肤泉水光生物海绵舒缓套组以水光注射的方式注入皮肤，再施以滚针涂抹伊肤泉舒缓修护套组、康合素；也可将微针治疗套组加入玻尿酸中以水光注射的方式注入皮肤，再施以滚针后涂抹伊肤泉舒缓修护套组或康合素后敷外敷活蛋白水晶面膜 30～60min。

【微针不同套组联合】

化妆品皮炎最常伴见皮肤干燥、毛孔粗大、肤色不均、粉刺丘疹，故可将伊肤泉舒缓修护套组、毛孔紧致套组、控油祛痘套组和回春嫩肤套组同时联合应用。既可单以微针的方式，也可先用水光注射的方式再施以滚针。

【微针联合内调治疗】

在微针治疗的期间，同时辅以口服甘草酸苷、氯雷他定；或静脉输入，以加快恢复。

第五节　化妆品皮炎美容微针治疗问题及解答

1. 化妆品皮炎美容微针改善要几次才能见效？

答：一般做一次有一次效果，治疗期间皮肤变化呈波动变化，通过 50 倍皮肤镜可以观察到周期性变化，包括皮肤纹理及毛发生长变化。

2. 治疗间隔时间多长为宜？

答：通常治疗间隔时间 1 个月为宜。治疗间隔不宜太长，最长不超过 2 个月，否则将影响疗效。

3. 治疗术后 3～7 天皮肤反而更加暗黄，是正常的吗？多久可以恢复？

答：因术后皮肤通道打开，有可能出现暂时性经表皮水分流失增加，反而表现为皮肤更加暗黄，部分人可能出现局部治疗区域干燥脱屑等情况；此时需要积极外涂修复保湿霜或者食用橄榄油（一般术后 8～24h 后方可以开始使用）滋润皮肤，通常 1 周后即可恢复，2 周左右即可显效。

4. 治疗术后多久可以正常洗脸，可以用洗面奶吗？多久可以化妆？

答：术后 24h 禁水，或者用肌肤修护液（喷雾）/康合素喷涂于皮肤表面，使用无菌面巾做清洁；第二天即可用凉开水清洁。因术后需要辅助外用修复产品，1 天

3~5次，修复期间5~7天最好避免化妆。化妆品皮炎患者多伴有毛囊口堵塞，尽量减少粉质类产品以免堵塞毛孔，加重皮肤负担。

5. 治疗终点反应？

答：治疗手法轻重及滚针遍数需结合肤色、肤质、并发症综合考量，一般可以通过拍摄50倍放大图判断当次治疗深度。原则上是"薄轻厚重"，即皮肤薄、敏感，并发毛细血管扩张、黄褐斑等症者手法不宜过重，电动微针重叠50%即可，按米字型治疗，即刻反应以发红、1~3s后出现少许针尖样渗血即可；而丘疹、结节区域应增加治疗深度，或密集治疗，以梅花瓣排列，电动针头重叠50%~75%，即刻反应以渗血甚至粉刺排出后出现淡黄色渗出液（5~10s干燥）即可。并不是手法越重越好，否则反而可产生色素沉着。

6. 治疗排出的代谢物需要多久排除完毕？治疗术后面部出现发红是正常的吗？

答：微针通道并不是持久存在的，如果真皮沉积较多代谢废物，则需要多次治疗，可以通过50倍皮肤镜观察真皮浑浊度来判断治疗效果。鼓励患者居家加强锻炼，促进全身代谢。也可以联合光电治疗促进局部皮肤代谢速度，通过多次治疗，可以观察到表皮纹理重建，毛发重生，即皮肤组织结构修复。治疗术后常观察到较多代谢产品从微针通道排出，代谢产物在排出过程中会压迫毛细血管网，此时会在50倍皮肤镜下观察到颗粒状代谢物，血管呈节段性扩张，随着颗粒物排出，皮肤发红即可改善，一般需要1周左右，部分人因为治疗手法的较重而修复缓慢。

7. 治疗后没有效果，是什么原因？

答：一般可以通过50倍皮肤镜观察到细微变化，但一倍镜（肉眼观察）变化可能不明显。此时需要结合VISIA红色区和棕色区观察细微变化，确定是否出现治疗效果，以指导治疗；不能盲目相信患者没有治疗效果而贸然加强治疗；也不能盲目确定必然有效果，而不做技术上的改进。同时需要回顾患者术后保湿修复是否到位，期间是否出现其他干扰因素，如熬夜、酗酒、身体状况不佳、防晒不到位、运动不足等。通过监测结果来指导医生治疗，监督患者配合治疗的情况，以保证疗效。

8. 有必要每次都拍摄VISIA和50倍镜皮肤镜吗？

答：非常有必要。首次拍摄助于明确诊断、选对适应证、避免禁忌证和把握治疗时机，也是保证疗效的前提。例如：化妆品皮炎的人群喜用美白、控油、彩妆等产品，多存在毛孔堵塞、荧光剂囤积于治疗区等情况，术前采用VISIA检测即可发现。后期每次复诊都拍摄，便于教育患者，同时可以观察对比每次治疗前后变化，直观地告诉患者代谢变化的周期波动，从而避免治疗过程中因皮损反复出现而导致的患者不信任感，提高患者治疗依从性。

9. 化妆品皮炎美容微针改善可以和激光祛斑同时做吗？与其他疗法联合应用有必要吗？

答：可以和激光祛斑同时做，通常可先做皮肤屏障功能修复，再做祛斑。

10. 急性肿胀期可以做微针吗？微针做完后如何防护？是不是等湿敷消肿后再做微针效果会更好？

答：急性肿胀期可以做微针，此时宜空针治疗，即只进行滚针治疗，宜轻且稀疏，皮肤终点反应为少许针尖样渗血后出现密集渗出液，渗出液要使用0.9%氧化钠溶液浸纱布（不滴水为宜）湿敷吸附后及时替换；此时皮肤较灼热，可搭配冷喷0.9%氧化钠溶液降温。这样可尽快消肿，缩短患者不适。术后因为较干燥，宜补霜或油剂锁水，采用物理防晒。单纯湿敷消肿较慢时可以口服或静脉输入激素治疗。

第六节　化妆品皮炎及美容微针治疗案例

【化妆品皮炎案例一】（图24-1）

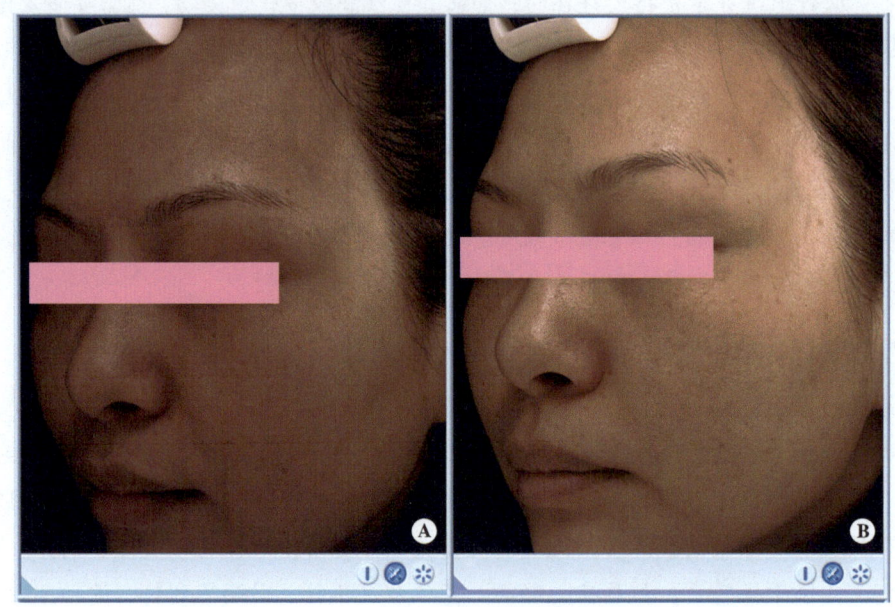

化妆品皮炎术前　　　　　治疗(1次微针+康合素)术后

图24-1　化妆品皮炎案例一

【化妆品皮炎案例二】（图24-2）

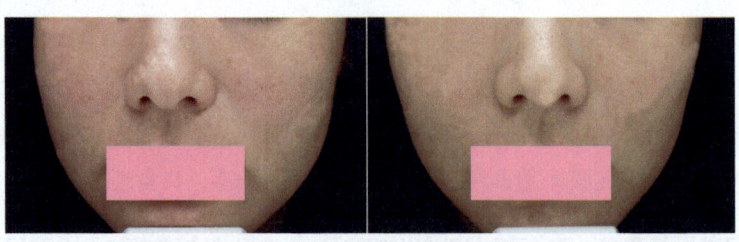

化妆品皮炎术前　　　　　1次水光注射(玻尿酸2ml+康合素0.5ml)术后

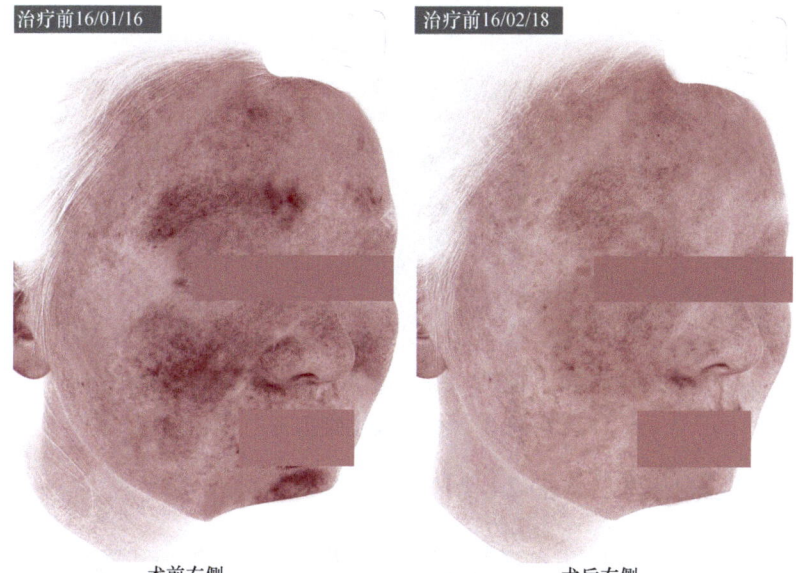

术前右侧　　　　　　　　　　　术后右侧

1 次水光注射(玻尿酸2ml+ 康合素0.5ml)VISIA

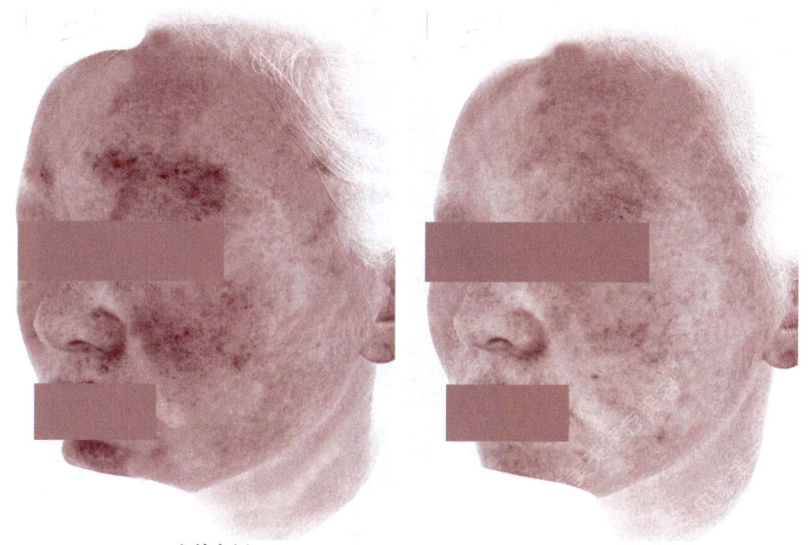

术前左侧　　　　　　　　　　　术后左侧

1 次水光注射(玻尿酸2ml+ 康合素0.5ml)VISIA

图 24-2　化妆品皮炎案例二

【化妆品皮炎案例三】（图 24-3）

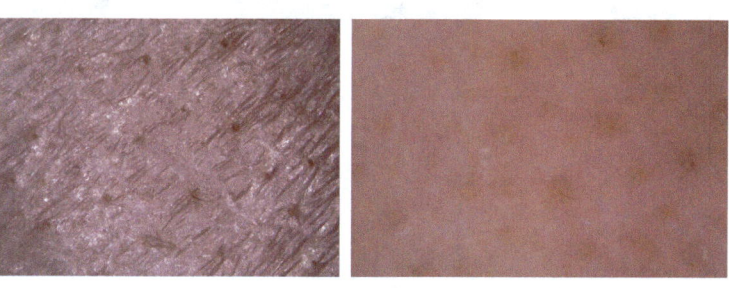

术前皮肤镜图

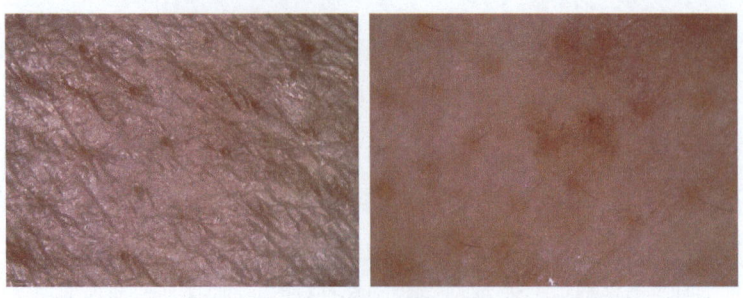

微针伊肤泉舒缓修护套组与美白亮肤套组联合治疗后皮肤镜检查图像

图 24-3　化妆品皮炎案例三

【化妆品皮炎案例四】（图 24-4）

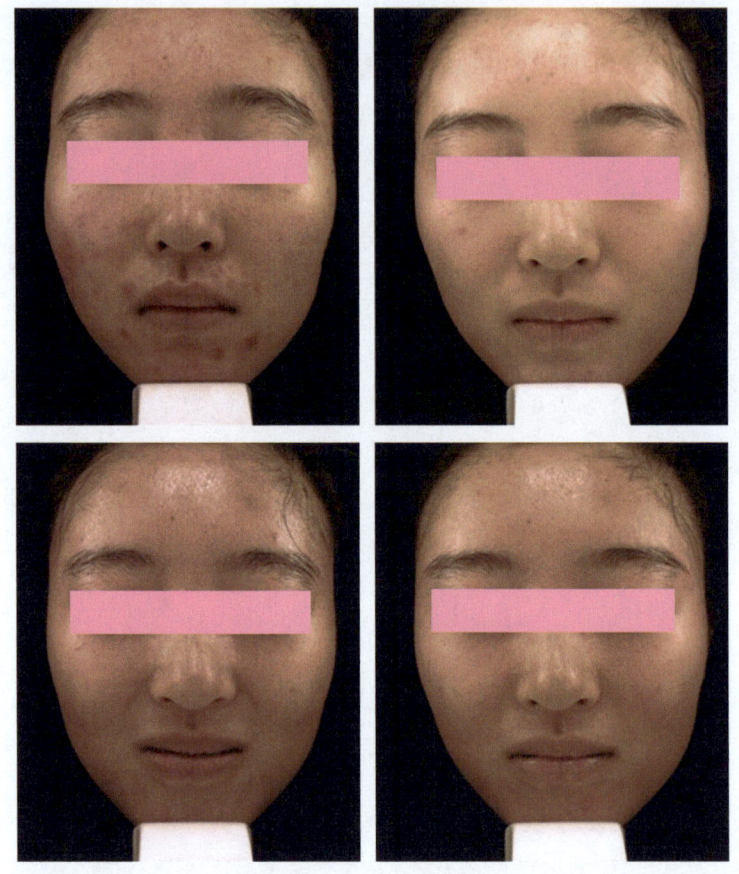

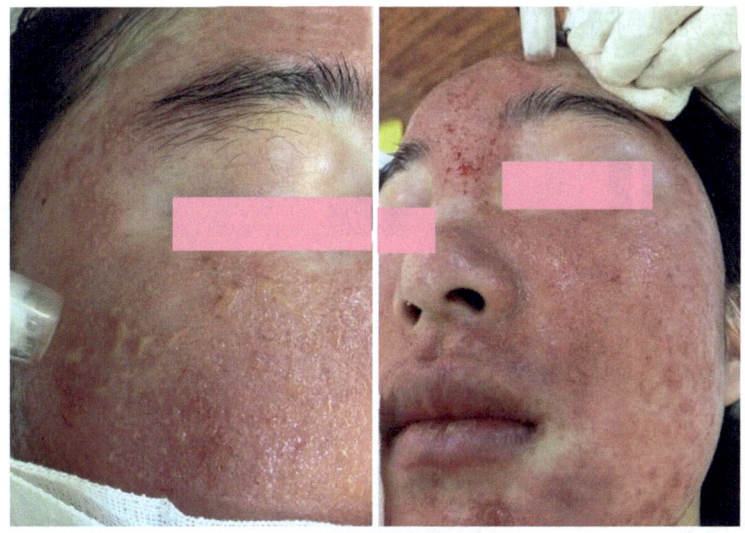
微针治疗术中

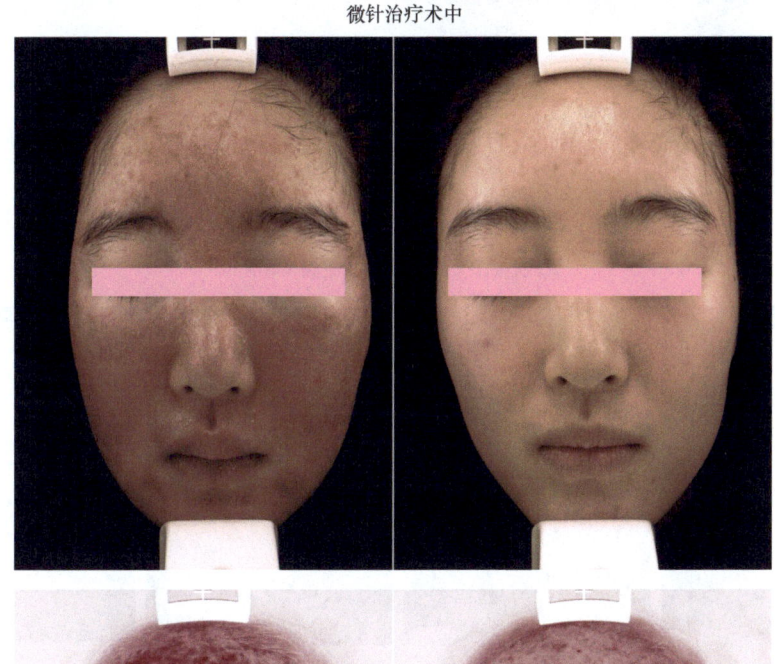

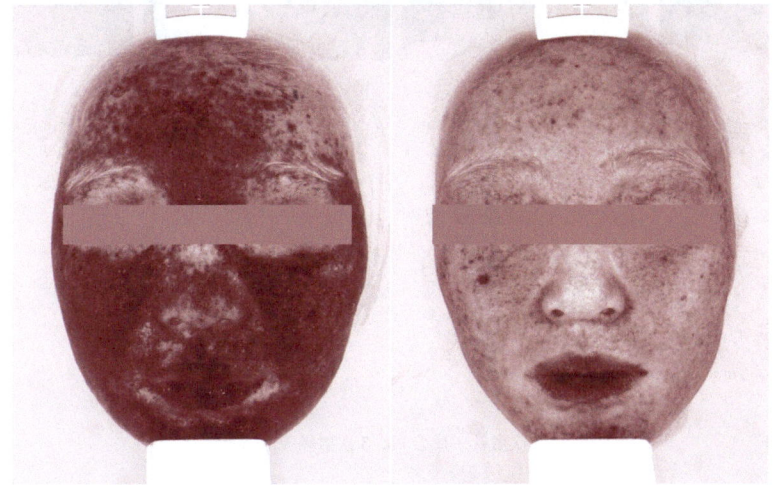

微针治疗术前 VISIA　　　空针微针治疗共 2 次 VISIA

图 24-4　化妆品皮炎案例四

【化妆品皮炎案例五】(图 24-5)

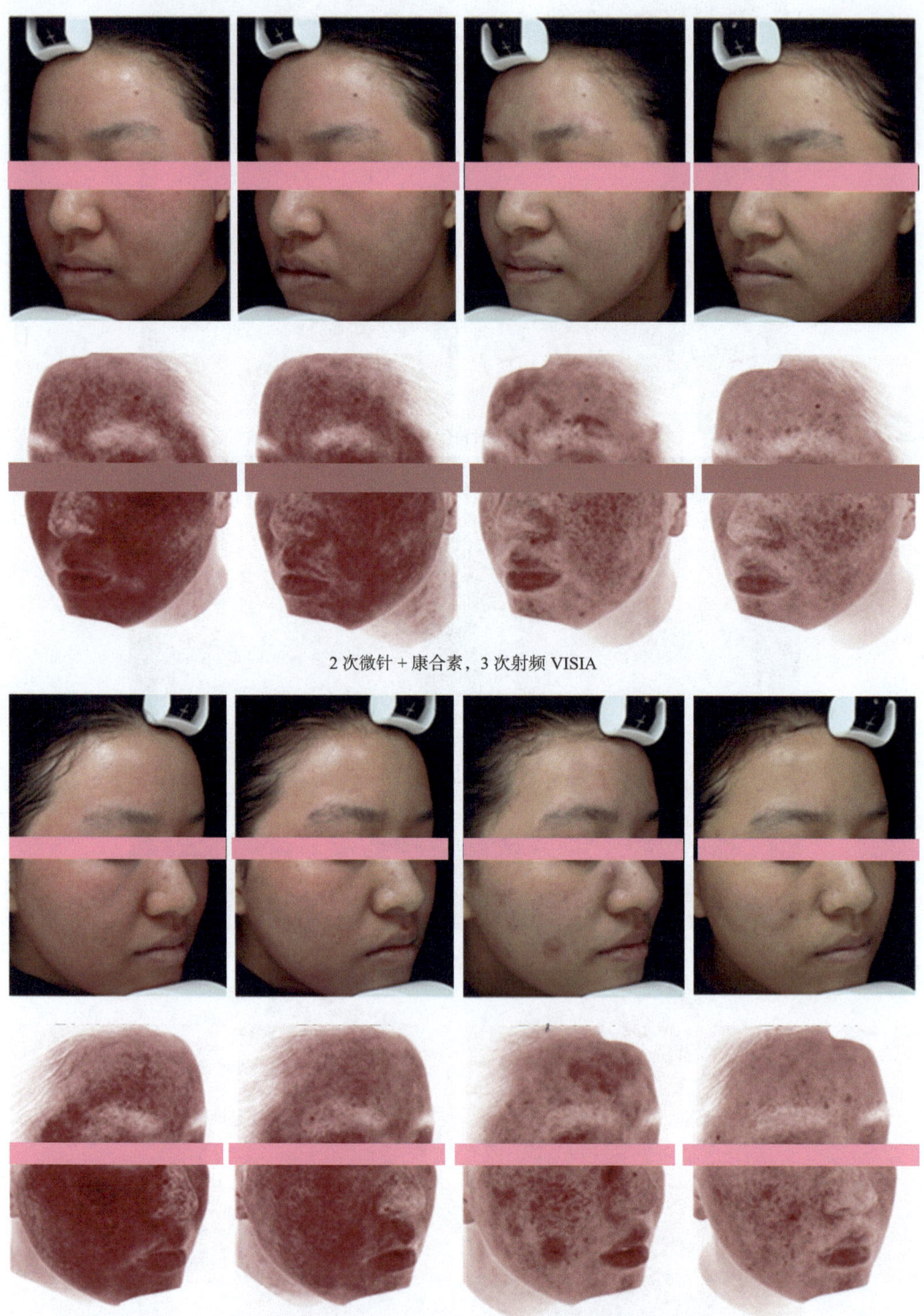

2 次微针 + 康合素,3 次射频 VISIA

2 次微针 + 康合素,3 次射频 VISIA

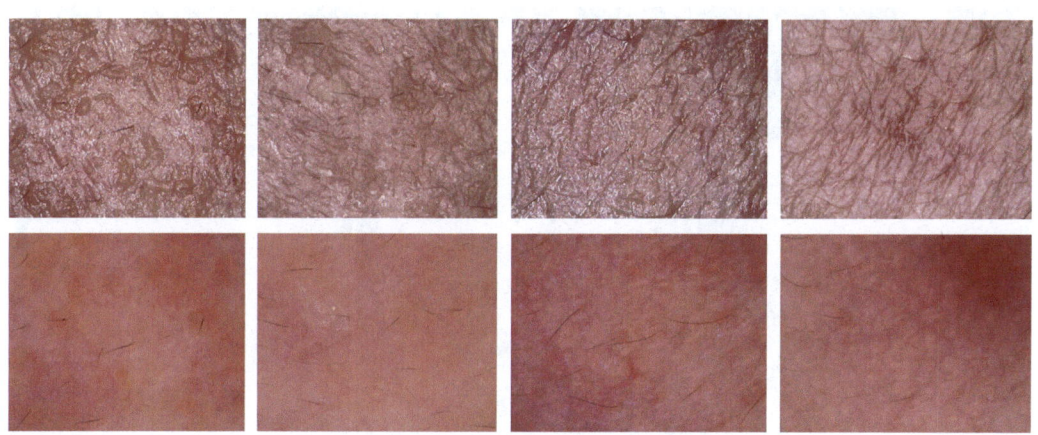

2 次微针 + 康合素,3 次射频皮肤镜图像

图 24-5　化妆品皮炎案例五

【化妆品皮炎案例六】(图 24-6)

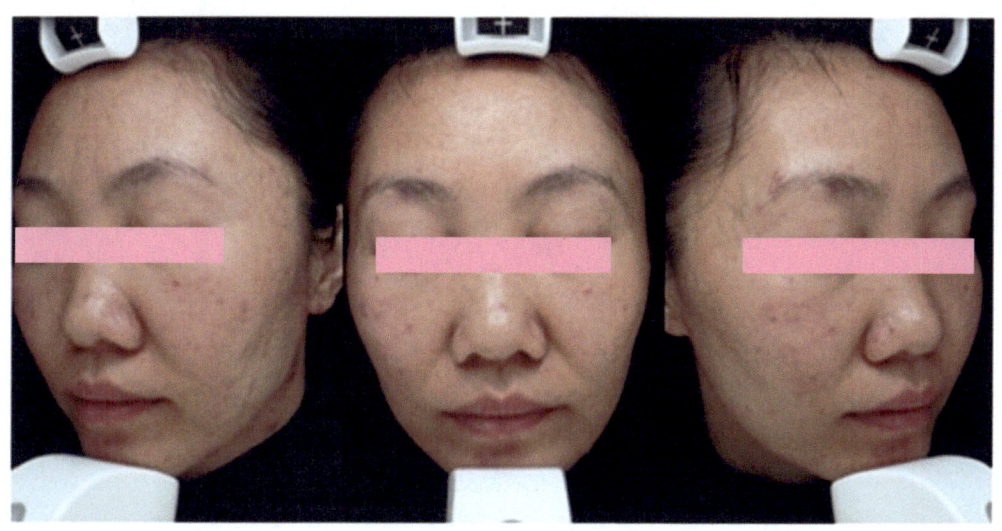

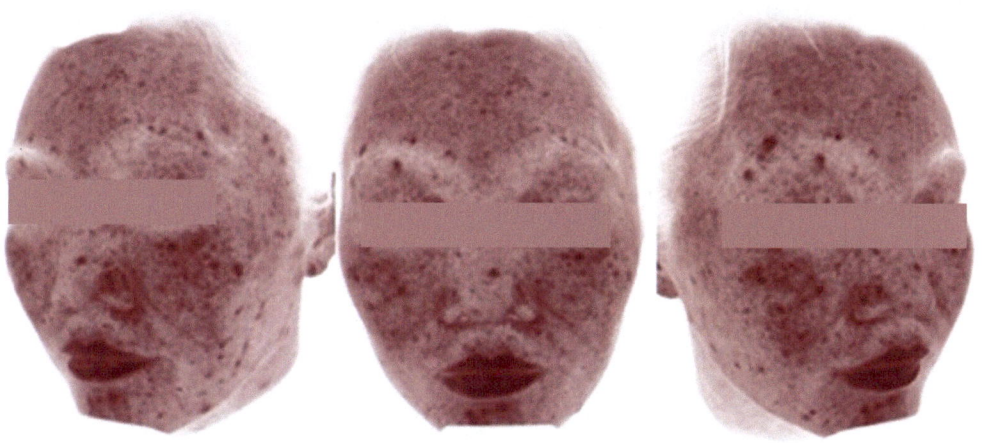

术前 VISIA 图

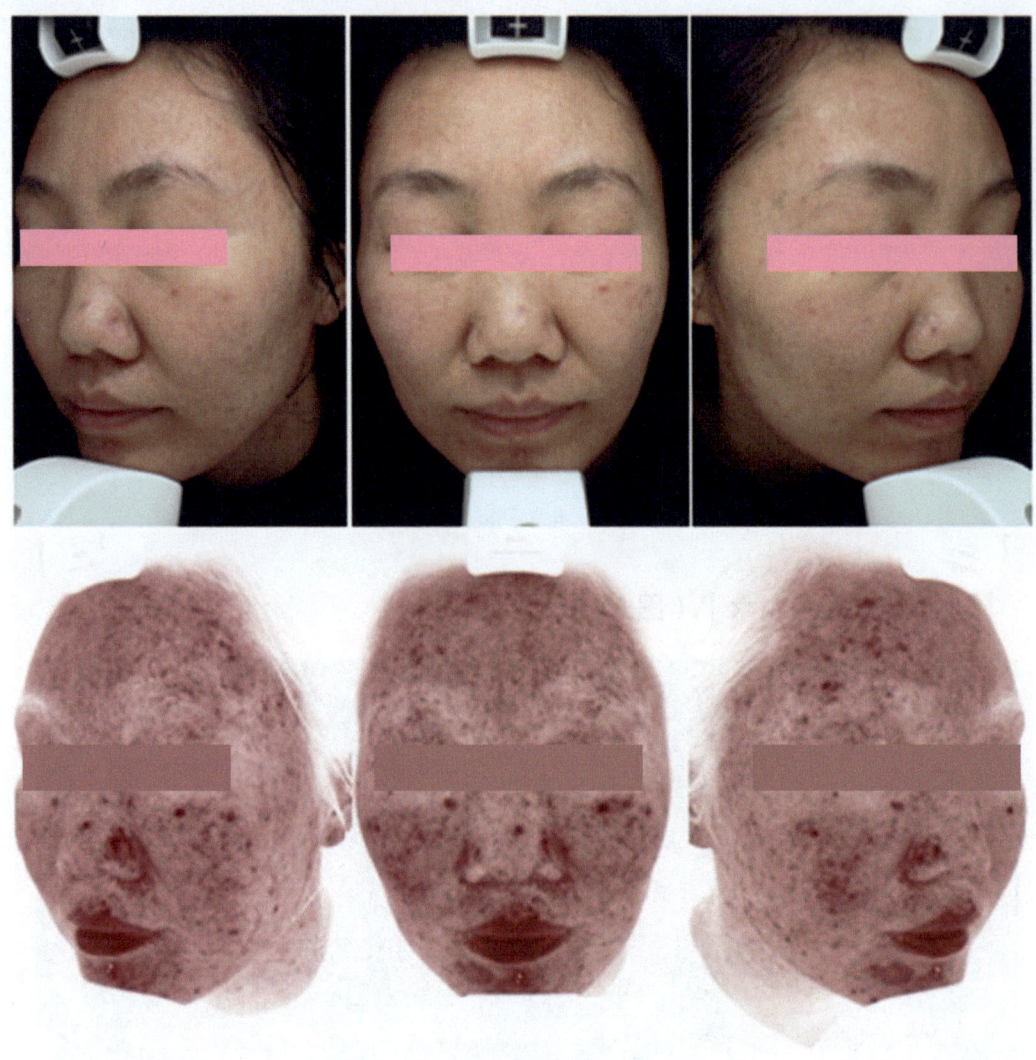

术后 VISIA 图

图 24-6　化妆品皮炎案例六

（微针伊肤泉舒缓修护套组 2 次，第三次术前。居家使用食用橄榄油）

（谢卓玲）

第二十五章 皮质类固醇激素依赖性皮炎与美容微针应用

第一节 皮质类固醇激素依赖性皮炎概述

皮质类固醇激素依赖性皮炎特指局部长期反复外用皮质类固醇激素制剂或隐含皮质类固醇激素的制剂或护肤品,引发的一类具有明显依赖性和反复迁延发作特征的皮肤急慢性炎症。该病既是不当激素皮肤外用治疗和化妆品激素滥用添加的常见并发症,也是常见的损害美容的皮肤病之一(本章节所指激素均指皮质类固醇激素)。

【皮质类固醇激素依赖性皮炎基本特征】

1. 成年女性多见　尽管本病发生和年龄无关,但因其成年人使用外用含皮质类固醇激素的药膏或非法添加此类物质的护肤品机会更多,故本病依然以成年女性发病为主。

2. 病史困惑性　一般的病史询问往往很难追溯到本病根源。必须非常有针对性、有耐心详尽的病史询问和分析,才有可能明确找出本病原因。这也是治疗本病的良好开始。

3. 面部最多见　尽管其他部位也可以发生,但几乎仅见于面部。因而本病是典型的美容性皮肤病。

4. 皮损多样性　多种皮疹多种形态皮损同时呈现。独立单种皮疹并不具特征性,但往往多种皮疹呈现确使本病皮疹表现具有一定特征表现模式。多见面部面具样皮肤潮红红斑皮炎,常伴有痤疮样皮疹、玫瑰痤疮表现、毳毛增多增粗、毛细血管扩张、色素异常甚或皮肤花斑样萎缩等。

5. 皮肤高敏感　本病之面部局部多对普通周围环境因素,如风吹日晒等环境改变、空调暖气等都表现出高度敏感和不能耐受,对一般化妆品及日常清洁洗均不能舒适接受而变得敏感和病情加剧。

6. 反复迁延性　病程进展慢性、隐匿、反复发作,时好时坏,病程漫长而迁延。症状发作时对美观影响明显,长时间反复发作会导致心理异常,如焦虑、抑郁等。

【皮质类固醇激素依赖性皮炎相关认知】

1. 主要发生因素　长时间皮肤局部激素作用对皮肤的副作用影响机制是复杂的,它可能影响到所有皮肤细胞、器官和功能，包括色素代谢、免疫破坏、修复机制减弱、毛发生长、组织萎缩等。例如：①长期激素或含激素其他制剂外用，导致皮脂膜破坏，局部锁水能力显著降低，容易出现干燥、紧绷、脱屑等；②毛部分表现为反应性血管持续扩张，面部容易潮红，毛细血管扩张也逐渐加重，表现为烧灼感、灼热感等；③部分人群皮脂腺过多分泌、排泄不畅及堆积毛囊皮脂腺内；④伴生微生物参与作用（马拉色菌、某些葡萄球菌、浅部真菌等致病菌等）。

2. 可能影响因素　①发作期内受辛辣刺激性食物加剧，如饮酒、辣椒及某些食物；②焦虑及精神压力可能加重病情；③风吹日晒、更换生活环境等可能加重诱发病情；④特殊人群对很多护肤品不能耐受，使用后出现刺痛等敏感症状；⑤某些针对性医学美容手段可能诱发或者加重临床症状。

3. 可意识的危害　①容颜受损；②心理危害；③皮肤衰老加快；④皮肤健康受损。

【鉴别诊断】

需要与常发生于面部的玫瑰痤疮、痤疮、接触过敏性皮炎、敏感肌肤等相鉴别。

第二节　皮质类固醇激素依赖性皮炎治疗概要

目前皮质类固醇激素依赖性皮炎治疗，主要是综合治疗为主，包括日常生活护理、口服或者外用药物治疗、微针疗法、激光光疗及其他物理治疗为主。

【一般治疗建议】

1. 避免过分清洁、频繁更换护肤品等不正确的护肤措施。

2. 适度避免有体验的食物加重因素，如酒精性饮品、高糖高油脂类、辛辣刺激类食品等。轻微数量皮疹或没有明显炎症的表现，建议日常做好基础护理即可，而无须过于积极的治疗。

对于含有激素的外用药物和护肤品，建议直接停用，但是症状容易出现反跳现象而反复加重。也有医师建议外用含激素药物或者护肤品逐渐减量，这样相对反跳较少，患者依存性会好，但是整体上增加了激素的使用时间和累积剂量。

【口服治疗建议】

本病口服治疗药物选择很多。需要主诊医师在选用口服治疗时，充分分析患者病情和疾病的进展特点，把握治疗的必要性，评估治疗效益和健康安全效益关系，避免不必要的治疗和过度治疗，以最大化发挥药物的治疗效果，减少不良反应的发生。

1. 有感染脓疱可短期口服抗生素，如米诺环素、多西环素（100mg，每日2次）、美他霉素（200mg，每日3次）、琥乙红霉素等药物。

2. 有玫瑰痤疮、严重痤疮者，可选用小剂量异维A酸口服。异维A酸，10mg，每日1次口服。

3. 伴瘙痒者可采用抗组胺药，如咪唑斯汀、西替利嗪等。

4. 对伴有光敏者可短期服用羟氯喹、氨苯酚、沙利度胺片等药物。

5. 可用清热解毒中药，如板蓝根、大青叶或中医辨证治疗。

6. 普萘洛尔（心得安）、卡维地洛，主要针对潮红表现，推荐小剂量起步。

【外用治疗建议】

用医学护肤品，滋润舒缓抗炎为主的。此类产品根据各自单位的护肤品配置具体情况确定。

1. 钙调神经磷酸酶抑制剂　如0.1%或0.03%他克莫司软膏、1%吡美莫司乳膏等均可以选择使用。

2. 0.3%溴莫尼定凝胶　已经在国外上市，用于治疗玫瑰痤疮红斑；国内可以选择0.2%的酒石酸溴莫尼定滴眼液外涂。由于溶液相对容易干燥，必须在使用溶液后尽快在其外层盖一层保湿乳膏或者软膏。

3. 其余外用抗炎药物　氟芬那酸丁酯软膏、丁苯羟酸乳膏、红霉素软膏可以外用。局部如果出现不典型体癣等感染，则可以进行抗真菌治疗，如硝酸咪康唑乳膏、硝酸舍他康唑软膏、盐酸特比萘芬乳膏等均可以考虑使用。

4. 冷敷与冷喷　在面部炎症明显的时候，烧灼感非常明显，可以考虑使用。以达到迅速缓解烧灼的症状，提升患者依从性和舒适度，能够顺利完成疗程的目的。

【光电治疗建议】

1. IPL　低能量光子首选，一般治疗终点观察，为微微发红后数秒消退或者无明显反应即可。

2. LED光疗　选择633nm红光、He-Ne激光等照射，有一定舒缓抗炎作用，由于是低能量的弱激光，可以照射时间15～30min。

3. 射频　在红斑肿胀明显的时候，射频使用之后可能导致严重刺痛加重。所以需要在前面经历数次微针处理后，逐渐增加射频，射频能量也要随着皮肤状态的变化而逐渐增加。

第三节　皮质类固醇激素依赖性皮炎微针应用

【微针应用适应证】

1. 明确诊断为皮质类固醇激素依赖性皮炎，治疗局部没有单纯疱疹、毛囊炎脓疱等，均可以进行微针处理。

2. 其余治疗手段处理的皮质类固醇激素依赖性皮炎，症状反复发作效果不佳，对于药物治疗失去信心者。

【微针应用禁忌证】

1. 面部不典型红斑，真菌镜检确诊为不典型体癣者。
2. 治疗局部存在明显感染病灶。
3. 对微针治疗认识不足，不能承受治疗后痤疮样损害爆发者。
4. 凝血功能异常者。
5. 瘢痕体质者。
6. 表面麻醉膏过敏者属于相对禁忌，如果可以接受静脉注射麻醉，则可以进行。

【微针应用注意事项】

1. 控制针的深度和密度　深度较大、密度较高造成治疗局部损伤较重，炎症反应明显，可能短期内诱发或者加重敏感。所以需要随着微针治疗的疗程，准确判断患者皮肤状态改变的基础上，来确定治疗局部的微针深度和密度。

2. 微针套组的选择　一般根据患者的敏感程度来选择，首选舒敏修复套组，随着敏感症状的改善，如果疗程中痤疮样表现明显的话，可以交替或者变为祛痘套组。

3. 微针套组导入产品中，可以根据患者敏感程度和丘疹脓疱严重程度，适当添加部分舒缓成分，如复方甘草酸苷注射液、甲硝唑注射液等药物进行组合治疗。

4. 微针术后护理　套组中包含的术后修复产品及时使用，术后一两日内不建议清洁，护肤习惯在治疗后3日开始逐渐恢复，到正常护肤需要一个过程。

第四节　皮质类固醇激素依赖性皮炎美容微针联合治疗

皮质类固醇激素依赖性皮炎是个慢性问题，虽然根据笔者的临床经验，美容微针处理获得相对较快而且复发率较低的效果。但是对于这种容易反复发作的慢性疾病，联合治疗仍然是治疗的首选。

【微针联合医学护肤品】

这是最常见的联合治疗，利用医学护肤品的舒缓修复，缓解激素依赖皮炎的症状，提升患者的生活质量。同时促进微针术后损伤的尽快修复，提升患者满意度。

【微针联合光子或红光、冷喷】

在激素依赖皮炎症状严重的时候，适当冷喷降低皮肤温度，可以显著改善患者的不适感，能够迅速配合治疗。红光舒缓抗炎作用，能够在微针前后使用，缓解炎性反应的程度。当微针改善激素依赖皮炎到一定程度的时候，剩余毛细血管扩张、痘印等可以利用光子来缓解，同时低能量光子也具有光调作用，有助于炎症反应的控制。

【微针联合果酸】

激素依赖皮炎部分表现为痤疮样疹，可能出现严重密集的粉刺，此时联合果酸或水杨酸等外用及清痘处理，能够迅速缓解症状。但是需要整体把控皮肤状态的前提下进行分区分批处理。

【微针联合射频】

射频能促进皮肤代谢，促进激素依赖皮炎的恢复，当微针治疗2~3次之后症状改善，可以配合射频，促进修复过程。

【微针联合水光】

水光相对微针而言，针的数目有限，但是导入玻尿酸成分更多，不适合早期使用，在微针治疗数次之后，随着症状的改善，通过水光补充部分玻尿酸，提升皮肤含水量，有助于皮肤状态的尽快恢复正常。

【微针联合药物】

激素依赖性皮炎症状较为明显，可能出现明显的瘙痒、烧灼等感受，部分人还能出现焦虑、抑郁等表现。此时可以联合抗组胺药物、减弱光敏性药物如硫酸羟氯喹片、抗炎药物如米诺环素等，能有效缓解患者症状，辅助治疗效果的发挥。如果出现激素依赖症状的反跳现象，可以考虑系统性短期使用激素。

第五节　美容微针皮质类固醇激素依赖性皮炎治疗设问及解答

1. 患者否认皮质类固醇激素外用史，如何确诊激素依赖皮炎？

答：如今激素可能被非法添加进入护肤品，甚至有一些时候系统使用激素后数月出现面部皮炎表现，都要考虑到激素依赖的可能。此时要关注：患者的护肤品是否靠谱（产品品质、生产厂家、代购来源、购买渠道、品牌真伪）；还有患者在美容院进行护理所使用的产品是否靠谱；另外需详细询问病史，有无因为别的疾病外用激素的病史。

当面部皮肤，特别是面颊部位皮肤多毛（毛长且粗）、局部皮肤变薄（皮纹消失、表皮图可以看到血管表现）、真皮毛细血管扩张等皮肤镜下改变，对于临床怀疑激素依赖皮炎的有辅助诊断的价值。充分应用皮质类固醇激素依赖性皮炎基本特征加以分析诊断，一般诊断不难。

2. 皮质类固醇激素依赖性皮炎的微针治疗时机是什么？

答：当面部炎症比较明显，红斑范围较大且烧灼感明显的时候，很多医师不敢进行微针治疗，担心微针治疗加重损伤。但是笔者以为，在红斑丘疹严重时，只要没有明确的渗出表现时候，均可以进行微针治疗。

在以后患者症状反复的过程中，可以在针状反复发作的时候进行处理，此时有助于症状的迅速缓解。当然在病情平稳的时候，也可以根据患者的具体皮肤状态、工作习惯等，进行处理，这样避免出现明显的误工期。

3. 皮质类固醇激素依赖性皮炎的微针治疗终点反应如何观察？

答：本阶段微针治疗，应该根据不同部位、不同敏感程度进行不同程度的处理。一般而言，额头相对敏感程度略低，面颊容易出现严重的敏感，口周、下颌缘及耳前皮肤等部位相对不容易出现敏感。

观察终点为微针尖样渗血，局部皮肤微红即可。

4. 皮质类固醇激素依赖性皮炎的微针治疗后如何护理？

答：本病微针术后护理是重点内容，术后即刻会使用水晶蛋白膜，随后涂修复喷雾和修复精华。如果出血明显（患者月经期、患者血凝略差），可以涂含有传明酸的修复产品；要促进微针损伤的修复，生长因子喷雾和积雪苷成分产品可以考虑使用。如果术后渗出明显，可以使用0.9%氯化钠、3%硼酸溶液等进行冷湿敷处理，配合红光和药物治疗措施。如果短期内脓疱显著增加，可以口服米诺环素、适当清理脓疱。

5. 微针和射频光子等治疗联合的时候，什么时候选择这些物理治疗？

答：一般前三次首选微针每月处理，随后根据患者皮肤情况改善来确定使用微针还是光子、射频等物理治疗措施。如果检测皮肤发现血管扩张明显改善、但是存在较多血管，为了改善血管可以考虑光子；如果判定患者皮肤代谢活力较差，可以使用射频加热皮肤，改善皮肤代谢状态。后续可以继续穿插微针和光子射频等物理治疗，以收到改善痘印、毛孔、提升等综合效果。

6. 当他克莫司软膏或吡美莫司乳膏出现依赖的时候如何处理？

答：为了治疗皮质类固醇激素依赖性皮炎，他克莫司软膏或吡美莫司乳膏是非常常用的药物，但是也逐渐出现这两个外用药物的依赖，导致不能停药，甚至部分人群后期这两个药物也无效。此时选择微针治疗也是比较有效的方法，但是总体上，疗程持续时间要更加长，某些人可以达到一年甚至更长时间。

第六节　皮质类固醇激素依赖性皮炎及美容微针治疗案例呈现

【皮质类固醇激素依赖性皮炎案例一】（图25-1，图25-2）

自用网购"神奇效果"外用药膏3年，停用后症状明显。3次舒敏微针后完全恢复。

单次微针后消肿明显（图 25-1）。

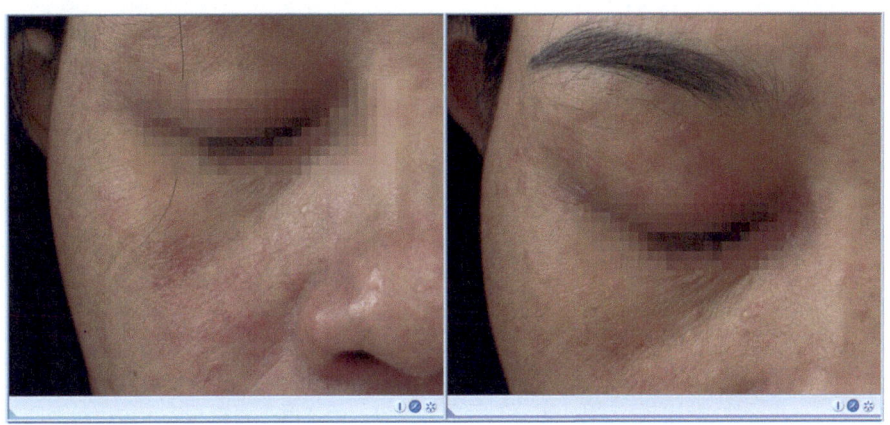

图 25-1　单次微针后 3 日，红肿消退明显，上眼睑未做，皮损加重

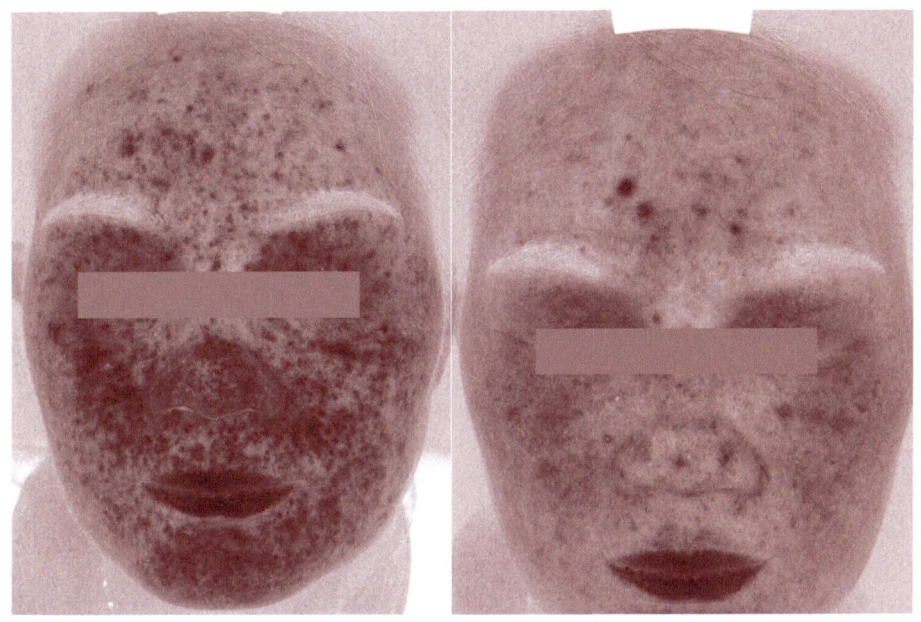

第一次微针治疗前 VISIA　　第二次微针治疗前 VISIA

图 25-2　两次微针治疗前 VISIA 表现，显著改善，本案例三次彻底治愈，观察一年无复发

【皮质类固醇激素依赖性皮炎案例二】（图 25-3）

美容院产品十余年，近 2 年面部反复红肿，必须每月静脉输液激素才可以不使皮肤红肿。图为三次舒敏微针后结果。

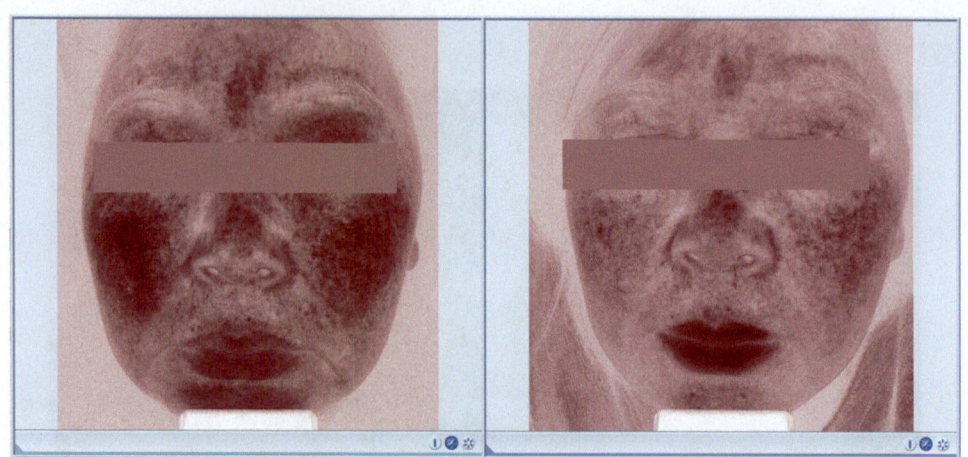

图25-3 三次舒敏微针前后结果,部分血管数量减少,但本例患者疗程中未进行针对血管的任何激光处理

(齐显龙)

第二十六章 季节性皮炎与美容微针应用

第一节 季节性皮炎概述

季节性皮炎是一类原因不确定的易于季节发作的复发性皮炎。多于季节变换而发作的,可能与季节转换、日光辐射、干皮肤燥、皮肤一过性缺水、粉尘及花粉刺激等有关。一般预后良好。好发于春、秋季节,女性多见。

【季节性皮炎基本认识】

1. 发病原因与化妆品、温热、日光辐射、尘埃、花粉等有关,认为空气中的尘埃、花粉等,由于涂化妆品而黏附于皮肤,再经过日光刺激,局部 pH 改变,皮温升高等使花粉等更容易发生变应原反应。

2. 春季为过敏性疾病的好发季节,部分地区风沙大、少雨干燥,皮肤的角质层极易缺水、保护作用就会减弱,敏感肌肤就会发生干燥、发红、脱屑、瘙痒、干痛等症状,有的表现为红斑、丘疹和鳞屑等。还有些女性表现为雀斑增多或褐斑加重。

3. 临床表现为因季节的变化突然发生,皮疹多局限于颜面、颈部,表现为轻度红斑、水肿,略隆起或伴有少数米粒大小红色丘疹,有的表现为眼周或颈部红斑,水肿不明显,有的还可为湿疹样改变,轻度苔藓化皮疹,时有糠皮样鳞屑。皮疹常伴有瘙痒,每年反复发生,可自行消退。本病有时伴有过敏性鼻炎或特应性皮炎的病史。临床上多发于 20～40 岁女性的"颜面再发性皮炎",也应归属为本病。

【诊断】

季节性突然发病,反复发生,表现为面部轻度红斑、丘疹、鳞屑,无明确的致敏物质接触史,花粉斑贴试验,血清 IgE 检测有助于诊断。

【鉴别诊断】

1. 日光性皮炎　发生于高温季节,由于强烈的日光曝晒,暴露部位出现红斑、水肿甚至水疱,是一种急性皮肤炎症反应。农村的常见病,肤色较白的人好发此病。

2. 化妆品皮炎　常有化妆品接触引起的皮肤急慢性炎症。

3. 肌肤敏感　多由于皮肤皮脂膜和角质层受损，皮肤反复紊乱修复而呈现皮肤敏感状态，并持续反复而难愈合。

4. 其他颜面部皮炎　如多形性日光疹、颜面湿疹等。

第二节　季节性皮炎预防与治疗概要

【一般治疗建议】

1. 做好皮肤日常护理，恰当使用护肤品，做好必要的皮肤护理，可以增强皮肤对致敏原的抵抗力。

2. 季节性皮炎患者要注意饮食营养的均衡，少食用油腻、甜食及刺激性食物、烟、酒等。某些食物也是致敏原，要注意加以辨别。

【口服药物建议】

同接触性皮炎，以脱敏、止痒为主，口服抗组胺药物，重症可短期使用糖皮质激素。

【外用药物建议】

1. 短期使用弱效的激素和免疫抑制剂可快速缓解病情，但停药后易复发。

2. 湿敷治疗　适用于皮炎反应较重状态，红斑如肿胀甚或渗出液。

3. 40%的甘草溶液　甘草酸发挥类固醇样作用，具有非特异的抗炎及保护细胞膜的作用，能抑制肥大细胞脱颗粒释放组胺、5-羟色胺、缓激肽等发挥抗敏作用并能迅速提高巨噬细胞吞噬功能和自然杀伤细胞的活性，诱导集体产生干扰素等，起到免疫调节作用，无皮质激素的副作用。

4. 蓝科肤宁　又称皮肤止痒脱敏膜，可促进表皮脂类屏障的合成，从而有利于皮肤屏障的修复及重建。具有很好的抗炎、抗过敏、促愈合的作用。

【光电治疗建议】

1. 超声波冷导　通过超声导入敏感皮肤适用的精华与药物、甘草黄酮、维生素 B_5 等。

2. 射频治疗　射频温热反应加速皮肤新陈代谢，舒缓血管舒缩功能。

3. 红光照射　高能窄谱红光照射皮肤能促进生长因子释放、刺激细胞修复、抑制炎症、促进伤口愈合等。

第三节　季节性皮炎微针应用

其作用机制为一是通过微针的孔道，打开皮肤的代谢与排除途径，增加皮肤的新陈代谢功能，缓解皮肤痒肿不适症状；二是通过微针的微创，启动皮肤自身的创伤修复机制，增加真皮层的胶原含量，增强皮肤的屏障功能；三是导入相关生长因子修复皮肤屏障。

针具选择建议根据皮肤监测下 VISIA 图像及 50 倍皮肤镜图像，选择 0.5～1.0mm 的滚针。制剂选择建议选择伊肤泉敏感修复套组或消脂平疮套组。

【操作程序】

1. 清洁面部。
2. 术前检查　给予 VISIA，50 倍皮肤镜等检测，检查屏障功能的破坏程度，皮下荧光剂代谢情况。指导术后正确的护理及常见并发症。
3. 外敷复方利多卡因乳膏 20g 1h 左右。
4. 再次清面部，全面部消毒。
5. 微针滚轮对面部进行滚刺，根据皮肤监测结果不同的部位滚轮的深度及遍数不同。一般颧骨，额头力度轻遍数少，面颊及鼻部可适当增加。
6. 外敷活蛋白水晶面膜 60min。

【术后护理】

1. 术后正确的修复尤其重要。常规选用伊肤泉 DNA 七天紧急修复套组、修复霜、抗氧化剂等。
2. 注意防晒。
3. 调整饮食，宜清淡，保持良好睡眠，忌烟酒，忌熬夜上网。
4. 如遇术后白头粉刺丘疹，或是渗出较多，黏、腻、痒，可连续湿敷 3 天。
5. 如红肿现象反复不退，可行角质护理快速代谢废物。
6. 微针术后如遇色素沉着反应，常见于皮炎症状较重时行微针治疗，给予抗色沉处理，一般 3 个月后自行消退。

【术后护理湿敷的操作程序】

1. 清水清洁面部。
2. 皮肤监测。
3. 涂安全的保湿乳霜。
4. 无菌纱布浸润杀菌后用水，藉由多次湿敷，将组织液溶解清除，约每 30s 至 1min 更换一次纱布，直到面部症状缓解。
5. 涂上乳霜。

第四节　季节性皮炎微针联合应用

季节性皮炎的预防大于治疗，平时尽量避开致敏源，增强皮肤的天然保护屏障功能，提高皮肤的免疫力。

【微针可联合大光斑低能量的 Q 开关激光或强脉冲光或射频】

可同时治疗，先做激光或 IPL，再做微针；也可交替治疗，每次治疗间隔半月。皮炎情况越重光的能量强度越低。

【微针联合 LED 红光照射治疗】

可先做微针，敷水晶蛋白面膜同时照射 LED 红光。

【微针联合水光注射应用】

可将微针治疗敏感修复、消脂平疮套组仅以水光注射的方式注入皮肤，再施以滚针；也可将微针治疗套组加入玻尿酸中以水光注射的方式注入皮肤，再施以滚针。

【微针联合导入疗法应用】

可先施以超声波或电离子导入，再施以微针治疗。

【微针联合内调治疗应用】

在微针治疗的期间，同时辅以口服或静脉输入内调治疗，以增强疗效。

第五节　季节性皮炎美容微针改善设问及解答

1. 微针治疗季节性皮炎要几次才能见效？

答：通常 2～3 次能见到明显疗效，尤其皮肤炎症较重时行微针治疗，红肿恢复期要长，术后一定选用保湿强的安全保养品。注意防晒，早期抗色沉处理。

2. 治疗间隔时间多长为宜？

答：通常治疗间隔时间 1 个月为宜。治疗每次间隔时间不宜太长，最长不超过 2 个月，否则将影响疗效。如遇皮肤炎症反复发作，痒刺感强烈，可利用微针缓解，即便没有到 1 个月的间隔期。

3. 治疗术后 3～5 天皮肤红肿反应加重，是正常的吗？多久可以恢复？

答：因术后皮肤通道打开，有可能暂时性经表皮水分流失增加，反而表现为皮肤更加干燥缺水，但注重加强术后修复保湿，通常 3～5 天恢复，个别需 1～2 周恢复，同时预防术后色素沉着的发生。

4. 治疗时滚针力度，遍数如何控制？

答：根据炎症情况，不同部位采用不同的强度，颧骨额头较轻，遍数 4～5 次即可，即刻反应以发红不渗血即可；炎症较重区域，轻刺，多遍，因炎症重往往轻刺即可观察到出血现象，后即可观察到组织液流出，呈小水滴状。

5. 治疗后会让皮肤变薄吗？皮肤会不会反而变得敏感？治疗术后面部出现发红是正常的吗？

答：微针治疗旨在增强皮肤屏障功能，预防季节性皮炎的季节性发病，微针的作用机制并非剥脱，治疗后皮肤不仅不会变薄，相反随着胶原的新生皮肤还会增厚，增强皮肤的抵抗力，反而能降低皮肤的异常敏感。治疗术后视治疗手法的轻重面部有可能会出现2～3天的发红，通常3～5天即可恢复。

6. 治疗前进行皮肤监测的意义何在？

答：临床常用VISIA及50倍皮肤镜观察皮肤状态，根据监测图像，选择滚针长度，力度，强度等。同时通过术前的化妆品护理观察荧光剂代谢情况。指导将皮下荧光剂分波代谢，沟通术后易发生哪些皮肤不适状况，例如红肿、痒刺、丘疹等。

7. 季节性皮炎行美容微针改善后饮食方面有无禁忌？

答：季节性皮炎应适当调整饮食，宜清淡，多食水果蔬菜豆浆。尽量避免酗酒吸烟，忌过食辛辣及光敏食物。

第六节　季节性皮炎及美容微针治疗案例呈现

【季节性皮炎案例】（图26-1）

女性，41岁，面部皮肤红，痒，干燥伴脱屑1个月，近5年皮肤易敏感，春季加重，更换护肤品易过敏，诊断季节性皮炎，治疗经过：每天使用油闷敷的方法护肤，每周一次钠晶微针，起到助渗生长因子及抗敏精华的作用，滚轮微针0.5mm，每1个月一次，力度轻，多遍数，抗敏修复套组导入，求美者经过3个月的治疗，症状缓解。

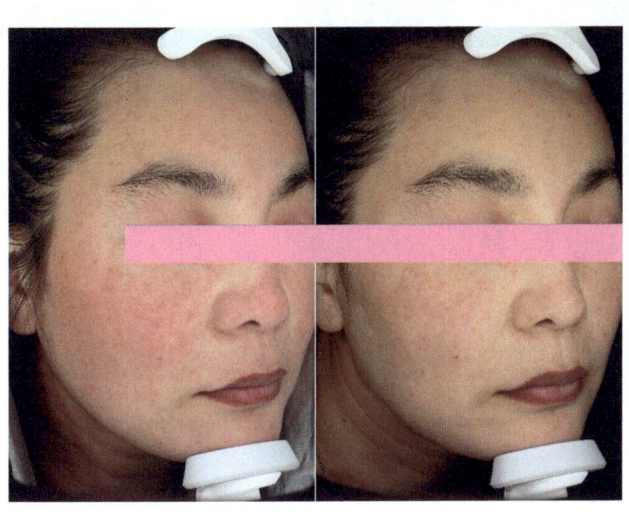

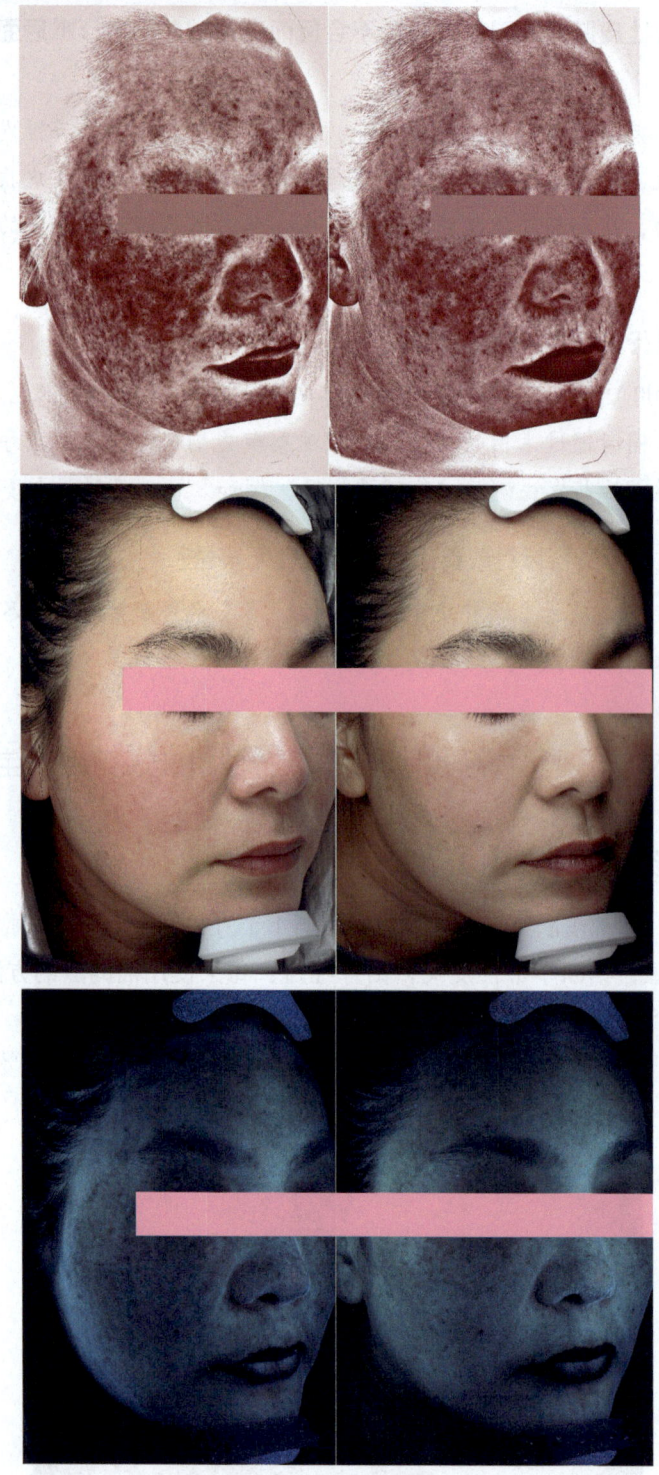

图 26-1 季节性皮炎

(崔鲛鲤)

第二十七章 敏感肌与美容微针应用

第一节 敏感肌概述

【敏感肌概念及内涵】

1. 敏感肌（sensitive skin），有称肌肤敏感、皮肤敏感。指皮肤在经受一般常态刺激作用下，发生或出现超常的皮肤应激反应。

2. 不应该和敏感皮肤这一名称相混淆，因为后者本身是一种皮肤类型，也称病理性皮肤。相应的皮肤类型是油性皮肤、干性皮肤、中性皮肤、混合型皮肤和敏感性皮肤。

3. 所谓一般常态刺激，常常或仅仅是极短时阳光照射、天气闷热、室内外温差转换、一般性化妆品涂抹、一般性护理按摩或洗脸等。即这些刺激于正常人不应该成其为刺激。

4. 这种超常皮肤应激反应，常常让人不可思议。微弱或谈不上刺激的刺激，却表现了明显的症状，微红、潮红、红斑、刺痛、刺痒、不耐受等。

5. 值得商榷或讨论的问题，是否可以把敏感肌定性为一种皮肤病吗？还是仅仅作为一种或一些皮肤症状来描述？或定论为一种皮肤状态？作者的观点是可以确定为一种皮肤病，而且是美容皮肤病。因为敏感肌病因及病理机制可寻，有特有的临床症状群，可以区别于其他类型皮肤病，可防可治，积极治疗预后良好。

【皮肤微损伤概念】

1. 皮肤微损伤（micro-skin damage） 指皮肤黏膜组织遭受到了实质性损伤，而这些损伤不易为肉眼所见，或没有明显可见组织损伤表现。换言之，皮肤微损伤特指皮肤黏膜组织受到了不易为肉眼所见的微细或隐性损伤。这种微细或隐性损伤常常不易觉察，极少或看不见损伤表现，所以被忽略，往往较长时间持续存在或反复发生。

皮肤微损伤可通过皮肤检测等手段帮助发现。

2. 皮肤损伤（skin damage） 一般理解的皮肤损伤表达的是皮肤组织破损、切断、缺失或坏死等，以及伴随的肿胀、渗出、出血、结痂、瘢痕、伤残等。皮肤损伤绝大多数显而易见，很容易被注意，并都会得到及时恰当的处理。

3. 皮肤微损伤病理　尽管是皮肤微损伤，但同样具有实质性皮肤损伤特征，如组织及结构破坏、细胞受损、细胞基质等成分的破坏及流失，及伴随的组织及细胞功能改变；皮肤皮脂膜、角质层及角质细胞层的受损破坏是皮肤微损伤的重要关注点。

4. 皮肤微损伤生理　因皮肤微损伤的病理结构改变，并反复持续存在。机体和皮肤组织必将启动反复持续的修复机制，其后果是伴随的组织及细胞功能反复持续不能得到及时纠正，结果就是一系列混乱和紊乱，表现为过度修复、血管增多、色素紊乱、免疫紊乱、代谢紊乱、结构紊乱等。并因此而表现出敏感肌的症状群。

【皮肤微损伤因素】

皮肤微损伤因素是广泛存在的。皮肤微损伤因素固然重要，但更重要的应该是微损伤因素的反复或持续存在，并不断伤害皮肤。为便于认识和理解，现归类列举皮肤微损伤因素如下。

1. 自然损伤　如环境恶劣（极寒、风沙、粉尘、污染等）等长期皮肤干燥、持久缺水、缺乏滋养及保护等。

2. 物理损伤　长期暴露于紫外线辐射或日晒，频繁或不恰当地接受光电治疗等，包括强烈的热辐射等。

3. 机械损伤　常见于那些反复机械摩擦、粗糙的纺织物用力洗脸、经常磨砂膏按摩等。

4. 化学损伤　频繁酸碱换肤、长期过度果酸治疗等。

5. 护理损伤　指的是过于认真的高强度清洗皮肤、高频度清洗皮肤、频繁应用电动洗脸刷、热衷于蒸汽蒸脸、过于频繁敷面膜（如每天2～3次）、睡眠面膜等。

6. 美容损伤　频繁过度加热（仪器或人工地使皮肤加热）、频繁过度加湿（过度湿敷、导入、蒸汽等）、频繁过度面膜（使皮肤过度处于湿润状态）、去角质处理、过多过频的皮肤磨削或剥脱治疗等。

7. 疾病损伤　持续的皮炎、湿疹及敏感状态等本身也是皮肤角质层和屏障的破坏因素。

8. 药物损伤　指不当激素制剂的应用、维A酸过度外用（含维甲酸的口服应用）、祛斑制剂外用等；特别要指出的是某些打着"精华素""精油""×××油"名号而又极度体现效果的化妆品，它们的伤害性极大，因为极具隐蔽性和欺骗性，长期使用的结果往往产生依赖和敏感肌形成。

【皮肤微损伤因素归纳】

1. 自我损伤　概括为过度清洁、过度清洗、过度用水、过度喷水、过度护理、过度蒸脸、过度面膜、过度精华、过度营养、过度美白、过度祛斑、过度防晒、过度卸妆等。总之为过度关注。

2. 美容损伤　概括为过度换肤、过度果酸、过度光电、过度磨皮、过度皮炎、过度用药、过度治疗等。总之为美容过度。

3. 自然损伤　概括为皮肤干燥、缺乏水分、缺乏滋养、缺乏油脂、缺乏保护、缺乏护理、缺乏滋养、缺乏管理、缺乏防晒、缺乏关注等。总之为缺乏关注。

【敏感肌病机探讨】

综上分析很清晰看出，敏感肌的病因是皮肤微损伤。更确切的表述是持续作用一定时间的皮肤微损伤是引起或导致肌肤敏感的原始病因。换言之，敏感肌是有原因可循的皮肤病。

敏感肌发生病理生理逻辑关系：皮肤微损伤（病因）持续作用一定时间，皮脂膜、角质层/死皮层持续受损一定时间，表皮及深层水分和营养物持续流失一定时间，外界伤害物持续进入持续伤害一定时间，过度修复致功能紊乱持续紊乱一定时间，细胞及功能启动修复持续过度一定时间，各种紊乱之症状表现持续敏感一定时间。这就形成了敏感肌。

【敏感肌临床表现】

1. 常见人群　绝大多数敏感肌发生于中青年女人，特别是那些有过度爱美倾向的中青年女人。

2. 常见部位　敏感肌几乎仅见于面部，特别是面颊部多见，具有对称性特征。于面部也有特征区域区别，如额部少见或轻微，面中线区域相对少见。

3. 主观症状　不适感、不舒服感、干燥感、紧绷感、微痒感、微刺感等。

4. 不耐受　指局部皮肤不能耐受一般常规生活接触和刺激的状态。一点风吹草动，皮肤及表现出积极或过度的反应症状。

5. 皮疹表现　①红斑或潮红，特征为红时有时无，或短暂持续。红斑、潮红，范围往往较大，界线多不太清晰，没有特殊形状；②可以或伴有毛细血管扩张；③肿胀或丘疹。部分潮红红斑伴有肿胀，也可伴有细小丘疹、丘疱疹、或渗出等；④皮屑可有可无的皮屑（恢复期可以少了表现）。这构成相对特征的敏感肌症状群。

敏感肌这种皮炎症状的程度不应该很激烈或很严重，严重的是这种皮炎的快速反复和变化莫测的反复。

【肌肤敏感危害】

敏感肌的危害不仅在于反复发作症状影响美观，更多的是看不见潜在皮肤衰老。长期敏感肌致使皮肤皮脂膜破坏、角质层不完整等状态，皮肤必然呈现以下状态和危害：①皮肤表层失水加速；②皮肤表层保水锁水无力下降；③皮肤表层长期处于失水或缺水状态；④皮肤表层长期处于无防御、半开放状态，防御外界不良刺激能力下降（如紫外线、寒冷、热刺激、理化刺激等）；⑤皮肤自主修复能力下降；⑥色素代谢紊乱；⑦皮肤免疫紊乱和皮肤衰老加速。

【诊断和鉴别诊断】

特别需要指出，不是所有面部潮红红斑等皮炎表现都是敏感肌。

敏感肌诊断须具备以下条件：①仔细、严谨而慎重的病史采集与分析，包括导致微损伤的因素的寻找分析、临床表现过程特征分析和敏感症状群分析；②皮肤不耐受及其敏感症状群特征；③主观症状与客观症状矛盾特征，即敏感肌症状群看是皮炎明显严重的样子，但是主观症状感觉却只是轻微不适；④非特异治疗有效。旨在明确病因，停止皮肤微损伤，经过修复或抗炎，油脂保护护理等非特异治疗，敏感肌即能够得到良好恢复。

敏感肌常常需要与以下疾病相鉴别。

1. 过敏性皮炎　指真正的皮肤变态反应性皮炎。这类皮炎往往是突发性的，或一过性的。及时原因明确并去除，积极治疗很快治愈。

2. 皮质类固醇激素依赖性皮炎　常见美容皮肤病。指病因相对明确为皮肤局部长期或频繁反复接受皮质类固醇激素制剂治疗或涂抹，或含有同样激素的化妆品的长期应用，导致皮肤发生的一系列皮炎症状群，并具有明显依赖特征。往往皮炎症状相对于敏感肌更为多样化和严重，使治疗更为棘手。

3. 敏感性皮肤　即皮肤类型种的病理性皮肤类型。

4. 面红　又称面红综合征、面红恐惧症等。多见于青春期男女，女性多见。也较常见于更年期女性。多认为与部分人群特殊时期自主神经功能紊乱有关，导致神经末梢及毛细血管舒缩功能过于激进。表现为紧张性或一过性颜面潮红，以面颊为甚。严重者发作时或伴有情绪紧张、心慌气促等。对稳定自主神经功能的治疗有效。预后良好。

5. 颜面部湿疹　属于湿疹范畴。若是婴幼儿颜面湿疹属于婴幼儿脂溢性。作为湿疹具备湿疹特点，诱因反复，病程长期反复，常常具备湿疹的三种状态：急性湿疹、亚急性湿疹和慢性湿疹。常常是全身多处有湿疹症状有利于鉴别。

6. 脂溢性皮炎　常见的颜面皮炎疾病。成年人，男性多于女性。主要发生于多脂区域如头皮、面中部鼻翼两侧等。皮炎为条件性发作，时而发作时而愈合，或不治而愈。值得注意的是频繁的颜面脂溢性皮炎发作以及反复治疗常常出现敏感肌伴随。

7. 季节性皮炎　也称颜面再发性皮炎。特点有季节性（春季或季节转换时）。皮炎无特点，多不严重的皮炎表现。往往不治而愈。

8. 化妆品皮炎　如果是因为化妆品不当使用导致皮肤敏感，可能就是敏感肌，也可以诊断为化妆品皮炎。但如果是时明确的化妆品所指变态反应性皮炎，或者是化妆品刺激引起的刺激性接触性皮炎等，依然纳入标准的化妆品皮炎诊断。

9. 毛细血管扩张症　主要除外原发性毛细血管扩张症，以及其他有原因的继发性毛细血管扩张。

第二节　敏感肌治疗概要

【预防及处理策略】

敏感肌治疗"三字经"：

1. 停　即停止那些可能造成皮肤微损伤的因素。痛下决心抛掉那些乱七八糟的东西。这里特别指的是那些过度关注皮肤的类型和过度美容的因素。

2. 懒　即不要换一种方式制造皮肤微损伤。包括继续换一种面膜、精华素等使用；懒字也特别强调让皮肤自身得到休息，有机会发挥自身皮肤修复作用。短期内严格执行不洗脸、不用洗面奶、不蒸面、不敷一般补水面膜等；有道是少洗"少烫少摸少涂少折腾，还我皮肤整天整晚整周半月的安静"。

3. 养　即适当的治疗、积极地养护。指导理念就是多油多脂多滋润、亦修亦养亦治疗。

敏感肌治疗"三干预"：

1. 心理干预　给患者（顾客）树立信心。只要给出正确的诊断，就要非常肯定地告诉患者（顾客）敏感肌是有原因可寻的；只要遵循医嘱和正确护理治疗，敏感肌一定能治愈的，预后是良好的；如果不能正确认识敏感肌，得不到正确处理，不遵循医嘱，就难以摆脱敏感肌困扰。

2. 行为干预　给到适当措施和强硬要求，要求患者（顾客）执行医嘱。例如，坚决扔掉那些不安全东西，坚决停止那些可能造成皮肤微损伤的因素；要求患者（顾客）把这些化妆品或产品带来医师审查；相对频繁地来院复诊，询问和检查执行医嘱情况等。

3. 医疗干预　由于敏感肌患者（顾客）大多数具有心理上的"过度"意识，常常不由自主过度护理或过度美容。所以医师必须给他们一些医疗措施，让他们在医疗措施和医疗过程引导下逐渐摆脱"过度"的依赖。而且这种医疗措施的选择上应当倾向于照顾敏感肌患者（顾客）的心理感受，如不宜给敏感肌患者（顾客）设置更为复杂强烈的治疗，造成新的皮肤微损伤；也不宜治疗方案过于简单，让敏感肌患者（顾客）失去信任和抵抗医嘱；也包括给出措施中匹配合适的费用支出，以确保医疗干预的可靠执行。

【治疗概要】

1. 冷湿敷　以3%硼酸溶液为代表的冷湿敷适用于敏感肌症状发作明显时，如潮红红斑明显，或伴有明显肿胀等。

标准方法：①先将3%硼酸溶液冷藏至低温状态；②取药用纱布或药棉，或化妆棉若干，将冷藏后的3%硼酸溶液浸润湿透纱布药棉；③湿敷敷贴于潮红红斑肿胀皮肤，湿度以不自然滴水为度，厚度8～10层纱布或湿润后厚度5～8mm；④湿敷时间：每次湿敷20～30min，期间若溶液不足不够湿润可用去针头注射器等将溶液滴加与湿敷面上，以保证有效湿润湿敷；⑤湿敷频次：若潮红红斑肿胀明显可连续湿敷若干次，每次间隔20～30min，直到症状明显缓解。每天湿敷次数建议不超过5～8次；⑥湿敷结束或间隔较长时间不湿敷时，给予皮肤适当油脂类滋润保护或修复类保护。

2. 超声导入或低射频导入　利用皮肤护理导入仪导入玻尿酸、甘草酸苷等保护镇静药剂可帮助缓解症状。但是操作时间不宜过长（5～8min），能量不宜过大（不发热或偺温热），频次不宜过高（每周1～2次）。

3. 低能量射频护理　利用较低能量水平的射频电流作用皮肤深层，可能带来末梢神经末梢和末梢毛细血管的温和刺激和改变，有利于敏感肌调整和修复。

4. 低能量光调治疗　王玮臻教授等利用宽光谱脉冲光等弱能量治疗方式舒缓治疗敏

感肌等观察到较好疗效。

5. 微针疗法　近年来，越来越多的医师尝试微针疗法治疗敏感肌，开启敏感肌治疗护理的新模式。

第三节　敏感肌美容微针应用

【微针治疗敏感肌原理】

1. 机械微针刺激，更新表皮和刺激皮肤修复。
2. 微针后直接有效导入细胞因子等修复药剂，促进皮肤和敏感肌修复。
3. 以水光微针为代表的针对性水光配方，使敏感肌修复治疗更为快速有效。有光水光微针治疗敏感肌的配方经验很多，目前缺乏大样本临床研究报道。

敏感肌水光配方举例：①伊肤泉水光微针舒敏套组。或加入伊肤泉水光蛋白；②曲安奈德注射液 8～10mg；③ A 型肉毒毒素 20～25U。

舒缓套组主要成分：作为皮肤调节剂的朝鲜白头翁（PULSATILLA KOREANA）提取物、秦椒（ZANTHOXYLUM PIPERITUM）果提取物、须松萝（USNEA BARBATA）提取物等；参与皮肤修复的大豆（GLYCINE MAX）多肽、寡肽 -3、寡肽 -1、寡肽 -5；保湿剂透明质酸钠、甘油等。

曲安奈德的少量加入是基于利用其较长时效和较强的非特异抗炎抗敏抑制免疫反应等综合机制，短时快速降低敏感肌的症状，有利于敏感肌启动自我修复机制。因为敏感肌之炎症不能得到有效控制，其本身也是很确切的敏感肌病因。肉毒素的作用机制不甚明了，可能对末梢血管舒缩调节及神经末梢功能等产生影响而帮助到敏感肌修复。

4. 滚针、电动微针和纳米微针等均具有合适导入抗敏感药剂的机会，均可选用。

【敏感肌微针不适合】

不是所有状态的敏感肌都是和微针治疗。以下情形须特殊对待。

1. 症状严重者，如明显潮红红斑肿胀，甚或有渗出（急性皮炎状态）。此时需启动冷湿敷治疗，待症状缓解平稳或亚急性皮炎状态可接受微针治疗。
2. 有其他病症伴发者，特别是伴发明显皮肤感染（脓性感染、疱疹感染、真菌感染等）需治疗伴发病后可接受微针治疗。
3. 预知不能耐受表面麻醉膏者，如果可以接受静脉注射麻醉则可以进行微针治疗，否则改用其他治疗方式。
4. 已知敏感体质，或高度疑虑自身过敏皮质者不适合微针治疗。
5. 对微针疗法不能理解和不接受者，暂时不适合微针治疗。

【操作程序】

1. 记录 VISIA 图像皮肤镜图像。

2. 选择合适微针工具及合适的舒敏套组。
3. 清洁面部。
4. 外敷表麻膏，时间30～60min。
5. 再次清面部，全面部消毒。
6. 滚轮微针、水光微针等治疗操作。
7. 外敷活蛋白水晶面膜30～60min。

【术后注意事项】

1. 套组中包含的术后修复产品及时使用，及配套配给的术后修复产品入玻尿酸、舒缓霜等。术后尽量少清洗少清洁。
2. 机械防晒。避免摩擦或过多的抚摸。
3. 油脂不足，自觉干燥时，可给予油脂保护，如金霉素眼膏或白凡士林少量涂抹。
4. 禁止单纯补水的喷雾喷水。
5. 及时随诊，及时评估患者（顾客）治疗依从性。

第四节　敏感肌美容微针联合治疗

敏感肌的联合治疗是有必要的。

1. 冷湿敷后的微针治疗是常用的，甚至微针治疗中突发症状加重，继而需要冷湿敷对症处理。
2. 微针治疗与超声导入或低射频导入交替穿插进行也是常用的。间隔时间建议是间隔1个月的微针治疗期间可以穿插1～2次超声导入或低射频导入护理。
3. 微针治疗与低能量射频护理联合依然合理。建议两次微针治疗期间穿插一次低能量射频护理较好。
4. 微针治疗与低能量光调治疗联合显得更为有吸引力。建议两次微针治疗期间穿插一次低能量光调治疗。

第五节　敏感肌美容微针治疗设问及解答

1. 敏感肌是一种病吗？

答：笔者认为，敏感肌是一种病因发病机制明确的皮肤病。它是指在持续一定时间的皮肤微损伤作用下的皮肤在经受一般常态刺激下（通常是生活中最普通的，如阳光照射、冷热刺激、风吹等）发生或出现超常的皮肤应激反应的一种皮肤状态。可伴或不伴有临床症状（脱屑、粉刺、红、丘疹、干痒、痛等），可仅表现为皮肤的不适感，甚至没有任何感觉。女性最常见。

2. 皮肤微损伤的本质是什么？

答：皮肤屏障功能受损，皮肤黏膜组织受到实质性的损伤。而这些损伤可以很细微，或不为肉眼所见，甚至没有明显组织损伤的表现。区别于一般理解的皮肤微损伤表现，这种皮肤微损伤具有实质性损伤特征，比如：组织及结构破坏，细胞基质等成分破坏及流失，以及伴随的组织、细胞及功能改变。

3. 生活中如何避免皮肤微损伤？

答：不过度护理和美容，但也要常规护理（水乳霜防晒）；注意皮肤的自然损伤，做好补水保湿；注意皮肤的物理损伤，做好防紫外线，不要频繁的光电治疗；注意机械损伤，少反复摩擦和磨砂按摩等；注意化学损伤，少频繁的酸碱换肤或过度的果酸治疗；注意护理损伤，不要过度护理；注意美容损伤，不要过度加热加湿去死皮，不过度美容；注意疾病损伤，持续皮炎湿疹及敏感状态，及时治疗；注意药物损伤，激素、维A酸、祛斑类制剂等谨慎使用。

4. 何为过度护理？

答：过度护理是指以皮肤护理为目的对皮肤进行不恰当的护理引起皮肤受损。如洁面次数过多、停留时间过长；洁面乳使用含皂碱重的泡沫型；洁面神器；经常使用磨砂、去角质产品；面膜使用次数过多，频繁；产品的使用种类、功效繁多等。

5. 具体说明什么是过度美容？

答：过度美容是指以美容为目的对皮肤行某些治疗或护理所带来的一定程度的皮肤损伤。如过度美白（经常服用左旋维生素C、传明酸、氢醌等药物，每天做美白面膜时间较长甚至到半夜，只用美白产品或偏方等）、过度清洁（洗面水温过高时间过长、洁面乳含皂碱、每天使用洁面乳超过3次、没有化妆也用卸妆乳再用洁面乳等）、过度去角质（经常去美容院做去角质护理、隔两天就去角质、频繁使用磨砂或一些化学脱皮等）、过度控油（频繁使用吸油纸、频繁使用各种控油产品或只用控油产品等）、过度滋养（涂太多层隔离防晒BB霜，保湿精华、抗皱精华、美白精华、肌底精华无节制叠加使用，选择不适合自己年龄的滋养产品等）。

6. 临床实践中敏感肌和激素依赖性皮炎有严格界线吗？

答：笔者认为，无明显严格界线。敏感肌及激素依赖性皮炎在治疗方式上基本相同。激素依赖性皮炎的诊断病史最为重要，病因更清晰，其治疗上较一般的敏感肌而言"戒断综合征"更明显，激素依赖的皮肤在微针等治疗过程中往往会出现一过性的敏感加重的症状，持续时间不定，可随着皮肤改善而改善。

7. 痤疮可以和敏感肌同时存在吗？

答：可以同时存在。大部分敏感肌的皮肤都合并有一定程度的痤疮。敏感肌的实质是一定时间的皮肤微损伤，皮肤黏膜组织损伤、皮肤屏障功能受损，导致皮肤锁水能力下降，水油不平衡，油脂分泌过多，排出不畅，引起痤疮。而痤疮的皮肤由于油脂分泌过多，皮肤油，过度或不恰当的洁面引起皮肤皮脂膜受损伤，皮肤吸水锁水能力下降，水油失衡，油脂分泌更盛，加重痤疮，长期的不良洁面或不恰当的痤疮治疗，引起皮肤微损伤，继而出现敏感症状。

8. 皮肤过敏和敏感肌同时发生怎么区别？

答：皮肤过敏是过敏源进入机体，促使机体产生相应的抗体，引起的全身性的抗原抗体反应，皮肤表现为红斑、丘疹、风团等，常伴有不同程度的瘙痒；皮肤敏感是一种异常感觉，是皮肤屏障受损、皮肤黏膜组织等皮肤微损伤引起的外观正常，皮肤大量失水出现的红、干燥脱屑以及皮肤的不适感。

9. 水光微针舒敏治疗是必须或每次都要加入曲安奈德吗？

答：不是。曲安奈德为长效肾上腺皮质激素药，在治疗皮肤过敏时常用，适用于全身性或比较严重的皮肤过敏。舒敏治疗需根据顾客的敏感情况确定治疗方案及内容。若皮肤处于急性期不建议行相关刺激性治疗，若皮肤处于非急性期且敏感症状较重，可以酌情添加适量的曲安奈德，改善敏感症状，但是不建议每次都加，虽然水光针的治疗间隔时间较长，理论上来说不会形成激素依赖，但是作为皮肤科医生，应当慎用及合理应用激素，能不用激素就能解决的问题，就尽量不用。

10. 肉毒毒素加入水光微针治疗有什么副作用吗？

答：一定量的肉毒毒素加入水光微针治疗皮肤问题，是没有副作用的。相反，对皮肤来说会有很多好处，肉毒毒素具有抑制皮脂腺、汗腺分泌的作用，故适量的肉毒毒素与水光针配合使用，采用负压注射的水光微针仪器直接注射至真皮层，抑制皮脂腺分泌，减少面部油脂，收缩毛孔，改善细纹，使皮肤光泽透亮。

11. 水光微针和滚针微针可以同时一次治疗吗？

答：一般来说是可以的，水光微针和滚针微针为两个不同治疗方式，所作用的皮肤层次也是不一样的。水光微针是通过负压真空注射仪将有效药物直接注射至真皮层内，注射的深度及注射药物可调节。而滚针微针是通过滚针头在表皮打开数量较多的皮肤微通道，通过微细通道渗透导入有效药物。滚针微针更多的作用在于表皮重建与修复，单点损伤较轻较浅但较密集，水光微针更注重的是深层有效药物的补充，单点损伤较重较深但较稀疏。但是在某些条件下如皮肤敏感较为严重不能承受水光针的情况下建议不同时治疗。故原则上来说，水光针和滚针微针是可以同时一次治疗的，既做了表皮的修复重建又做了深层有效药物的补充，双管齐下；但是具体是否适合两者联合使用就需要医生根据皮肤情况进行专业判断。

12. 不能接受任何形式麻醉措施者，如何接受微针抗敏感治疗？

答：可以采用纳米微针治疗方式，损伤小，疼痛轻微，皮肤反应轻，同时也能导入有效药物，治疗效果好。纳米微针是采用纳米晶片的微针仪瞬间穿透表皮，形成数量较多的超微细通道，渗透导入对抗敏感的药物，改善敏感。电动微针是利用涡轮蜗杆原理推动微针器械对皮肤软组织实施垂直地微细批量打孔或穿刺，伴有所需药剂的导入，从而达到治疗的目的。

13. 敏感肌的治疗本质是什么？

答：笔者认为敏感肌的治疗本质：①不形成新的皮肤微损伤；②改善现有皮肤微损伤；③修复重建皮肤屏障功能，即"一停、二懒、三养"原则。

14. 敏感肌确定治愈的依据是什么？

答：皮肤结构正常，皮脂膜完整、连续，皮肤屏障功能健全。VISIA检测无异常。无明显症状及不适感。健康的护肤习惯。

15. 如何做到敏感肌不治而愈？

答："一停二懒三养"：停是指停用所有乱七八糟的护肤品、化妆品及不当的洁面手段、方法；懒是指少洗少烫少折腾，不搽不抹；养是指多油多脂多滋润，给皮肤表面人工的形成一层"皮肤屏障"，保护滋润皮肤。

（郑　荃）

第二十八章 痘坑及凹疤与美容微针应用

第一节 痘坑及凹疤概述

痘坑及凹疤是肌体对皮肤组织损伤产生的一种修复反应，是痤疮、手术、外伤、感染、水痘及天花等病因导致皮肤真皮层及皮下组织缺损，皮层不能自身修复，而在随后的愈合过程中胶原蛋白、弹性蛋白缺失而留下的永久凹陷性瘢痕。

【痘坑及凹疤基本认识】

1. 痘坑是可以预防的，出现痘要尽早治疗，尤其是红色炎症性痘，炎症持续时间越长，越容易修复不足或错误修复形成痘坑。
2. 正确祛痘。不恰当的挤压挑刺可诱发和加重炎症反应，令炎症扩散，向深层发展，诱发痘坑（危险三角区还有可能诱发颅内感染）。
3. 已经出现的痘坑凹疤，要尽早治疗，时间越长的陈旧性凹坑治疗起来越困难。
4. 在治疗痘坑前要彻底清理痤疮粉刺，否则又会产生新的痘坑。

第二节 痘坑及凹疤治疗方法概要

【点阵二氧化碳激光（波长 10 600nm）】

属剥脱型激光，是比较常用的有效的痘坑治疗仪器。剥脱是因激光产生的热效应令皮肤表面组织气化所致。

1. 机制 局灶性热效应和生物效应，刺激表皮优化、重建；真皮胶原蛋白、弹力蛋白、透明质酸、黏多糖等新生与重排，修复痘坑。
2. 方式 通常 2～3 个月一次，3 次 1 个疗程，根据治疗反应决定治疗次数。
3. 优点 ①疗效快、明显；②可治疗各种痘坑，是严重痘坑的常用手段。
4. 缺点 ①治疗时疼痛明显，即使治疗前敷过麻醉药也有明显疼痛；②治疗后有明显灼痛、红肿，还会结痂。严重时有出血渗液，需长时间冷敷降温，以止痛、退红、消肿；③灼痛 12～24h 消退，红肿 1～2 周消退，痂皮需 2～3 周才能脱落，痂皮脱落后的红斑消退较慢，尤其是能量高、密度大时，有时会持续 2～3 个月，甚至更长，需要借助强脉冲光、红光帮助退红；④容易出现色素沉着等不良反应。

【点阵铒激光（波长 2940nm）】

属浅剥脱激光，因为激光产生的热效应令皮肤表面组织气化，剥脱程度和穿透力都较点阵 CO_2 激光浅。

1. 机制　局灶性热效应和生物效应，刺激表皮优化、重建；真皮胶原蛋白、弹性蛋白、透明质酸、黏多糖等新生与重排，修复痘坑。

2. 方式　通常 2 个月 1 次，3 次为 1 个疗程，根据治疗反应决定治疗次数。

3. 优点　①疗效仅次于点阵 CO_2 激光；②可有效治疗各种痘坑；③色素沉着发生率明显低于点阵 CO_2 激光，恢复期也明显缩短，尤其是痂皮脱落后的红斑持续时间，少有超过 1 个月者。

4. 缺点　①治疗时疼痛明显，即使治疗前敷过麻药也有明显疼痛；②治疗后有明显灼痛、红肿，还会结痂，严重时还有出血渗液，需长时间冷敷降温，以止痛、退红、消肿；③灼痛 6～18h 消退，红肿 5～10 天消退，痂皮 1～2 周脱落；④一般相同疗效需要的治疗次数比二氧化碳点阵激光多。

【离子束（plasma）】

离子束属微剥脱射频，不过其热效应不是直接令表皮气化，而是变性坏死，形成痂皮覆盖在皮肤表面。

1. 机制　局灶性热效应和生物效应，刺激表皮优化、重建；真皮胶原蛋白、弹力蛋白、透明质酸、黏多糖等新生与重排，修复痘坑。

2. 方式　通常 2 个月 1 次，3 次为 1 个疗程，根据治疗反应决定治疗次数。

3. 优点　①疗效较明显；②可有效治疗各种痘坑；③色素沉着发生率明显低于点阵 CO_2 激光，恢复期也明显缩短，尤其是痂皮脱落后的红斑持续时间，少有超过 1 个月。

4. 缺点　①治疗时疼痛明显，即使治疗前敷过麻醉药也有明显疼痛；②治疗后有明显灼痛、红肿，还会结痂，严重时还有出血渗液，需长时间冷敷降温，以止痛、退红、消肿；③灼痛 6～18h 消退，红肿 5～10 天消退，痂皮 1～2 周脱落；④一般相同疗效需要的治疗次数比点阵 CO_2 激光多。

【非剥脱点阵激光】

这类激光常用波长为 1450nm、1540nm、1550nm、1560nm，不会令表皮气化，也不会令表皮变性坏死形成痂皮，无表皮剥脱作用。飞梭（fraxel）、光纤点阵都属这类。

1. 机制　局灶性热效应和生物效应，刺激真皮胶原蛋白、弹性蛋白、透明质酸、黏多糖等新生与重排，修复痘坑。

2. 方式　通常 1～2 个月 1 次，3 次 1 个疗程，根据治疗反应决定治疗次数。

3. 优点 ①恢复期明显较剥脱型短，不良反应明显减少；②治疗后无结痂，只有红肿、灼痛，积极冷敷降温，灼痛2～8h即消退，红肿3～7天消退，对日常工作和生活影响小，即使治疗后次日上班，也不至于严重影响形象；③色素沉着少见，发生率远低于剥脱型。

4. 缺点 ①治疗时疼痛明显，治疗前需敷表面麻醉药；②一般相同疗效需要的治疗次数比剥脱型多，且严重痘坑或疗效不佳者，需联合点阵CO_2激光。

【微针治疗】

运用单针微针、微针滚轮等方式刺激皮肤，在皮肤表面做出大量微细管道，令具有活性成分药液渗入皮肤，让皮肤充分吸收，从而达到美容治疗的目的。微针在治疗痤疮凹疤方面有着独特的功效。

1. 机制 利用微针在皮肤凹陷处制造出大量细小的输送管道，或直接在凹陷处注射，令细胞生长肽活性成分及多种皮肤营养成分直接进入皮肤深层断裂的纤维细胞，促进胶原蛋白合成，重新生成纤维组织，从而达到深层网状纤维结构的重建，平复凹陷性瘢痕。

2. 方式 通常1个月1次，根据凹坑程度和治疗反应决定治疗次数。

3. 优点 ①创伤小，修复期短，效果较明显；②可以与其他方式联合治疗。

4. 缺点 对较深层的瘢痕治疗较慢。

【黄金微针射频】

黄金微针射频疗法是微针与射频的巧妙结合，"黄金"二字源于微针针体镀黄金膜，微针外层镀膜也呈金黄色。微针穿透表皮才发送射频能量，不会令表皮气化，也不会令表皮变性坏死形成痂皮，无表皮剥脱作用。

1. 机制 局灶性热效应和生物效应，刺激真皮胶原蛋白、弹性蛋白、透明质酸、黏多糖等新生与重排，修复痘坑。

2. 方式 通常1～2个月1次，3次为1个疗程，根据治疗反应决定治疗次数。

3. 优点 ①恢复期明显较剥脱型短，不良反应明显减少；②在痘痘活动期也可治疗，不会加重痘，还有助于控油祛痘；③治疗后不结痂，只有红肿、灼痛，积极冷敷降温，灼痛2～8h即消失，红肿3～7天消退，对日常工作和生活影响小，即使治疗后次日上班，也不至于严重影响形象；④皮肤屏障影响甚微，可安心用于深肤色或容易发生色素沉着者。

4. 缺点 一般相同疗效需要的治疗次数比剥脱型多，且严重痘坑或疗效不佳者，需联合点阵CO_2激光。

第三节 痘坑及凹疤微针应用

【作用机制】

用微针在凹陷性瘢痕表面制造大量通道，让生物生长因子等活性成分直接作用于皮肤深层断裂的纤维细胞，促进胶原蛋白合成，重新生成纤维组织，重建深层网状纤维结构，平复凹陷性瘢痕。

【针具选择建议】

建议根据肤质和凹坑程度选择 1.5mm 长的针具或射频微针。

【制剂选择建议】

建议选择选择伊肤泉 DNA 祛凹洞套组。

【操作程序】

1. 清洁面部。
2. 术前检查，排除微针禁忌证。
3. 外敷复方利多卡因乳膏 20g 1 h 左右。
4. 再次清洁面部，全面部消毒。
5. 用 1.5mm 微针滚轮对面部进行"米"字滚刺，加强凹洞明显部位，同时外涂相应的活性成分，用 0.5 G 注射器针头对凹洞皮肤做挑刺剥离，严重的凹疤可用小针刀松解后再在凹洞处注射活性成分。
6. 外敷活蛋白水晶面膜 60min。

【术后修复】

微针祛凹洞因对皮肤刺激比较大，术后 3～5 天都会有潮红或肿痛的情况出现，术后正确的修复尤其重要。常规选用伊肤泉 DNA 七天紧急修复套组、肌肤修复喷剂，肌肤修复原液等。

建议术后 3～5 天每天敷活蛋白水晶修复面膜。每3h喷一次肌肤修复液直到伤口愈合，48h 后搽肌肤修复原液。

【术后护理】

1. 术后 24h 内不沾水。
2. 注意防晒。
3. 3 天内不建议吃海鲜，竹笋，酒，辛辣食物。
4. 忌熬夜，保持良好生活习惯及身体健康。

第四节 痘坑及凹疤美容微针联合治疗

痘坑及凹疤根据联合应用其他治疗方法可发挥不同疗法的各自优势，有很好的协同作用，可增强疗效，减少皮肤损伤，加快凹洞生长，提高疗效。

【微针联合光电治疗应用】

1. 微针可联合点阵 CO_2 激光治疗　可先做微针祛凹洞套组三次，然后跟 CO_2 激光点阵模式（60～70MJ）交替治疗，也可只是点阵 CO_2 激光治疗后搽伊肤泉祛凹洞活性成，每次治疗间隔1～2个月。

2. 微针可联合射像束激光治疗　可同时治疗，也可先做像素激光，再微针或仅涂抹微针套组制剂；也可交替治疗，每次治疗间隔1个月。

3. 微针联合射频点阵治疗：可先做点阵射频（能量20～30ns，功率3～5W），做完后外搽伊肤泉祛凹洞活性成分。2周后再做微针。视凹洞程度交替各治疗3～5次。

4. 微针联合点阵铒激光（波长2940nm）可同时治疗，也可先做点阵铒激光，再做微针或仅激光后涂抹微针套组制剂；每次治疗间隔1个月。

【微针联合 PRP 自体细胞修复治疗应用】

可将PRP自体修复因子加入微针活性成分中一起使用,也可交替治疗,间隔1个月1次。

【微针联合小针刀治疗应用】

适用于凹洞较深或有瘢痕粘连，可用小针刀先剥离松解瘢痕处，再做微针。

第五节　凹陷性瘢痕美容微针治疗设问及解答

1. 微针治疗凹洞疼痛吗？恢复期长吗？

答：微针祛凹洞治疗须敷表麻后进行，治疗时基本不会疼痛。治疗后会感觉轻微辣痛，面部潮红，疼痛症状一般在术后4～6h自行缓解，2～3天皮肤潮红消退。在治疗后连续用修复产品和冰敷水晶修复面膜5～7天皮肤基本修复。

2. 微针祛凹洞治疗后会反弹吗？

答：不会反弹。因为微针祛凹洞的原理是让生物生长因子等活性成分直接作用于皮肤深层断裂的纤维细胞，促进胶原蛋白合成，重新生成纤维组织，重建深层网状纤维结构，平复凹陷性瘢痕。因是自身组织生长，所以不会反弹。

3. 治疗术后多久可以正常洗脸和化妆？

答：一般治疗术后24h避免沾水，第3天即可用温水清洁。术后需要辅助外用修复产品，一天3～5次，术后5～7天最好避免化妆。

4. 微针祛凹洞多久可以见效？

答：微针祛凹洞原理是生物生长因子等活性成分作用于皮肤深层断裂的纤维细胞，

促进胶原蛋白合成,重新生成纤维组织,重建深层网状纤维结构,平复凹陷性瘢痕。一个组织细胞生长周期为 28 天左右,由此要 3~4 周才可以看到皮肤表面的变化,4~5 次才可以达到比较好的效果。

5. 微针祛痘坑凹疤可以和激光祛同时做吗?与其他疗法联合应用有必要吗?

答:可以和激光同时做,通常可先做微针,再做激光。或做激光后搽伊肤泉活性生长因子。微针与其他疗法联合应用可发挥不同疗法的各自优势,有很好的协同作用,达到更佳的美容效果,提高满意度。

6. 哪些人不合适做微针祛痘坑?

答:以下情况不合适治疗,①皮肤处于严重过敏状态;②妊娠和哺乳期慎用,月经期禁用深层刺激;③严重瘢痕体质者、凝血机制差、白癜风、严重高血压、严重糖尿病、白血病患者禁用。

第六节 凹陷性瘢痕及美容微针治疗案例呈现

【凹陷性瘢痕案例一】(图 28-1)

痤疮反复发作 12 年,有明显痘印凹洞,用伊肤泉控油祛痘套组治疗 5 次,平肤修复套组治疗 5 次。

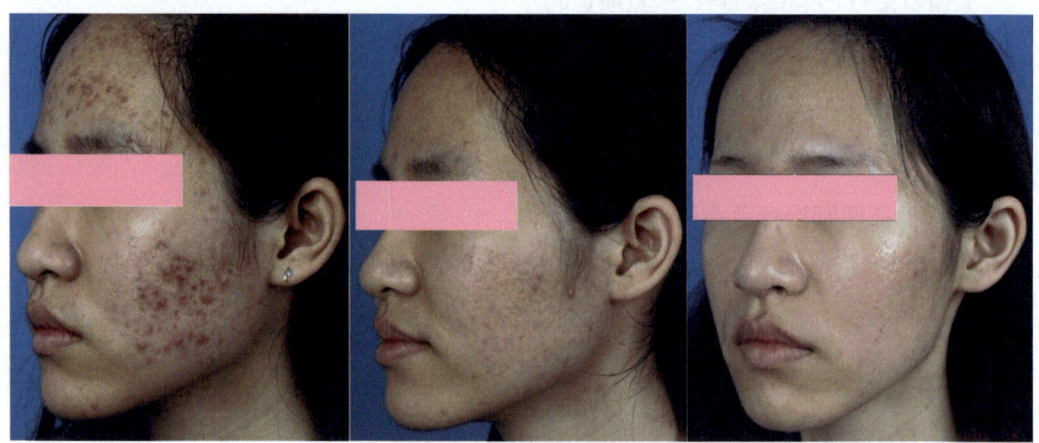

图 28-1 凹陷性瘢痕案例一

【凹陷性瘢痕案例二】(图 28-2)

痤疮治愈后留下凹洞。用伊肤泉+平肤修复套组治疗 5 次。

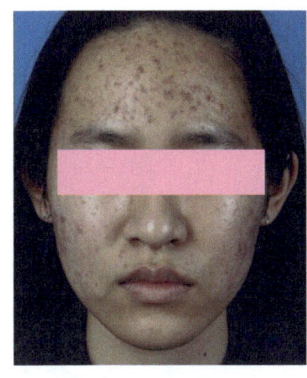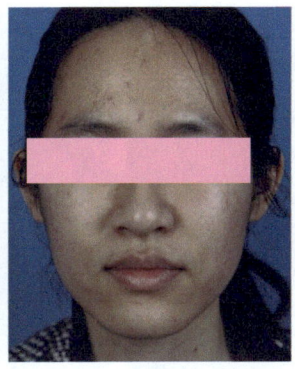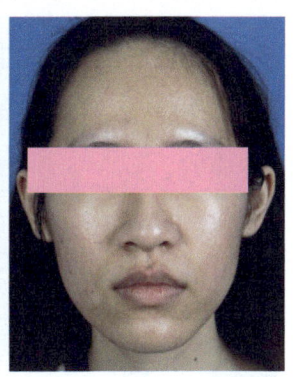

图 28-2　凹陷性瘢痕案例二

【凹陷性瘢痕案例三】（图 28-3）

痤疮凹洞 7 年并偶发少量闭合性粉刺，用控油祛痘套组治疗 3 次，平肤修复套组治疗 5 次。

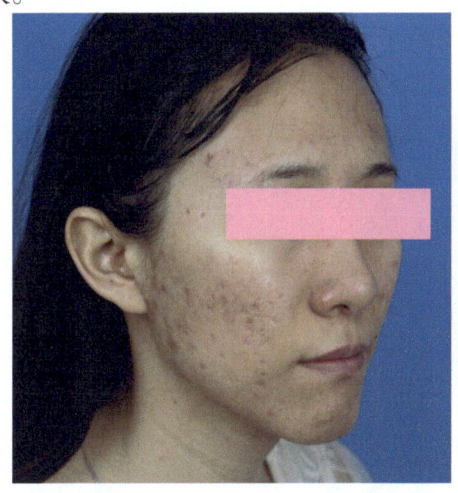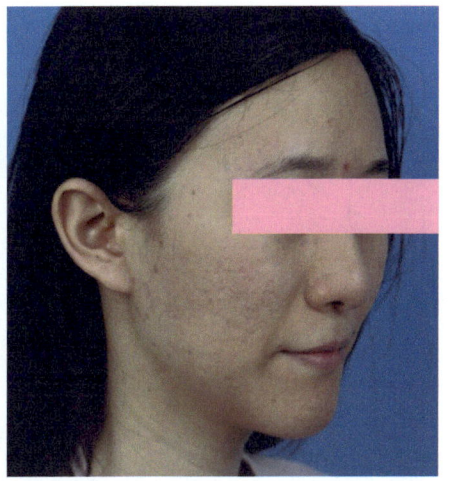

图 28-3　凹陷性瘢痕案例三

【凹陷性瘢痕案例四】（图 28-4）

痤疮凹洞及痘疤 5 年。用伊肤泉平肤修复微针套组治疗 4 次。

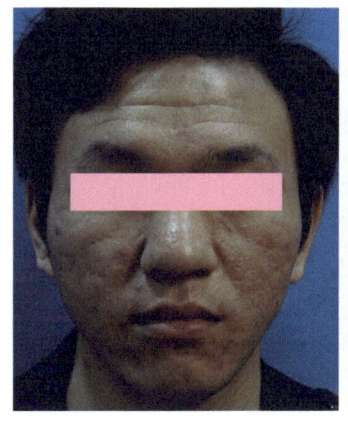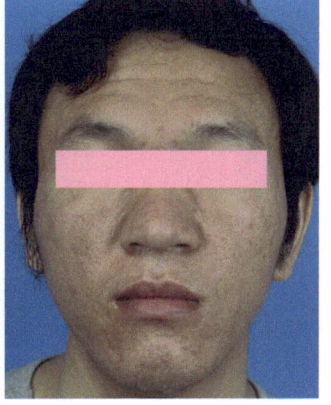

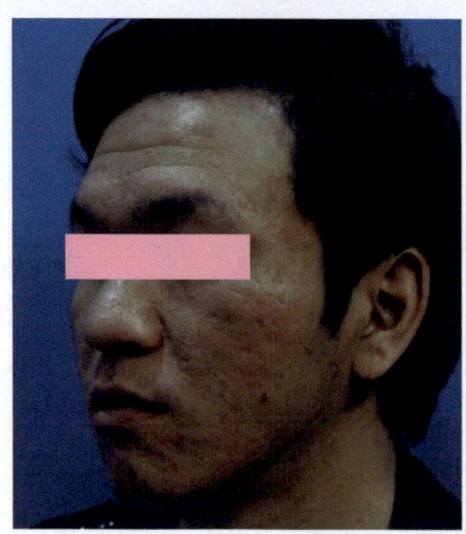
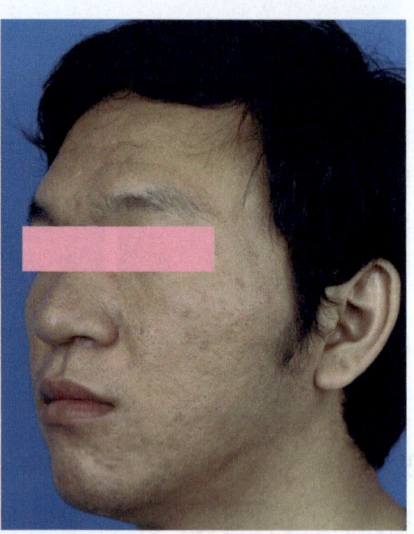

图 28-4　凹陷性瘢痕案例四

【凹陷性瘢痕案例五】（图 28-5）

伊肤泉平肤修复套 1 次治疗效果。

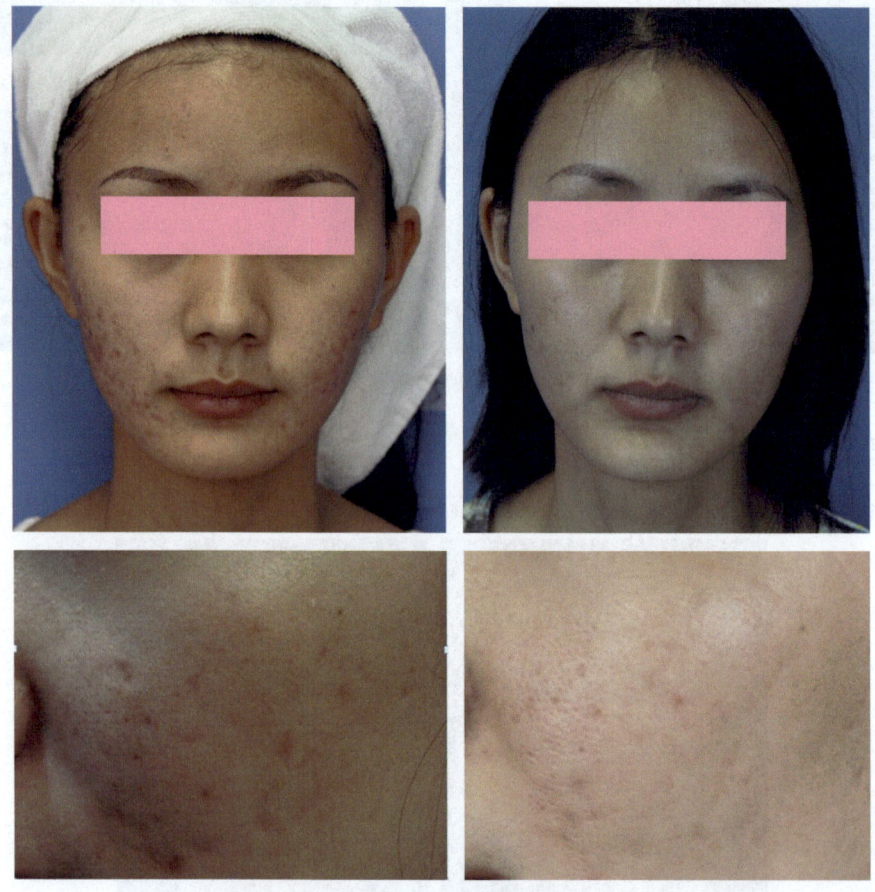

图 28-5　凹陷性瘢痕案例五

（陈　蔚）

第四篇 皮肤亚健康与美容微针应用

第四篇

第二十九章 膨胀纹与美容微针应用

第一节 膨胀纹概述

【定义】

膨胀纹（stretch marks）又称生长纹、断裂纹、萎缩纹、白线等，因妊娠发生者称为妊娠纹。指某些情形下皮肤纤维组织（胶原纤维、弹性纤维等）为主的组织被断裂或溶解，未被及时修复重建而留下萎缩性条纹外观。

【流行病学】

膨胀纹的发病率较高，特别是妊娠纹，发生在女性中非常普遍，有60%～90%的孕妇受到妊娠纹的困扰，大多在妊娠24周左右开始出现且在肤色深、孕前体质量指数越高、年龄小、婴儿出生体质量大、初次妊娠的孕妇中更常见。

【病因及发病机制】

膨胀纹的发生是由于皮肤膨胀出现的条索状萎缩，常发生于妊娠期妇女，青春期女性多于男性。膨胀纹的发生与多方面因素有关，目前比较公认的有以下两个原因。

1. 膨胀纹的病因与皮质激素分泌过多或长期使用此类药物有关。人们推测此类激素能分解弹性纤维蛋白，使弹性纤维变性、断裂引起膨胀纹，但缺乏确切的证据。

2. 与局部皮肤张力增加有关。如青春期迅速长高、肥胖、腹水、Cushing综合征、怀孕等。①人体的腹部从外到内有许多层，它们是皮肤、皮肤弹性纤维、皮下脂肪层、肌纤维群与肌腱组成的腹直肌、腹膜前脂肪层和腹膜。正常情况下，皮肤弹性纤维与腹直肌保持一定的弹性，并在一定限度内自由伸缩。当女性妊娠超过3个月时，增大的子宫突出于盆腔，向腹腔发展，腹部开始膨隆，受增大的子宫影响，皮肤弹性纤维与腹部肌肉开始伸长。尤其是妊娠6个月后更加明显。当超过一定限度时，皮肤弹性纤维发生断裂，腹直肌腱也发生了不同程度的分离。于是，在腹部的皮肤上出现了粉红色或紫红色的不规则纵形裂纹。产后，虽然断裂的弹性纤维逐渐得以修复，但难以恢复到以前的状态，而原先皮肤上的裂纹便渐渐褪色，最后变成银白色，即妊娠纹；②过度肥胖，弹性纤维被撕断，肥胖时脂肪沉积使皮肤扩张，当减肥后，扩张的皮肤萎缩，从而出现一些花纹；③青春期快速发育，骨骼和肌肉生长过快，超过了皮肤的延长的速度，真皮的弹性纤维被拉断，从而形成萎缩纹。

【临床表现】

1. 皮肤出现原发性条纹状萎缩，初期颜色淡红，久后转为淡白色，无自觉症状。
2. 根据不同情况发生于不同部位，妊娠纹发生于腹部、大腿。
3. 青春期萎缩纹，常发生于股内侧，臀部及后腰部，由于服用皮质类固醇激素而发生的则见于股内侧等皱褶处。

【组织病理学改变】

1. 早期膨胀纹病理表现为真皮浅层弹性纤维断裂并变稀少，胶原纤维分离并呈均质化变性，血管壁增厚，管腔扩张，血管周围血肿及淋巴细胞轻度浸润。
2. 晚期表现为表皮、真皮变薄，棘细胞层萎缩，表皮嵴变平，真皮浅层见有与皮肤平行排列的直而细的胶原束，细胞核稀少，毛囊、汗腺也随之萎缩。
3. 镜下观察细纹处与周围正常皮肤相比有较疏松的基质，较多的黏多糖，较少的胶原质和弹性纤维，表皮发生了萎缩、表皮突减少，这种表现与瘢痕很相似。

【常见类型】

1. 妊娠纹　主要在腹壁上，也会出现在大腿内外侧、臀部、胸部、后腰部、肩膀与手臂等处，初产妇最为明显。皮肤条纹会呈紫红色或粉红色。分娩后，皮肤条纹的颜色亦渐消退成白色或银白色。
2. 生长纹　也叫青春期萎缩纹。男性大多出现在大腿的内外侧及腰部，女性则主要发生在下腹部、大腿、臀部、乳房等处。萎缩纹初起时，略高于皮面，以后逐渐变为平行排列的不规则的条纹状或带子状皮肤凹陷，凹陷处皮肤变薄，表面发亮，长达数厘米，宽约1cm，颜色多为淡红色或紫色。半年至2年后，大部分变为色泽与肤色接近的浅色痕迹，可能长时间不消退。
3. 肥胖纹　不论男女老少都有可能出现的就是肥胖纹，不论是身材肥胖的人，或因减肥而瘦下来的人，在肥胖的部分都有可能生成肥胖纹。肩膀、颈部、手臂、腹部、臀部、大腿等部位，同样会出现数条不规则的条纹。
4. 断裂纹　更多指疾病状态或应用大量皮质类固醇激素而伴发的广泛性皮肤纹理断裂萎缩，发病部位和范围亦较广泛，程度亦较重。

第二节　膨胀纹改善方法概要

膨胀纹早期表现为暗红色或紫红色的条纹，然后色素脱失、萎缩，最后稳定后呈现出一种白色或银色的皮肤损害。患者没有任何临床不适，但严重破坏了女性的审美需求，因而被广泛关注。传统治疗主要是药物外抹，最新的治疗方法包括表层化学脱皮术、皮肤磨削术、激光治疗、射频技术、微针治疗等，甚至有人提出了更新的微创性手术方法。

【膨胀纹的治疗】

1. 外用药物　对于膨胀纹的外用药物可以说是琳琅满目，如可可油霜、苦杏仁油、橄榄油、抗妊娠纹霜等，然而治疗和预防效果却不尽如人意。有研究显示，膨胀纹的治疗用维 A 酸霜外涂有一定疗效。对于膨胀纹活跃期，外用维甲酸乙醇酸联合维 A 酸乳酸软膏的治疗可增加膨胀纹中的弹性纤维含量，对改善膨胀纹的外观有一定作用，但对于陈旧性膨胀纹并无明显改善。

2. 激光治疗　现代美容技术发展迅速，激光的方法，也可以达到减少妊娠纹外观或范围的效果。① 585nm 脉冲染料激光：早期膨胀纹组织有小血管的扩张，这为选择脉冲染料激光治疗提供了理论基础。研究表明脉冲染料激光能有效增加细胞外胶原纤维的数量，且这种改变先于临床体征的改善，但深肤色患者因有增加色素的风险而应禁用或慎用。②准分子激光 308nm：准分子激光因波长同传统的 311nm 的窄谱 UVB 较为接近，近年来因其安全有效而广泛用于银屑病和白癜风的治疗，其优势在于能在短时间内较精准地把较高的能量传送到靶组织，曾用于陈旧性膨胀纹的治疗，但治疗时仅能产生暂时的复色，多需维持治疗，最终疗效并不理想。③ 1064nm Nd：YAG 激光：研究证实，1064nm Nd：YAG 激光在治疗面部皱纹时能有效增加真皮胶原的含量，而且还能作用于血管内皮细胞，故对早期膨胀纹是显著有效且安全的，但对于陈旧性膨胀纹效果不明显。④ 10600nm 点阵 CO_2 激光：此激光对妊娠纹的疗效成为人们研究的热点。点阵 CO_2 激光的作用原理是局灶性光热作用原理，由特定的激光产生很多显微治疗孔，创面愈合迅速，减少了色素沉着，达到传统剥脱治疗的效果，同时又保留了较强的胶原刺激作用。有研究证实，其治疗效果优于化学剥脱术和维甲酸外用。⑤ 1540nm 非剥脱性点阵激光：该激光仪对 10 例患者妊娠纹疗效的前后对比研究，随访至治疗结束后 3 个月，所有患者的妊娠纹均有较明显的改善，且无不良事件发生，他们认为 1540nm 非剥脱性点阵激光仪是一种治疗妊娠纹安全有效的治疗方式。

3. 射频技术　射频治疗技术无创、安全，是治疗膨胀纹的一种较好方法。射频能够改善膨胀纹的原理在于射频仪发射的电磁波，作用于皮肤的真皮层，使皮肤中胶原内双极水分子产生高速震荡，形成内加热，当表皮温度为 39～40℃时，局部产生大量热能，热能作用于真皮深层组织，刺激胶原纤维收缩使皮肤达到立即紧致的效果，同时改善微循环后的真皮层胶原蛋白合成加快，将持续地增生新的胶原纤维，使真皮层的厚度和密度增加，组织排列致密，从而达到增强皮肤弹性、消除妊娠纹及收紧腹部松弛肌肉的治疗效果。

第三节 膨胀纹美容微针应用

【作用机制】

1. 膨胀纹美容微针是经皮给药，透皮吸收，充分发挥细胞生长因子等高效多能的作用和药物的功能，刺激新生胶原填充局部。

2. 膨胀纹美容微针是通过微针的人为创伤，启动皮肤组织自身的修复再生功能，促进胶原纤维、弹性纤维增生，由深层到浅层使肌肤重生，纹路变浅变细。

【针具选择建议】

建议视纹路深浅、皮肤组织情况等选用27G或30G单针，以及1.0～2.0mm长的针具。

【制剂选择建议】

建议选择伊肤泉平孕纹套组及美白亮肤套组。

【操作程序】

1. 术前评估　拍照存档，排除微针禁忌证、全身疾病等。
2. 清洁术野。
3. 外敷5%复方利多卡因乳膏1h左右。
4. 再次清洁局部，术野消毒。
5. 首先选择27G或30G单针，抽取伊肤泉孕纹套组药物，用于撑开断裂的纤维纹路，清楚暴露纹路。45°进针后，水平刺激，逐条穿刺纹路及纹路两侧正常组织，左右穿刺制造创伤，确保左右两侧、中间断裂纤维组织均匀穿刺后，局部浅层、中层导入伊肤泉平孕纹套组活性成分。逐条纹路穿刺完毕后，根据治疗区域皮肤组织情况选择1.0～2.0mm滚针，在术野区域进行强刺激，同时外涂伊肤泉平孕纹套组活性成分。
6. 外敷活蛋白水晶多用膜60min。

【术后修复】

术后正确的修复尤其重要，常规选用创伤修复喷雾及孕纹修复精华。

【术后护理】

1. 术后保湿尤其重要，治疗期间可选用创伤修复喷雾及孕纹修复精华，每周两次水晶蛋白多用膜，持续到下次治疗。
2. 忌烟酒、熬夜，7天内避免高温，保持良好生活习惯。

第四节 膨胀纹美容微针联合应用

【美容微针联合光电治疗应用】

1. 美容微针可联合等离子、点阵 CO_2 激光、帕罗玛（1540nm）等激光治疗，可激光术后即刻涂抹伊肤泉平孕纹套组，也可先做激光，再做美容微针，交替进行，每次治疗间隔 45 天左右。

2. 美容微针可联合点阵激光和射频治疗，先做点阵激光后射频，再微针。点阵或微针后 7 天即可做射频。

3. 射频微针联合平孕纹套组治疗，射频微针治疗后即刻涂抹平孕纹套组活性成分。也可射频微针、点阵 CO_2 激光交替治疗，间隔 1 个月左右。

4. 美容微针可联合 Q 开关 1064nm 激光治疗，先美容微针，后 Q 开关 1064nm 激光治疗；也可 Q 开关 1064nm 激光治疗后直接涂抹伊肤泉美白亮肤套组活性成分。

【微针不同套组联合应用】

膨胀纹色素沉着期可将伊肤泉美白亮肤套组和平孕纹套组交替联合激光治疗。

第五节 膨胀纹美容微针改善设问及解答

1. 膨胀纹什么样的情况选择美容微针治疗？

答：无论是膨胀纹产生 1 年以内，以暗红色、紫红色为主，纹与纹之间距离较宽，纹路较深，局部弹性好的，还是 1 年以上的陈旧性膨胀纹均可选择美容微针治疗。

2. 膨胀纹什么样的情况选择美容微针联合治疗？

答：膨胀纹产生 1 年以上，纹路呈白色或银白色，纹与纹之间距离较窄，纹路较密集，局部组织较松弛的情况可选择美容微针联合治疗，其联合方法强调刺激而新生为主；若为 1 年内新生膨胀纹，联合方向可能为促进血管退化和红色消退为主。

3. 膨胀纹治疗间隔多长时间较合适？

答：膨胀纹美容微针治疗建议间隔 1 个月治疗，以确保疗效。若生长良好者，可能治疗间隔时间适当延长，以避免过度生长。

4. 膨胀纹治疗后没有效果，是什么原因？

答：若出现治疗后无效，要具体情况具体分析。例如：美容微针治疗和美容微针联合治疗适应证是否正确？微针针具针刺深度是否达到正常组织？是否已经达到均匀的人为创伤？治疗时平孕纹套组的量是否足够？针对性的调整治疗方案，确保疗效。

5. 膨胀纹治疗时是不是创伤越大，效果就越好？

答：是的，膨胀纹的治疗创伤越大，疗效越佳，但风险也相应增加，建议医师在疗效和风险中找一个平衡点，即把握治疗的度。

6. 美容微针联合激光治疗出现色素沉着是否正常，该怎么处理？

答：美容微针联合激光治疗，能量越高，热损伤越大，疗效越佳，出现色素沉着的概率就越高，若已出现，可加强修复，配合Q开关1064nm，联合伊肤泉美白亮肤套组治疗，色素着沉3～6个月会逐渐消退。

7. 美容微针改善膨胀纹需要几次才能见效？

答：通常3～5次可见明显效果。

8. 美容微针治疗膨胀纹术后局部瘙痒感是正常的吗？需要如何处理？多久恢复？

答：因美容微针的人为创伤启动皮肤组织自身的修复再生功能，出现瘙痒的症状是正常的。可使用伊肤泉创伤修复喷剂、妊娠纹修复微乳及水晶蛋白多用膜加强修复。2～3周可恢复。

9. 膨胀纹美容微针术后饮食方面有无禁忌？

答：美容微针治疗膨胀纹术后饮食方面没有特殊禁忌，但尽量避免吸烟、酗酒，过食辛辣、海鲜等食品。

第六节　膨胀纹美容微针改善案例呈现

【膨胀纹案例一】（图29-1）

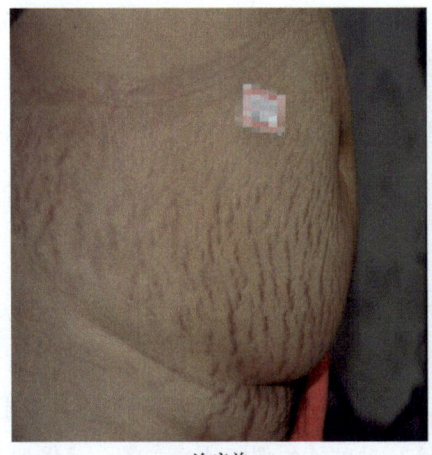 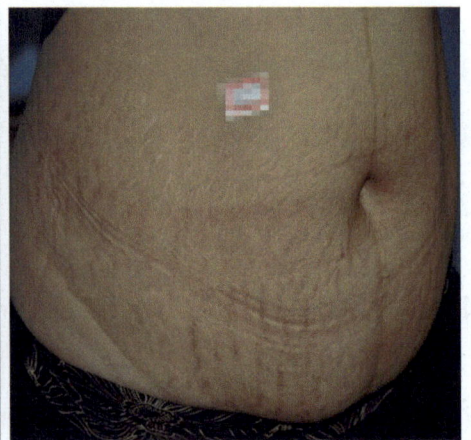

治疗前　　　　　　　　　　　　治疗后

图29-1　膨胀纹案例一，美容微针伊肤泉平孕纹套组2次治疗

【膨胀纹案例二】（图 29-2）

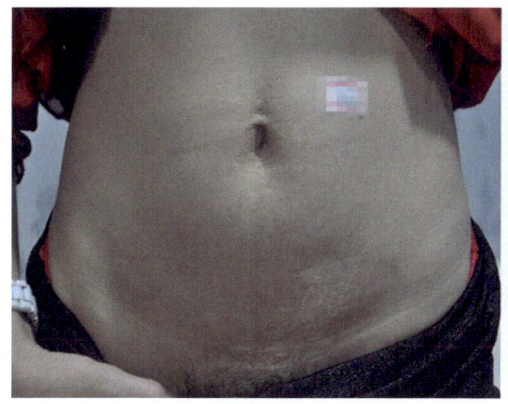
治疗前

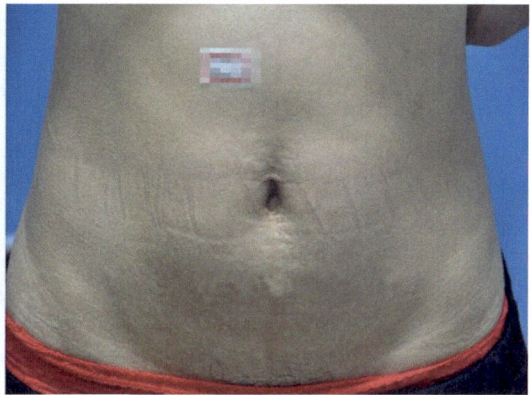
治疗后

图 29-2　膨胀纹案例二，美容微针伊肤泉平孕纹套组 5 次治疗

【膨胀纹案例三】（图 29-3）

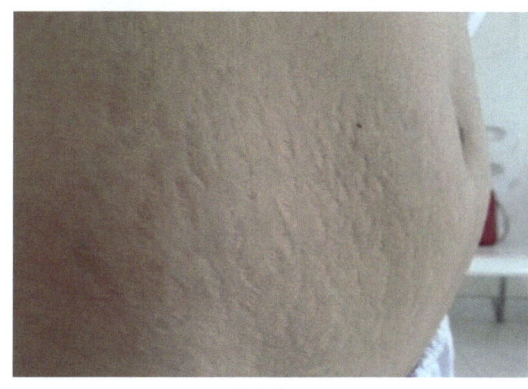
治疗前

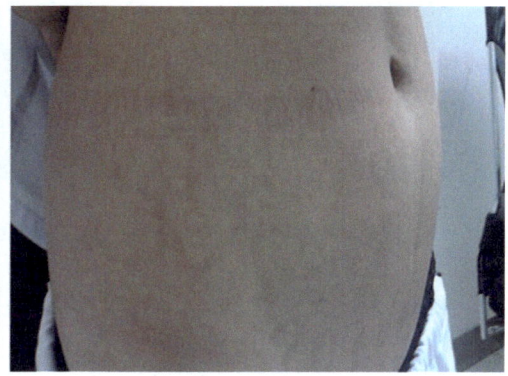
治疗后

图 29-3　膨胀纹案例三，美容微针伊肤泉平孕纹套组 4 次治疗

【膨胀纹案例四】（图 29-4）

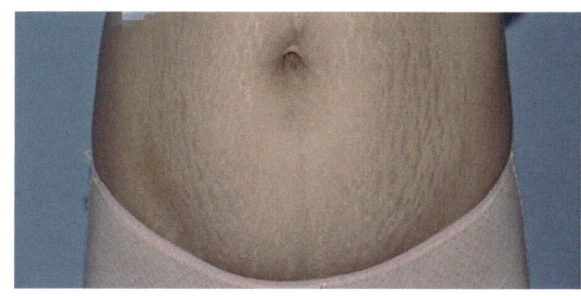
治疗前

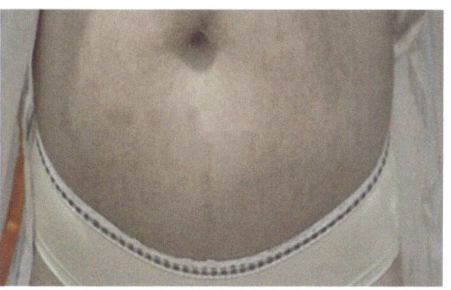
治疗后

图 29-4　膨胀纹案例四，美容微针伊肤泉平孕纹套组 2 次联合点阵 CO_2 激光 4 次治疗

【膨胀纹案例五】（图 29-5）

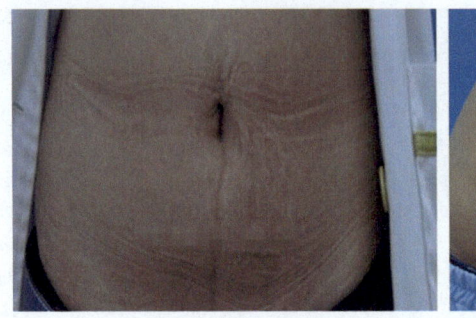
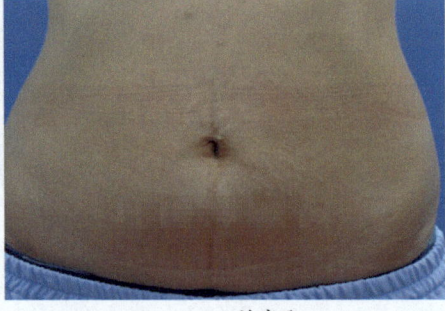

治疗前　　　　　　　　　　　　治疗后

图 29-5　膨胀纹案例五，射频微针伊肤泉平孕纹套组 3 次联合 1540nm 点阵 CO_2 激光 2 次治疗

【膨胀纹案例六】（图 29-6）

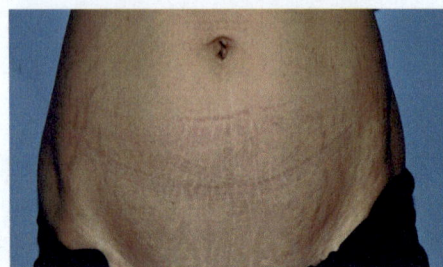
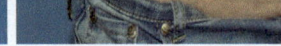

治疗前　　　　　　　　　　　　治疗后

图 29-6　膨胀纹案例六，美容微针伊肤泉平孕纹套组 5 次联合点阵 CO_2 激光 3 次治疗

（杜锡萍）

第三十章 颈横纹与美容微针应用

第一节 颈横纹概述

颈部美观问题较面部美容问题较易忽视，但是颈部是一个暴露年龄的重要部位，越来越多的求美者关注到颈部的衰老问题，寻求帮助和治疗。微针在这个领域发挥越来越重要地位。

【颈横纹基本认识】

1. 自然老化和光老化及重力影响，颈部皮肤逐渐失去弹性，皮肤变薄，松弛。
2. 不正确的姿势，长时间低头，导致颈部皮肤向下折叠，颈阔肌紧张形成加重皱纹。
3. 与个人皮肤厚度、护肤习惯、颈阔肌张力、皮下脂肪的厚薄息息相关。
4. 颈横纹在 20 岁初开始逐渐形成，在 30 岁左右会逐渐明显，到 40 多岁时就会严重影响外观而显老态。
5. 颈横纹的影响因素：①自然老化皮肤松弛变薄；②光老化使皮下胶原减少变薄；③扭转弯曲动作多，使皮下胶原纤维折断；④皮下脂肪在颈部堆积，颈横纹更加明显。

【颈横纹的基本形态】

1. 单纯皱纹型 年轻求美者多见（35 岁以下），颈部线条优美，但可见纤维断裂的颈横纹。
2. 颈横纹伴皮肤松弛型 多见老年求美者，45～50 岁以上，表现颈部皮肤薄，颈横纹明显，可见皮肤细小皱褶，可伴毛细血管扩张和（或）点状色斑。
3. 颈横纹伴肌肉紧张型 下拉口角动作时颈阔肌收缩紧张明显，有颈竖纹。轻轻上推下颌缘皮肤时颈横纹明显改善。
4. 颈横纹伴肥胖型 颈部皮肤肥厚，在颈横纹上下堆积。

第二节 颈横纹治疗概要

【一般护理建议】

1. 避免长时间低头，降低颈阔肌紧张。
2. 选用适当的保湿，防晒护肤品，减少自然老化、光老化。

3. 健身、瑜伽，多做颈部拉伸运动。

4. 加强颈部营养，使用抗衰老营养霜，比如辅酶 Q_{10}、类肉毒素紧致霜。

【颈横纹相关治疗】

1. OPT　改善光老化，主要针对细小皱褶，对颈横纹改善不明显。

2. 射频治疗　改善皮肤松弛，收紧颈部，减轻皱纹。

3. 点阵激光　收紧皮肤，有色素沉着。

4. 聚焦超声　收紧皮肤，轻度溶脂。

5. 肉毒毒素　放松颈阔肌，提升颈部。

6. 微针治疗　刺激局部胶原增长，改善胶原断裂，改善颈部皮肤老化。

7. PRP　刺激局部胶原增长，改善胶原断裂。

8. 填充剂治疗　填充皱纹。避免使用长效填充产品，防止肉芽肿形成。

9. 可吸收线皮下埋置　刺激局部胶原增长，改善胶原断裂，收紧颈部皮肤。以平滑线治疗为主。

10. 针刀治疗　离断皮下断裂纤维，使局部胶原增生。一般与其他治疗配合使用。

11. 溶脂治疗　改善局部脂肪堆积。

【治疗建议】

1. 非创伤性治疗主要针对皮肤的提升、收紧，可以减轻颈横纹，但不能消除皱纹。

2. 创伤性治疗主要针对颈横纹，可以使颈横纹变浅，明显减轻。

3. 联合治疗疗效优于单一治疗。

第三节　美容微针在颈横纹的应用

【概述】

利用伊肤泉颈横纹微针组套轻微刺激皮下胶原轻微再生、重排，逐渐改善皱纹部位胶原断裂，达到减轻颈横纹的目的。

【治疗方法】

1. 拍照，颈部正位，45°侧位，90°侧位。

2. 颈部、下颌缘表面麻醉（利多卡因软膏局部外用半小时）。

3. 清洁颈部、下颌缘区域。嘱求美者低头，用画线笔标注颈横纹。

4. 碘伏消毒，0.9%氯化钠擦拭脱去碘伏颜色。

5. 将颈横纹冻干粉用溶媒稀释后混合精华（也可以混合水光玻尿酸），用1ml注射器吸取混合液，30G针头颈横纹下30°角皮内线状注射，表面起线状皮丘。剩余混合液可以涂抹颈部，用0.5mm滚针滚动吸收。1个月1次，3～5次为1个疗程。

第四节 颈横纹微针联合治疗

【颈横纹形态分类联合治疗】

1. 单纯皱纹型 联合针刀疗法、填充剂治疗、PRP 治疗。
2. 颈横纹伴皮肤松弛型 结合光电治疗、平滑线皮下埋置治疗，改善皮肤老化、松弛。
3. 颈横纹伴肌肉紧张型 结合肉毒毒素，放松颈阔肌，改善颈横纹。
4. 颈横纹伴肥胖型 结合溶脂、射频等治疗改善颈部形态，减少脂肪堆积。

第五节 颈横纹微针治疗设问及解答

1. 微针治疗颈纹的层次？

答：穿刺治疗深度层次在真皮中下层治疗，刺激局部胶原重排。不宜过浅，以避免引起暂时性瘢痕样增生（线状隆起）。

2. 颈部治疗线状隆起多长时间能消退？

答：穿刺时顺势导入药剂出现的一过性肿胀隆起是一般在24h内消退，是正常现象。局部有瘀青则需5~7天消退。若是治疗后1~2个月出现的线状隆起，往往引起患者恐慌。其实这是颈纹治疗有效的表现，多因为穿刺过浅而引发真皮浅层纤维增生，需要一点时间任其自行恢复。此时治疗需延长间隔，并避免穿刺过浅。

3. 颈纹治疗会不会引起局部增生？

答：目前未见永久性瘢痕增生报道。但依然需要避免过度过频的穿刺治疗，理论上损伤过度就有瘢痕增生风险。

4. 能完全消除颈横纹吗？

答：能很好减轻或平顺颈纹，或者说可能消除颈纹，治疗方法得当，疗程足够。但是，我们不主张消除颈纹，而强调能很好平顺颈纹以达到好的美容效果。

5. 术前为什么需要标注颈横纹？

答：由于体位的变化，治疗过程中可能出现颈横纹模糊不清晰，建议治疗前把重点治疗区域标注明确。

第六节 颈横纹及美容微针改善案例呈现

【颈横纹治疗案例】（图 30-1）

女，39岁，颈部明显横纹近20年，于2016年8月要求治疗。

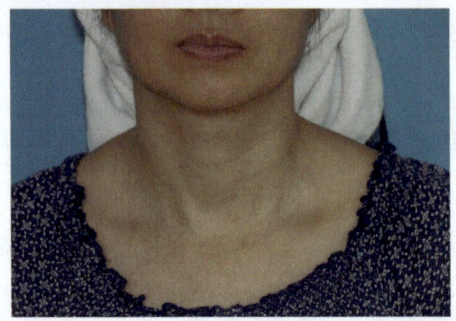

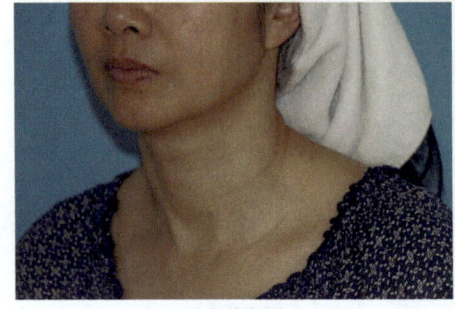
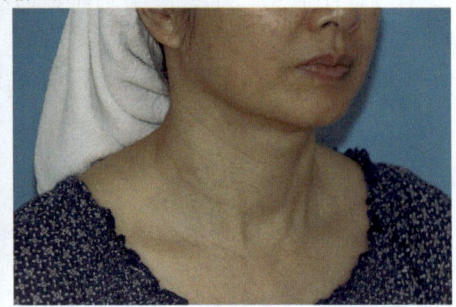

治疗前正面

治疗前左侧　　　　　　　　　　　治疗前右侧

图 30-1　颈横纹治疗案例

经伊芙泉去颈横纹套组治疗 2 次后隔 1 个月拍照改善如图 30-2。

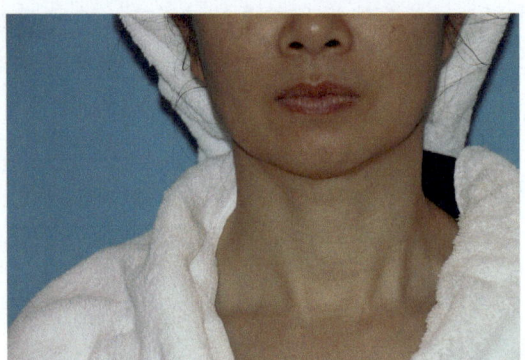

治疗2次后正面

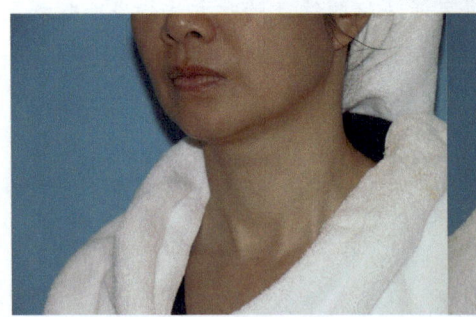
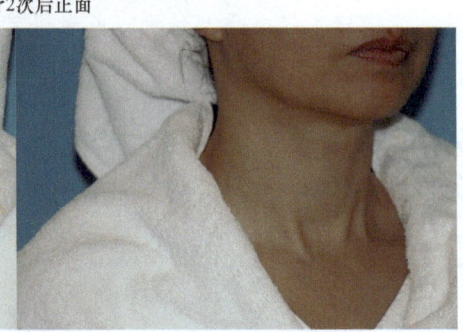

治疗2次后左侧面　　　　　　　　治疗2次后右侧面

图 30-2　颈横纹治疗后

（郑晓晖）

第三十一章 深皱纹与美容微针的应用

第一节 深皱纹概述

皱纹是人体衰老重要的外在表现。面部深皱纹是对额纹、眉间纹、鼻唇沟纹等静态深在显现的皱纹的俗称，常常是由动态皱纹演变而来。

【影响皱纹产生的因素】

1.影响皱纹产生的因素有很多，主要是年龄和日晒。

2.其他影响皱纹的因素包括人种、疾病、吸烟、晚睡、内分泌、营养状况、皮肤干燥、遗传因素等。

3.中医学认为，人体衰老产生皱纹的因素包括先天禀赋不足，及肝、脾、肾等脏腑功能的失调。

4.深皱纹往往是衰老的极端表现，多数因为表情肌活动形成皱纹，或过度表情运动，加之年龄因素皮肤退化衰老，久而久之由动态皱纹演变为不可恢复的静态深皱纹。

【皱纹产生的机制】

1.表皮角质层中的自然保湿因子减少，皮肤的水合能力下降，形成皱纹。

2.真皮成纤维细胞数量减少，胶原类型比例倒置，胶原纤维和弹性纤维的排列紊乱，产生皱纹。

3.皮下脂肪细胞容量减少，脂肪组织逐渐萎缩，皮肤松弛，形成皱襞。

4.表情肌收缩，带动皮肤一起皱缩，产生皱纹。

【常用皱纹判断标准】

1.Daniell皱纹分级标准 ①0级：没有皱纹；②Ⅰ级：2条或3条浅皱纹，长度<1.5cm；③Ⅱ级：2条至6条浅皱纹，长度<3cm；④Ⅲ级：数条较深皱纹，长度达4cm，同时伴浅皱纹。

2.Swift和Reming-ton判断标准 ①无皱纹为1级；②无皱纹至轻度皱纹为2级；③轻度皱纹为3级；④轻度至中度皱纹为4级；⑤中度皱纹为5级；⑥中度至重度皱纹为6级；⑦重度皱纹为7级；⑧极重度皱纹为8级。

【鉴别诊断】

正常衰老产生的皱纹需与获得性皮肤松弛症相鉴别。

第二节 深皱纹改善方法概要

【针对皱纹局部的改善方法】

1. 肉毒素注射　选用衡力或保妥适等肉毒素局部注射改善活动性皱纹。
2. 软组织填充　选用玻尿酸、胶原蛋白、自体脂肪填充治疗较深的皱纹或伴有组织容量缺失的皱纹。
3. 超微针刀　超微针刀剥离皱纹部位皮肤之间的粘连，刺激胶原增生，改善静态纹。
4. 微针　微针选用伊肤泉平颈纹套组、平眼纹套组或祛皱明星套组。
5. 点阵激光　常用 CO_2 点阵、射频点阵、铒激光点阵改善局部皱纹。

【针对全面部年轻化改善皱纹的方法】

1. 全脸提升紧致仪器类　超声刀、塑美极、射频、黄金微针等在全脸提升紧致的同时可以在一定程度改善皱纹。
2. 光电治疗　光子、非剥脱点阵（1550nm、1540nm）、远红外光照射多次治疗对皱纹有一定帮助。
3. 手术　小切口拉皮手术、皮下分离除皱、SMAS 下分离除皱术、骨膜下分离除皱、PPDO 线雕。
4. 其他　光动力疗法、化学剥脱均对细皱纹有一定作用。
5. 中医抗衰　包括中药口服、外敷、针灸、按摩、艾灸等。①常用口服方剂，如人参养荣汤、十全大补汤、八珍汤等；②外用，如玉容散等；③针灸，如足三里温灸等。

【预防皱纹的方法】

1. 注意皮肤护理，选择适合皮肤的护肤品补水保湿、注意防晒。
2. 养成良好的生活习惯，营养均衡、不晚睡、不抽烟、不酗酒。
3. 在医师指导下权衡利弊适当补充雌激素。
4. 坚持运动，养成锻炼身体的良好习惯。
5. 保持愉悦的心情。
6. 中医辨证调养脏腑功能。

第三节 深皱纹美容微针应用

【微针除皱原理】

1. 建立大量的皮肤微细管道，经皮给药，直接将药物输送基底，活化细胞，促进皱纹部位皮肤的修复。

2. 微针的机械刺激激活细胞，修复受损组织，直接参与细胞代谢，刺激皮肤自愈能力，促进皮肤弹性增加。

3. 微针的局灶点阵作用，表皮无瘢痕修复，不破坏皮肤结构的完整性。

4. 深皱纹单针或超微针刀穿刺治疗是治疗深皱纹的主要手段，其有效机制即是代表性的深度损伤刺激和再生修复原理。

【微针治疗深皱纹禁忌证】

1. 孕妇。
2. 面部皮肤癌患者。
3. 白癜风患者。
4. 严重的糖尿病、心脏病患者。
5. 血液性疾病或自身免疫缺陷患者。
6. 对产品的任何一种成分或金属镍过敏的患者。

【微针治疗深皱纹适应证】

有皱纹且排除禁忌证的患者。

【针具选择】

正常皮肤选用1.0～1.5mm滚针，油性皮肤或毛孔粗大皮肤选择2.0mm滚针。敏感皮肤选择纳米微针。皮肤松弛患者选择射频微针。

【产品选择】

眼周皱纹选择伊肤泉平眼纹套组，中、重度皱纹选择伊肤泉平颈纹套组。皮肤细小干纹选择伊肤泉回春嫩肤套组或明星除皱套组。

【操作程序】

1. 术前谈话、签字、清洁面部、拍照。
2. 外敷利多卡因乳膏1～2mm厚，外敷保鲜膜40～60min。
3. 再次清洁面部、消毒、铺无菌孔巾。
4. 外涂选择的相应产品，微针进行全面部均匀滚刺，再次涂抹相应产品。
5. 外敷活蛋白水晶面膜30～60min，直到面部基本退红。

【术后护理】

1. 根据损伤程度，术后创面24～48h不接触生水，预防感染。
2. 忌烟酒及辛辣刺激食物。
3. 使用伊肤泉术后七天紧急修复套盒，修复补水。

4. 注意防晒，预防色素沉着。

5. 调整作息习惯，不熬夜。

第四节　深皱纹美容微针联合运用

【微针与提升紧致类仪器联合】

1. 微针与超声刀、塑美极、射频、黄金微针、均可联合使用。可先选择超声刀、塑美极、射频中的一种进行治疗，而后同时使用微针进行治疗。超声刀、塑美极单次即可见效，间隔 6 个月左右治疗一次，射频需多次，可以与微针间隔 15 天交替治疗。黄金微针与微针治疗间隔 1 个月交替治疗，需多次。

2. 微针与 PPDO 线雕也可以联合治疗。可以先进行线雕 1 周后再进行微针治疗。

3. 微针与远红外光（NIR）联合治疗。治疗时先做 NIR 术后可立即进行微针治疗。

【微针与超微针刀联合运用】

1. 超微针刀是小针刀的一种，具有剥离、松解、切割作用，用于皱纹部位皮肤之间的粘连的松解。

2. 超微针刀选择 0.4mm×25.0mm 或 0.4mm×30.0mm 规格的针具。

3. 超微针刀运用 4 步进针法，在治疗时根据皱纹深浅、面积大小、皱纹方向、粘连程度选择平行剥离法、垂直剥离法、扇形剥离法、蕨叶状剥离法或立体分层剥离法进行治疗。

4. 超微针刀和微针可一起进行治疗，治疗时先做超微针刀然后立即进行微针治疗。超微针刀间隔 3 个月治疗一次，微针间隔 1 个月治疗 1 次。

【微针与点阵激光的联合运用】

1. 微针与剥脱点阵激光（10 600nm CO_2 点阵、2940nm 铒激光点阵、射频点阵）联合运用。若剥脱点阵仅用于睑周则可以同时治疗。若剥脱点阵用于全面部则两者间隔一个月。剥脱点阵治疗间隔为 1～3 个月。

2. 微针与非剥脱点阵（1550nm、1450nm）激光联合运用时可以先做非剥脱点阵术后立即进行微针治疗或两者间隔 15 天交替治疗。非剥脱点阵间隔 1 个月治疗一次。

【微针与软组织填充联合运用】

软组织填充可用玻尿酸、胶原蛋白、自体脂肪与微针联合治疗。同时治疗一般先行软组织填充补充皱纹部位容量缺损，再用微针进行治疗，或微针治疗 1 周后行软组织填充也可。

【微针与肉毒素的联合治疗】

肉毒素注射 2 周后动态纹已改善，再用微针治疗静态纹及皮肤质地。肉毒素每 4～6 个月注射 1 次。

【微针与光纤溶脂的联合运用】

先用光纤溶脂治疗眼袋、法令纹、下颌、双下颌部位的脂肪堆积，1个月以后进行微针治疗。

【微针与果酸的联合运用】

微针与果酸治疗间隔15天交替进行。

【微针与中医抗衰的联合运用】

中医抗衰可根据中医理论辨证施治选用中药内服、外敷、艾灸、针灸、推拿等手段治疗人体的衰老，可在微针治疗周期中一同进行。

第五节　深皱纹美容微针改善设问及解答

1. 微针针对深皱纹有效吗？几次能见效？

答：微针对深皱纹有效，治疗1～3次后可见效。

2. 微针治疗深皱纹一般几次达到满意疗效？

答：皱纹不同部位修复速度不同，需要达到满意的效果一般需要3～5次治疗。

3. 微针与超微针刀及点阵激光联合运用时疗程怎样设定？

答：微针与超微针刀、睑周点阵可同时进行，也可间隔15天分项目治疗，微针治疗1个月1次，超微针刀及睑周点阵CO_2激光3个月1次，若使用射频点阵则1个月1次。微针6次1个疗程，超微针刀及点阵激光均3次1个疗程。

4. 治疗时面部皱纹是同时改善一起变浅吗？

答：同一个人面部不同部位皱纹深浅不同，不同皱纹部位皮肤修复能力也有差异，因此皱纹改善有先后的不同。我们观察下来发现如果使用微针和超微针刀最先见效的通常是法令纹，其次是眉间纹和额纹，接下来是口角的木偶纹，最慢的是鱼尾纹和下睑部皱纹。因此在后期的治疗中我们专门加入了睑周点阵CO_2激光或睑周射频点阵以改善睑周细小皱纹与睑周皮肤的松弛。

5. 微针治疗一次后无效是什么原因？

答：首先，微针对深皱纹的治疗需要多次，因为胶原的再生和修复需要比较长的时间周期，单次治疗往往较难见到明显效果。其次，不同个体之间修复能力有差异，不是每个患者一次就能肉眼观察到变化的。最后，如果皱纹时间较长，皮肤间的粘连面积大，需要配合超微针刀松解、剥离才能帮助皱纹的修复。

6. 微针对深皱纹的治疗哪类人群效果较差?

答:抽烟、熬夜、生活不规律、情绪波动大、皮肤松弛严重人群相对效果较差。

7. 微针治疗深皱纹效果能维持多久?

答:微针对皱纹的治疗是刺激机体自身修复来治疗皱纹的,修复平整以后该部位的组织与正常皮肤组织相同,属于人体组织的一部分,不会短期内被代谢。我们观察到接受微针治疗至今2年、3年、7年的患者,仍然保持有效。

8. 微针治疗深皱纹会出现表情不自然或局部包块吗?

答:微针治疗后皱纹部位皮肤触感柔软,与周围未治疗区域相同。患者表情自然,没不会有出现"僵尸脸"或治疗部位不平整的情况。

9. 这微针治疗深皱纹是否会出现过度增生问题?

答:目前没有发现治疗后过度增生的情况。

10. 微针治疗深皱纹有哪些风险?如何预防?

答:风险主要有以下几点。①感染:预防措施有严格无菌操作,做好术后修复。②血肿、瘀斑:熟悉解剖,超微针刀治疗时保持在同一平面移动,动作轻柔,用心体会针感,尽量避免损伤小血管。若出现血管损伤可采用按压止血和冷敷的方法缓解症状。③红斑:根据角质层厚薄选择适合的针具,角质层薄的地方减轻力度,呈"米"字形滚动,让皮肤受力均匀,并注意术后修复。④色素沉着:合并有黄褐斑的患者减轻治疗力度,注意术后防晒补水。⑤过敏:高敏体质及对产品或金属镍过敏的患者应避免治疗。

第六节 深皱纹治疗的案例呈现

法令纹治疗前后对比照见下例几组案例。

【深皱纹治疗案例一】(图31-1)

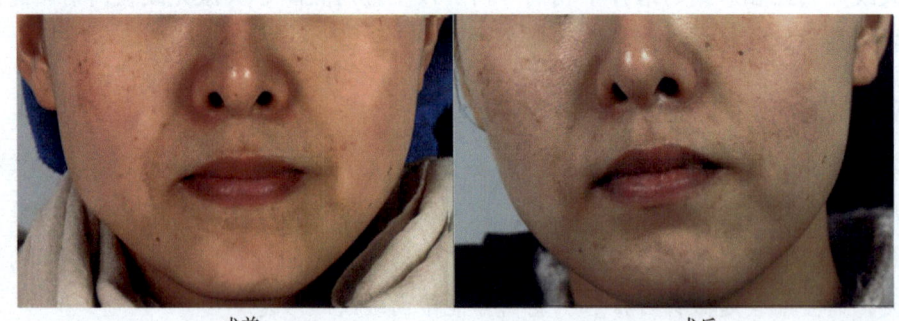

术前　　　　　　　　　术后

图31-1　法令纹治疗前后对比案例一

【深皱纹治疗案例二】（图31-2）

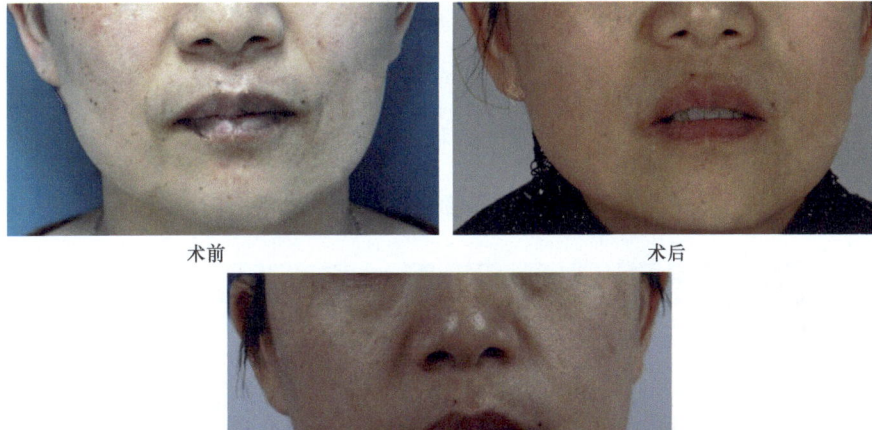

图31-2 法令纹治疗前后对比案例二

【深皱纹治疗案例三】（图31-3）

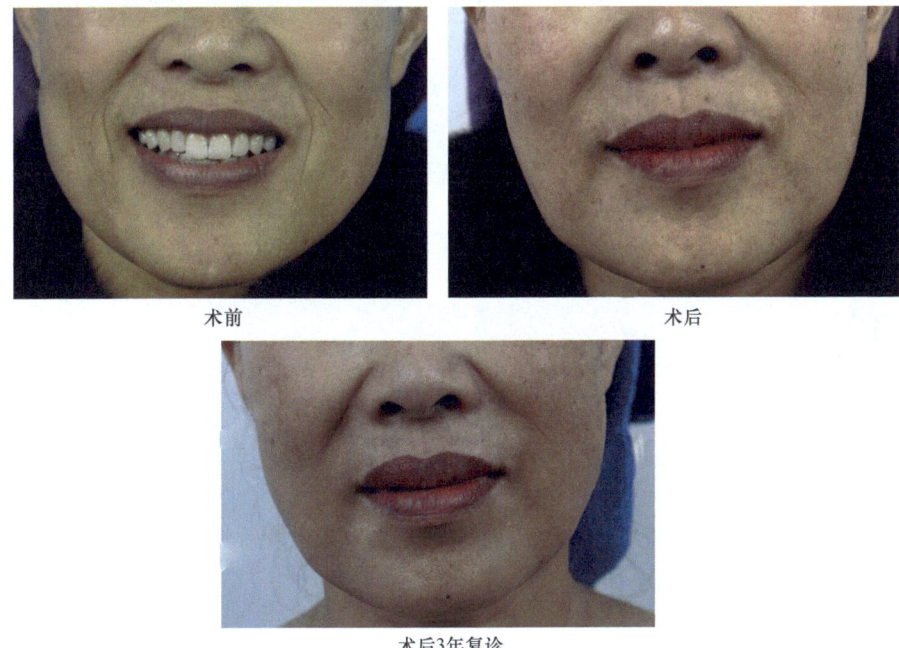

图31-3 法令纹及面颊纹治疗前后对比

【眉间纹、下睑纹、额纹、口角纹案例】（图 31-4 至图 31-7）

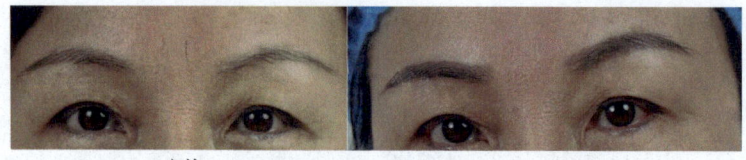

图 31-4　眉间纹治疗前后对比

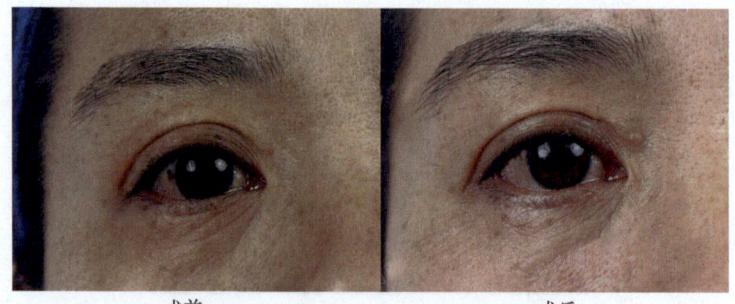

图 31-5　下睑纹治疗前后对比

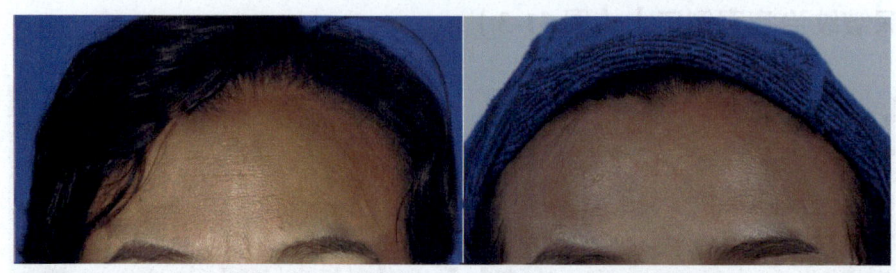

图 31-6　额纹、眉间纹治疗前后对比

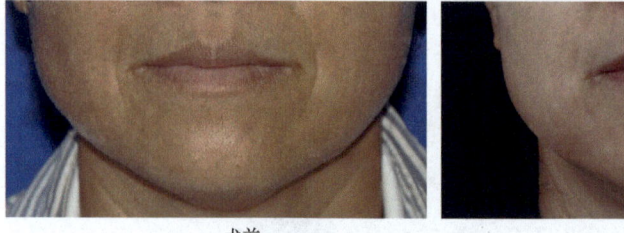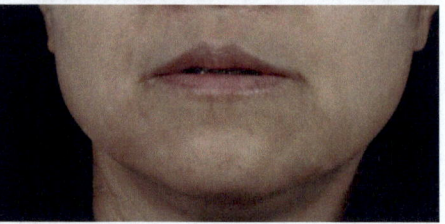

图 31-7　口角纹治疗前后对比

（黄　荣）

第三十二章 皮肤皱纹与美容微针应用

第一节 皮肤皱纹概述

皮肤皱纹是在真皮胶原纤维、弹性纤维、基质的形态结构发生退行性变化和皮下脂肪减少及皮肤水分缺失的基础上，肢体关节的运动和局部皮下肌肉长期反复的牵拉所形成的表现在皮肤上的皱褶线条。

【皮肤皱纹基本认识】

1. 年龄　一般来讲，女性 30～35 岁开始出现皱纹，男性在 35～40 岁开始出现皱纹。

2. 部位　最早出现皱纹的部位是面上 1/3 处。第一个出现的皱纹是眶外侧的鱼尾纹；其次是额头纹和眉间纹；再次为面下部的鼻唇沟纹和唇上纹；最后出现的是颈部伸侧的颈阔肌纹，俗称老人颈。皱纹的出现明显地让人感到衰老已经降临。

3. 主要因素　一般来说，造成皮肤皱纹的主要因素是机体的老化和损伤。可归结为 4 大类：①自然老化；②地心引力作用；③紫外线照射使皮肤发生光老化与光损伤；④面部表情肌过多收缩。

皮肤皱纹的评价及测定方法：①国内对皮肤皱纹的评价多采用半定量评分方法，例如直接肉眼评分，照片等级评分等；②国际上常用的客观定量评价方法是硅橡胶光学测定法，其原理是先复制皱纹模型，然后通过扫描进行计算机处理，获得皮肤皱纹的各种参数，能够对皮肤皱纹进行数量化评价；③近年来出现了许多新的皮肤皱纹测定技术，如皮肤轮廓测量技术、共聚焦激光显微镜技术等，能对皮肤表面结构进行更加精细的分析和重现皮肤的三维结构。

第二节 皮肤皱纹改善方法概要

【西医除皱法】

1. 手术除皱术　①最早的面部除皱术：第一代，单纯皮下剥离切除缝合术；第二代，SMAS 剥离除皱术；第三代，骨膜下除皱术骨膜下除皱术。②复合除皱术：即在术中综合前面三代的优势手术方式，同时加上局部提眉、上睑松弛矫正术、眼袋术等。③内镜除皱术：用微创切口，牵拉的是深层组织，将多余皮肤向发际内推移，皱褶于1个月后自然消失，剥离部位较深，与骨膜形成术后牢固粘连，伤口根本无张力，愈合后肉眼不易发现。

2. 激光类除皱术　①CO_2激光除皱术：CO_2激光是最早应用于医学领域的激光仪器之一，但并发症较多，目前国内已经基本很少使用这项技术；②铒激光除皱术：术后并发症有所减少，但仍没有解决术中痛苦、术后色沉及误工问题；③强脉冲光除皱术：这项治疗在国内被称为"光子嫩肤"，克服了传统激光换肤术存在不良反应多、疗程长、效果不稳定等缺点，很快被医师和患者接受。目前，强脉冲光已成为应用最广的无创美容技术之一；④射频除皱术：近年来，射频技术成为无创美容除皱的新宠。临床上已经肯定了该项美容技术的疗效和安全性；⑤点阵/像素激光除皱术：包括剥脱和非剥脱性激光，这种热损伤模式允许表皮在治疗后＜48h出现表皮再生，表皮屏障功能不受损害，故临床中也容易接受；⑥光动力疗法：5-氨基酮戊酸-光动力疗法（ALA-PDT）治疗皮肤静态型光老化皱纹逐渐受到重视，尤其对细小皱纹的疗效特别显著，但对于深部的皱纹、毛细血管扩张效果较差。

3. 生物除皱术　①A型肉毒杆菌毒素注射除皱：A型肉毒毒素是一种神经毒素，一种肌肉松弛剂，它可使肌肉发生麻痹，减轻或消除已形成的皱纹和褶印，达到美容效果；②羊胎素注射除皱：能改善皮肤状况，如色斑淡化、皱纹减少，使皮肤弹性增加，呈现年轻化表。但是迄今为止由于各种条件制约现在这种注射方式在国内尚未正规使用；③胶原注射除皱：包括两种，一种是高度纯化的异种（牛、猪）胶原，另一种是高度纯化的人体胶原。最大的缺点就是注射后只能保持3～6个月的效果，需反复填充，同时有异物肉芽肿发生的可能，国内已经很少开展；④透明质酸注射除皱：它的特点就是"持久性的填充剂"，而不是"永久性"的充填物，但是需要不停地注射补充，持续时间与胶原基本类同。然而明星效应已经使得它成为A型肉毒素后又一热点；⑤组织工程自体真皮细胞注射除皱：将自身皮肤内的一种细胞分离出来，在体外增殖后，将自体细胞注入皱纹皮下，使其生长出皮肤组织将沟纹填平，同时可改善局部皮肤的状况，最终达到消除皱纹和瘢痕的美容目的。但由于各种原因，国内除了一些生物公司在宣传其功能的优良性以外，很少有正规医院推荐。

【中医除皱法】

1. 中药除皱　中药除皱是通过中药内服或外用来治疗皮肤皱纹的一种美容方法。现代研究证明，许多中药含有各种氨基酸、多糖、果胶、维生素、微量元素等多种成分，能够清除体内自由基，增强机体抗氧化能力，改善皮肤微循环，提高皮肤胶原纤维及胶原蛋白含量从而具有除皱养颜、延缓皮肤衰老的作用。如白芷中活性成分白芷素具有显著的扩张动脉的作用，尤其擅长使血行于面部，常服白芷配方或以白芷研细粉外搽面部，使面部肌肉丰满、皮肤红润。

2. 针灸抗衰除皱　针刺除皱是以经络学说理论为指导，通过针灸的各种方法，刺激经络、腧穴而到调动机体内在因素，调整各脏腑组织功能，促进气血运行，而达到除皱养颜、延缓衰老的目的的一种方法。现代医学研究证实，针灸经络穴位可调节人体神经、体液及内分泌器官功能，提高机体免疫力，改善微循环促进皮肤新陈代谢，增加面部皮肤营养，改善颜面皮肤色泽质地，增加肌肉弹性。

3. **推拿按摩除皱**　一方面通过平衡阴阳、调整脏腑，疏通经脉、宣通气血，从而使机体内气血、津液得以正常运行，皮肤得以滋养，而达到养颜除皱、延缓衰老的目的。另一方面通过体表局部的物理效应，提高皮肤的生理功能，以达到美颜润肤、皮肤细腻的作用。

4. **药膳抗衰除皱**　药膳除皱抗衰老是在食物中加入中药或利用食物本身的药性制成食品，通过日常饮膳达到对损容性疾病的辅助治疗作用和强身健体、抗衰延年、驻颜悦色的美容作用。

第三节　皮肤皱纹美容微针应用

微针是由硅、金属或其他材料通过微电子制造技术或微铸模技术制成，直径为 $30\sim80\mu m$，用于美容的微针，长度为 $100\sim300\mu m$，刺入皮肤较浅，药物导入时无痛或仅有轻微的疼痛，患者可以耐受。实际应用的微针是由几十或几百个规则排列的微针阵列与一个支撑微针的基座构成。

【美容微针应用原理】

美容微针是一项操作简易且精密准确的医学美容技术，利用定位针上的微小针头，采用"点对点"超微渗透技术，刺激皮肤，在很短时间内微针可以做出超过 200 000 个细微管道。定位、定层、定量地直接输送所需活性成分到皮肤最佳吸收位置，特有的纳米复配生物因子对症作用，使得多种营养及活性成分迅速被肌肤组织吸收，且渗透率较普通涂抹的美容产品提高数十倍，能更有效地促进细胞免疫力增强，减缓肌肤衰老，可长期保持年轻态。

【微针在皮肤皱纹应用优势】

1. **机体组织的损伤程度小**　由于微针细而尖，一般的穿刺深度仅在角质层及真皮层，减少了对机体组织的损伤程度，疼痛轻，出血少。而且微针孔能够在应用微针后 72h 内完全闭合，不会造成永久性的表皮损伤。

2. **"点对点"式靶向给药**　微针长短不一，但均能够刺穿皮肤的角质层屏障产生孔隙，药物通过微针孔隙渗入皮肤真皮层的毛细血管网，随血液循环直达治疗靶位。能够达到足量、快速地给药目的，大大减少了药物的剂量和提高了药物的疗效，摆脱了药物口服经胃肠道吸收和静脉或肌内注射后经肝的代谢效应。

皱纹是皮肤老化的明显标志。皱纹的形成：一是皮肤变薄、真皮弹性纤维减少及肌肉松弛；二是与面部表情肌有关，表情肌附着于皮肤，当它收缩时皮肤可与它收缩方向成直角处出现皱纹，并常随岁月的增加而增多和加深。生理上皮肤角质层对药物透皮吸收屏障作用，使得市场上很多护肤品根本无法祛除。目前的美容微针治疗能有效地改善皮肤微循环，清除自由基，加强皮肤新陈代谢，调节皮脂腺分泌，从而使皮肤光滑而富有弹性，凭借其无痛、微创、疗效确切等优点，在类似痤疮瘢痕和皱纹的皮肤疾病治疗中，微针针刺可以打破旧有的胶原链，破除陈旧胶原蛋白的生长，使得新的胶原蛋白在表皮下快速增长，最终达到改善表皮皱纹的效果。

第四节　皮肤皱纹美容微针联合应用

对于皮肤皱纹的各种治疗，现在常见的有肉毒素注射、玻尿酸注射、射频、剥脱点阵激光、磨削、远红外光照射、化学剥脱等治疗方法。但以上疗法或多或少在皮肤皱纹治疗上存在一些局限。而美容微针在改善皮肤皱纹方面，具有微创、高效、安全、痛苦小等优势，未来美容微针与其他治疗手段的联合应用势必成为一种趋势。

【美容微针联合超微针刀治疗】

超微针刀作为中医小针刀的一种，是以小针刀疗法为基础发展而来的治疗方法，其前端部分能很好地发挥铲拨和分离作用，将皱纹基底表皮真皮皮下组织之间的粘连逐层分离。临床上常用的是 0.4mm 直径的超微针刀，它通过对人体浅表部位的组织进行适当刺激和松解，改善局部软组织的血液循环和营养供应情况，提高组织新陈代谢能力。当针刀剥离面大于皱纹面积时，亦可促进局部分泌出更多的修复因子促进皱纹凹陷部位生长。另外，利用微针滚轮刺激皮肤，做出大量微细管道，令活性成分有效渗入皮肤。同时，还能刺激真皮层胶原蛋白及成纤维细胞的增生，进而改善毛孔粗大、皮肤粗糙、弹性降低等问题，使皮肤紧致有光泽。有学者经过长期的对比及跟踪发现，微针结合超微针刀对皮肤皱纹特别是下面部静态纹的疗效明显，而且该操作方法简单、安全，术后效果维持时间长，是一项值得推广的有效治疗方法。

【美容微针联合谷胱甘肽治疗】

谷胱甘肽是由谷氨酸、半胱氨酸和甘氨酸结合，含有巯基的三肽，具有抗氧化作用和整合解毒作用。谷胱甘肽作为一种重要的抗氧化剂，能保护许多蛋白质和酶等分子中的巯基，清除掉人体内的自由基，延缓细胞的衰老。将微针与谷胱甘肽相结合，在微针刺破皮肤的同时，通过微针打开的皮肤大量微小通道将治疗药物直接渗入真皮浅层，增强真皮细胞抗氧化能力，促进皮肤的新陈代谢，刺激真皮层胶原纤维和弹性蛋白再生重构，从而恢复皮肤的正常结构和弹性，起到抗衰老的作用。治疗后予以表皮生长因子（EGF）面膜敷面及 EGF 原液喷雾，可以促进皮肤创面的愈合，促进胶原蛋白增殖作用。

【美容微针联合射频治疗】

自 21 世纪以来，以射频技术为主的电子除皱技术由于其良好的治疗效果及安全简便的临床应用特点，在面部年轻化美容领域得到迅速的发展，成为仪器美容的代表性治疗手段。当频率大于 1 万 Hz 的射频电流在通过人体组织时，由于组织的电阻抗，会在局部产生大量热能，热能作用于真皮层组织，刺激胶原纤维即刻收缩，组织受热后产生一系列的理化效应，增强新陈代谢，使纤维细胞产生新的胶原纤维，恢复皮肤原有弹性，重新变得饱满光滑。由于其真皮层内纤维细胞数量较多，可产生大量胶原纤维，可显著增强皮肤弹性。有研究表明，通过射频除皱与微针除皱相结合，既能改善浅表皱纹又能收缩皮下肌肉促进其紧缩，也可以在一个疗程的治疗松弛的局部得到有效提紧，较深皱纹明显变浅，且维持更长的时间。

皮肤的衰老虽是不可逆的自然生理过程，但除了年龄增长不可控以外，由于外源性的因素造成的皮肤老化是有多种方法可以抑制及减缓的。利用皮肤组织再生修复功能，机体可自行修复美容微针给皮肤造成的微小损伤，在此过程中，胶原、弹力蛋白等真皮组织成分的增生，使皮肤组织保持完整。因此，在改善皮肤皱纹上，美容微针具有独特的优势，而利用微针与其他疗法联合运用可以进一步提高治疗皮肤皱纹的效果。

其他尚有联合强脉冲光、非剥脱激光、点阵激光灯治疗。

第五节　皮肤皱纹美容微针改善设问及解答

1. 皮肤皱纹是怎么形成的？

答：皮肤皱纹是在真皮胶原纤维、弹性纤维、基质的形态结构发生退行性变化和皮下脂肪减少及皮肤水分缺失的基础上，肢体关节的运动和局部皮下肌肉长期反复的牵拉所形成的表现在皮肤上的皱褶线条。造成皮肤皱纹的主要因素是机体自然老化、地心引力作用、紫外线照射使皮肤发生光老化与光损伤、面部表情肌过多的收缩等。

2. 美容微针对皮肤皱纹的治疗有哪些特点？

答：美容微针治疗皮肤皱纹副作用小，安全可靠，功效较为显著，操作简单。在改善皮肤皱纹方面，凭借微创、高效、安全、痛苦小等优势日趋流行。

3. 皮肤皱纹美容微针改善需要几次才能见效？

答：皮肤皱纹的改善因人而异，细小皱纹通常3~6次能得到改善。

4. 美容微针为什么可以改善皮肤皱纹？

答：①美容微针可以刺激皮肤的自愈功能，促进皮肤新陈代谢和胶原蛋白增生，使皮肤保持弹性；②美容微针可以建立大量的皮肤微细管道，输送皮肤所需的营养成分，特有的活性成分可以促进细胞免疫能力增强，减缓肌肤衰老；③美容微针可以激活细胞受损组织，直接参与细胞代谢，达到除皱、抗衰等功效。

5. 皮肤皱纹美容微针改善与其他疗法联合应用有必要吗？

答：美容微针与其他疗法联合应用可发挥不同疗法的各自优势，有很好的协同作用，减少副作用的发生，达到更加的除皱效果，提高患者的满意度。

6. 美容微针常联合哪些治疗方法改善皮肤皱纹？

答：临床上，美容微针常常联合肉毒素A注射、玻尿酸注射、射频、点阵激光、强脉冲光、化学剥脱、埋线、皮下挑刺剥离等手段改善皱纹。

7. 皱纹美容微针改善后饮食方面有无禁忌？

答：一般饮食方面无特殊禁忌，但是尽量避免过食辛辣刺激的食物，避免酗酒吸烟。

第六节　皮肤皱纹及美容微针改善案例呈现

曹某，女，36岁。2016年7月12日初诊。面部皱纹5年余。

患者5年前因随着年龄增长，额部开始出现细纹，当时未引起求美者重视，后来细纹逐渐加深，近几个月眼周也出现较小的细纹。一般情况好，无特殊不适。

专科检查：颞部两侧可见细小皱纹，呈斜线平行排列，沿眼周下方也可见细小皱纹。面部皮肤稍干燥，额部可见少量皮屑。下眼周围及双侧颧骨部位可见片状淡褐色斑片，部分斑片融合成片，斑片边界较为模糊（图32-1）。

诊疗经过：2016年7月12日，予以1.0mm微针（回春嫩肤套组）治疗一次，术后皮肤潮红，予以冰敷30min，嘱术后8h避水，注意日常防晒保湿，1个月后复诊。2016年8月16日患者前来我院复诊，诉面部皮肤干燥较前缓解，细纹较前改善。继予以1.0微针（回春嫩肤套组）治疗一次，术后皮肤潮红，予以冰敷30min，嘱术后8h避水，注意日常防晒保湿，1个月后复诊。2016年10月2日患者继来我院复诊，细纹较前改善明显，继予以1.5微针（回春嫩肤套组）治疗一次，术后皮肤微渗血，予以冰敷30min，嘱术后8h避沾水，注意日常防晒保湿，不适随诊。

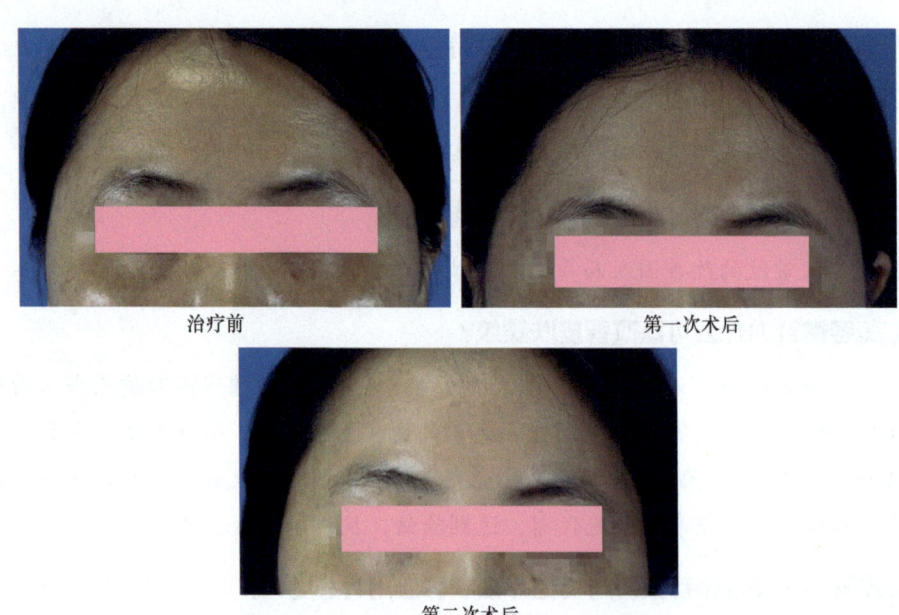

治疗前　　　　第一次术后

第二次术后

图32-1　皮肤皱纹及美容微针改善案例

总结：经过三次美容微针的治疗，患者面部细纹较前明显改善，同时患者面部黄褐斑较前变淡，整体肤色较前提亮，肤质较前细腻。

（刘　翔）

第三十三章 肤色暗黄与美容微针应用

第一节 肤色暗黄概述

肤色暗黄，顾名思义是指皮肤颜色呈现萎黄、晦暗、无光泽，这是皮肤老化的主要特征；也是皮肤亚健康状态的表现，也可是人体疾病的一种表现。

【肤色暗黄基本认识】

1. 主要原因　导致肤色暗黄的原因很多，最主要的两个是黑色素与血红素。
2. 其他原因　如类胡萝卜素、高级糖基化终末产物（AGEs），真皮中胶原蛋白和弹性蛋白的羰基化等也会对肤色暗黄造成一定的影响。
3. 影响因素　可是影响以上原因的相关内外因素很多，例如年龄的增长，雌激素的减少；皮肤干燥；日晒，紫外线对皮肤的伤害；摄入过多含类胡萝卜素的蔬菜、水果；不良生活习惯：熬夜、酗酒、吸烟等；疾病、药物所致等。但正如没有任何一种单一的理论能够全面解释衰老现象，肤色暗黄也可因多因素所致。
4. 中医学观点　中医学认为肤色发黄与肾、肝、脾三脏的脏腑功能失调密切相关。

【鉴别诊断】

在此讨论的肤色暗黄特指皮肤老化的一种表现，排除黄疸等疾病和药物所致。

第二节 肤色暗黄改善方法概要

【一般治疗建议】

1. 注重防晒，防止紫外线对皮肤的伤害。
2. 加强保湿，对皮肤进行适当的护理。
3. 保持良好的生活习惯和身体健康也非常重要。例如避免吸烟、酗酒、熬夜。避免摄入过量的类胡萝卜素的蔬菜、水果等食物及光敏食物。
4. 外用抗氧化，抑制黑色素合成、增殖、输送，加速黑色素排除等制剂，例如常用的：

左旋维生素 C、传明酸、熊果苷、谷胱甘肽、白藜芦醇、果酸等。

【局部美容治疗建议】

1. 微针治疗　选用伊肤泉美白亮肤、回春嫩肤等套组。
2. 光电治疗　例如大光斑低能量的 Q 开关激光、强脉冲光（IPL）、像素（铒）激光、冰晶飞梭（1540mm）激光、射频、LED 红光照射等。
3. 水光注射治疗　玻尿酸配以氨甲环酸、伊肤泉美白亮肤套组等。
4. 果酸疗法　采用 30% 柠檬酸治疗。
5. 导入疗法　超声波、电离子等导入外用抗氧化、美白制剂。

【内调理治疗建议】

1. 权衡利弊，口服或静脉输注维生素 C、谷胱甘肽、氨甲环酸等。
2. 权衡利弊，采用雌激素补充疗法治疗皮肤老化。
3. 中医辨证施治。

第三节　肤色暗黄美容微针应用

【作用机制】

一是经皮给药，透皮吸收，充分发挥细胞因子等高效多能的作用和药物的功效，达到美白、亮肤的效用；二是通过微针的微创，启动皮肤自身的修复再生功能，促进胶原纤维、弹性纤维增生，由内而外地使肌肤重生，共同作用令肌肤自然白皙、透亮嫩滑。

【针具选择建议】

建议视肤质、并发症等情况选用 0.5～1.0mm 长的针具。

【制剂选择建议】

建议选择伊肤泉的美白亮肤、回春嫩肤能套组。

【操作程序】

1. 清洁面部。
2. 术前检查：①给予 VISIA 等检测；②排除微针禁忌证、全身疾病、药物等所致的肤色暗黄等。
3. 外敷复方利多卡因乳膏 20g 1h 左右。
4. 再次清洁面部，全面部消毒。
5. 微针滚轮对面部进行滚刺，同时外涂对应的活性成分。
6. 外敷活蛋白水晶面膜 60min。

【术后修复】

术后正确的修复尤其重要。常规选用伊肤泉 DNA 七天紧急修复套组、修复霜、抗氧化剂等。

【术后护理】

1. 注意防晒。
2. 术后保湿尤其重要，可长期坚持外用抗氧化剂等。
3. 忌烟酒、熬夜，避免过多摄入含类胡萝卜素的蔬菜、水果，保持良好生活习惯及身体健康。

第四节　肤色暗黄美容微针联合应用

联合应用可发挥不同疗法的各自优势，有很好的协同作用，可增强疗效，减少副反应的发生，达到更佳的美容效果，提高满意度。

【微针联合光电治疗应用】

1. 微针可联合大光斑低能量的 Q 开关激光或强脉冲光（IPL）或射频或冰晶飞梭（1540mm）激光治疗改善肤色暗黄。可同时治疗，先做激光或 IPL 或射频或冰晶飞梭（1540mm），再做微针，也可交替治疗，每次治疗间隔半个月。
2. 微针可联合像素（铒）激光或射频微针改善肤色暗黄，可同时治疗，先做像素激光或射频微针，再微针或仅涂抹微针套组制剂；也可交替治疗，每次治疗间隔 1 个月。
3. 微针联合 LED 红光照射治疗，可先做微针，敷活蛋白水晶面膜同时照射 LED 红光。

【微针联合水光注射应用】

可将微针治疗美白亮肤、回春嫩肤套组仅以水光注射的方式注入皮肤，再施以滚针；也可将微针治疗套组加入玻尿酸中以水光注射的方式注入皮肤，再施以滚针。

【微针联合果酸疗法应用】

可同时应用，先施以 30% 柠檬酸治疗，再做微针；也可交替治疗，每次治疗间隔半个月。

【微针联合导入疗法应用】

可先施以超声波或电离子导入，再施以微针治疗。

【微针不同套组联合应用】

肤色暗黄最常伴见皮肤干燥，故可将伊肤泉美白亮肤套组和回春嫩肤套组同时联合应用。既可单以微针的方式，也可先用水光注射的方式再施以滚针。

【微针联合内调治疗应用】

在微针治疗的期间，同时辅以口服或静脉输入内调治疗，以增强疗效。

第五节　肤色暗黄美容微针改善设问及解答

1. 肤色暗黄美容微针改善要几次才能见效？

答：通常 3～5 次能见到明显疗效。

2. 治疗间隔时间多长为宜？

答：通常治疗间隔时间 1 个月为宜。治疗每次间隔时间不宜太长，最长不超过 2 个月，否则将影响疗效。

3. 治疗术后 3～5 天皮肤反而更加暗黄，是正常的吗？多久可以恢复？

答：因术后皮肤通道打开，有可能暂时性经表皮水分流失增加，反而表现为皮肤更加暗黄，但注重加强术后修复保湿，通常 1 周后即可恢复，2 周左右疗效即可显效。

4. 治疗术后多久可以正常洗脸，用洗面奶？多久可以化妆？

答：一般治疗术后当天避免沾水，第 2 天即可用温水、洗面奶清洁。因术后需要辅助外用修复产品，一天 3～5 次，修复期间 5～7 天最好避免化妆。

5. 治疗手法怎样才能轻重得当，是不是越重越好？

答：治疗手法轻重及滚针遍数需结合肤色、肤质、并发症综合考量，原则上是"薄轻厚重"，即皮肤薄、敏感，并发毛细血管扩张、黄褐斑等症者手法不宜过重，遍数 4～5 次即可，即刻反应以发红不渗血即可；而皮肤厚、毛孔粗大、暗沉甚者以手法稍重，遍数 5～6 次，即刻反应以发红甚至微渗血即可。并不是手法越重越好，否则反而可产生色沉。

6. 治疗后会让皮肤变薄吗？皮肤会不会反而变得敏感？治疗术后面部出现发红是正常的吗？

答：微针的作用机制并非剥脱，治疗后皮肤不仅不会变薄，相反随着胶原的新生皮肤还会增厚，增强皮肤的抵抗力，反而能降低皮肤的异常敏感。治疗术后视治疗手法的轻重面部有可能会出现 2～3 天的发红，通常 3～5 天即可恢复。

7. 治疗后没有效果，是什么原因？

答：若出现治疗后无效，要具体原因具体分析：例如手法轻重是否得当？术后修复是否保证？间隔时间是否过长？治疗时机是否得当？治疗次数是否足够？是否注意防晒？是否熬夜、酗酒、身体状况不佳等？针对性的调整治疗方案以保证疗效。

8. 治疗前有必要进行 VISIA 等术前检测吗？

答：非常有必要。因诊断明确，选对适应证，避免禁忌证，把握治疗时机是保证疗效的前提。例如：肤色暗黄的人群喜用美白产品，若使用含有超标荧光剂的产品，术前采用 VISIA 检测即可发现，避免治疗后反而出现不良反应。

9. 肤色暗黄美容微针改善可以和激光祛斑同时做吗？与其他疗法联合应用有必要吗？

答：可以和激光祛斑同时做，通常可先做微针，再做激光。微针与其他疗法联合应用可发挥不同疗法的各自优势，有很好的协同作用，增强疗效，减少不良反应的发生，达到更佳的美容效果，提高满意度。

10. 刚曝晒回来可以做微针吗？微针做完后是不是只需防晒 7 天？夏天不便防晒是不是冬天做会更好？

答：刚曝晒回来可以做微针，这样可尽快代谢色素，修复肌肤，避免肤色暗黄进一步加重。为了巩固微针治疗后的效果，防止日晒后致肤色暗黄反复，所以防晒应作为日常保养、护理的一部分，需长期坚持。其实，一年四季都有紫外线，尤其夏季肤色暗黄受紫外线影响可能更明显，更需要治疗改善，所以微针治疗不分季节。

11. 肤色暗黄美容微针改善后饮食方面有无禁忌？

答：一般饮食方面无特殊禁忌。但尽量避免酗酒吸烟、过食辛辣及光敏食物和过量摄入含类胡萝卜素的食物。

第六节　肤色暗黄及美容微针改善案例呈现

【肤色暗黄治疗案例一】（图 33-1）

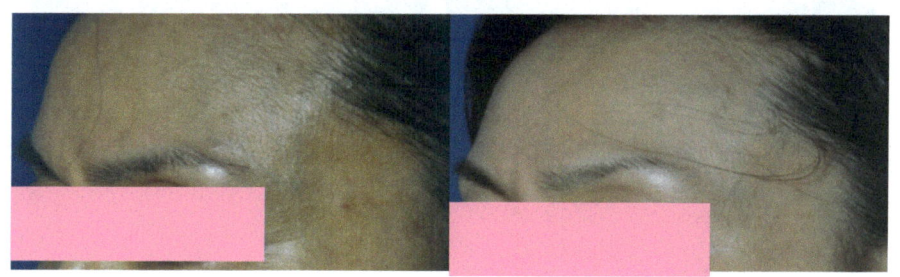

术前　　　　　　　　　　　　术后

图 33-1　肤色暗黄治疗前后对比案例一（微针伊肤泉美白亮肤套组 5 次治疗）

【肤色暗黄案例二】（图 33-2）

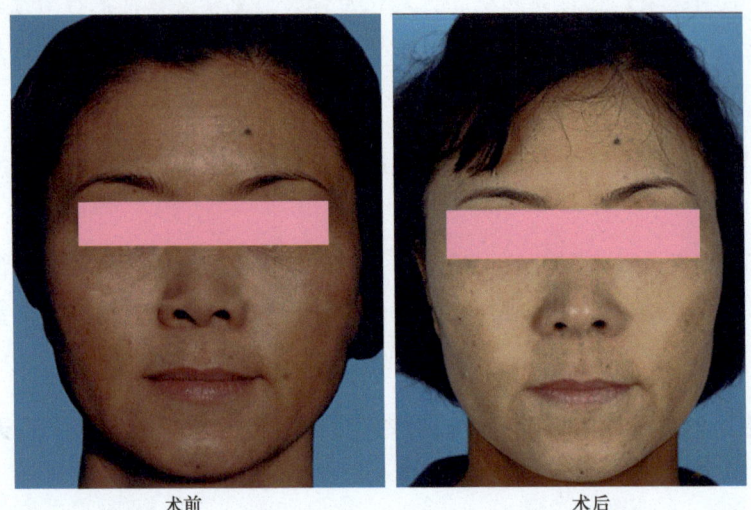

图 33-2　肤色暗黄治疗前后对比案例二（微针伊肤泉美白亮肤套组 3 次治疗）

【肤色暗黄案例三】（图 33-3）

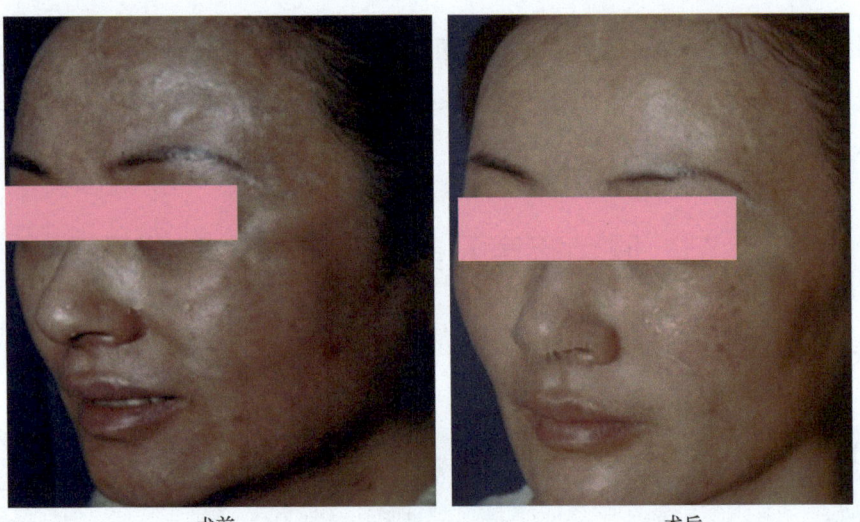

图 33-3　肤色暗黄、黄褐斑治疗前后对比案例三（微针伊肤泉美白亮肤套组 5 次与回春嫩肤套组 3 次联合应用）

（李纯青）

第三十四章 皮肤干燥与美容微针应用

第一节 皮肤干燥概述

【皮肤干燥原因】

皮肤干燥是一个普遍性肌肤症状，90%以上为女性，因季节变化，年龄的增长，皮肤的角质层受到日常环境的侵袭，使皮肤处于轻度功能紊乱状态。湿度低、风、阳光和清洁剂都能降低角质层皮脂膜的含水量，以至不能满足维持脱落酶的正常功能所需，从而导致皮肤干燥。

秋冬季节，人体的皮脂、水分分泌会逐渐减少，我们所感觉到的皮肤干燥并不是简单的皮肤缺乏水分，而是皮肤功能紊乱导致皮肤表面角质细胞堆积。皮肤显得干燥、暗淡是因为由于表面不光滑光线散射的缘故；显得苍白是因为略带红色的微循环被遮挡的缘故，另外可见脱屑，易受刺激，这是皮肤表面轻度脱水的后果。尤其是中老年人因水分大量减少，皮肤表层会显得更粗糙，面部容易出现细小的干纹，甚至有脱皮、潮红的症状，同时可见全身手脚、四肢、会有干裂、发痒的表现。

【影响因素】

1. 年龄增长　随着年龄的增长，人体内雌激素水平的降低，皮脂分泌减少，皮脂膜的功能减退，皮肤保存水分的能力会下降，从而使皮肤缺乏滋润度，越来越干。

2. 气候变化　外界气候的变化，会导致皮脂腺和汗腺分泌异常，皮肤的表面会变得粗糙，抵抗能力减弱。

3. 地域的差别　出生的地域差别，环境的影响会直接影响皮肤的含水度。

4. 不良生活习惯　睡眠不足、疲劳、过度减肥及偏食，会使身体受到相当大的伤害，血液循环也变缓慢。健康失去平衡时，肌肤就会没有活力，容易产生干燥及粗糙的现象。

5. 过度刺激　用过热的水清洗、使用去角质类产品和过度清洁。

6. 过度护肤　给皮肤补充过多营养，每日外用面膜，过多营养物质的补给，导致肌肤皮脂膜营养过剩，肌肤屏障功能紊乱出现外盈内贫的综合症状。

【鉴别诊断】

皮肤干燥根据肌肤干燥的持续时间和程度会诱发病理性的症状，如敏感、毛细血管扩张、丘疹、色斑等。需要与皮肤干燥综合征、各类型皮炎、湿疹等相鉴别。

第二节　皮肤干燥改善方法概要

【一般治疗建议】

1. 根据一年四季及气候的变换，调整适合自己皮肤的护肤品。
2. 正确选择补水、保湿剂，避免涂抹剥脱类及美白类的功效型护肤品。
3. 禁用去角质及用磨砂类清洁型产品，一日早晚清洁，不建议多次清洁，不建议用太高温度水清洁面部。
4. 正确选择补水方法，忌选用不当的护肤产品过度、过量的应用，给皮肤带来新的负担。

【口服治疗建议】

皮肤干燥临床多为外用药物及治疗给予，口服多以食疗或保健品为主。

1. 增加维生素 A 族、维生素 B 族的摄入，常吃富含胶原蛋白和弹性蛋白的食物，增加微量元素的摄入。
2. 增加碱性食品的摄入，如新鲜蔬菜、水果的摄入。
3. 日常养好良好的饮水习惯。
4. 食疗方　①白萝卜煲羊腩汤；②红枣冬青煲猪脚；③无花果南杏排骨汤；④红豆枸杞蜜雪梨。
5. 中药润肤方剂　①蜜炙桑叶 10g，甘草 15g，桂枝 5g，桑枝 20g，大枣 6g，何首乌 12g，薄荷 16g。②生地黄 12g，白术 12g，当归 12g，黄芪 10g，天冬 10g，麦冬 10g，桃仁 8g，红花 8g，黄芩 8g，升麻 5g，天花粉 5g。

【治疗建议】

1. 超声波导入仪。
2. 青春解码射频导入仪。
3. 无针水光导入技术。
4. 中药面膜倒模技术。
5. 中药熏蒸技术。
6. 中医穴位注射技术。

第三节 皮肤干燥微针改善应用

【治疗概述】

微针疗法,是利用定位针上许多微小的针头刺激皮肤,在很短时间内微针可以做出超过 200 000 个微细管道,定位、定层、定量的将透明质酸等有效成分直接导入到皮下组织,多种营养剂活性成分迅速被肌肤组织吸收,发挥作用,从而产生效果,产品吸收效果是普通涂抹的 4000 倍以上,同时解决了透明质酸透皮吸收的问题。

【治疗过程】

1. 治疗前对皮肤的含水量及肌肤质地进行检测记录。
2. 治疗前清洁面部皮肤,拍照,术前沟通,外涂复方利多卡因乳膏 3～5mm 厚度,保鲜膜将麻药区域覆盖 60min。
3. 清除麻醉药,一次性无菌治疗弯盘、无菌干纱布 6 片、施乐湿纱布 4 片、0.9% 氯化钠湿纱布 2 片、无菌手术手套,无菌操作,消毒。
4. 微针导入 选择 0.5mm 长度的微针滚轮,伊肤泉回春嫩肤套组,用溶酶溶解冻干粉,将溶好的溶液及精华一起抽吸在 10ml 注射器中,放于无菌弯盘中,备用。微针滚轮操作分区进行,操作时遵循以下原则:①平稳、均匀滚刺,确保深度稳定;②滚刺速率和节奏宜慢不宜快,手腕动作 1～2Hz;③同一方向、同一角度滚刺,3～5 次为宜;④同一区域交叉角度滚刺 1～2 遍为宜;⑤同一区域、同一方向不得过多重复滚刺,避免形成片状损伤;⑥同一区域在操作前后都需要涂抹药物,要保证微针在打开通道后,皮肤一直处于湿润状态。眼周治疗时不可使蛮力,轻浅进行导入。微针滚轮导入后,将药水均匀地涂抹到皮肤表面,让其完全吸收。
5. 操作完毕后 外敷冷藏过的透明骨胶原水晶蛋白面膜,同时配合 LED 红光照射 15min,面膜外敷 40～60min。冷藏过的面膜能有效地镇静止痛,红光的照射能够很好地帮助修复退红,提高治疗术后的满意度,缩短修复时间。
6. 术后交代注意事项 术后 6h 后可用无菌蒸馏水将面部的渗出液和灰尘清洁掉,24h 内可外用含有 EGF 的皮肤修复喷剂或精华,每间隔 8h 可外敷一片含有 EGF 的无菌修复面膜,48h 后做好修复、补水、防晒工作,15 天以内禁止外用功能性护肤品和化妆品,饮食避免辛辣刺激和饮酒,避免高温桑拿和泡浴。1 个月后复查进行下一次治疗。

第四节 皮肤干燥美容微针联合应用

【联合治疗目的】

针对皮肤不同层次进行补水,将无创治疗和水光微针相结合分层次治疗,配合无针水光镇静和表皮补水达到三重补水锁水的治疗效果,同时缩短术后恢复期,提高求美者的满意度。

【联合治疗项目】

1. 水氧仪。
2. 超声波导入仪。
3. 青春解码射频导入仪。
4. 有针水光。
5. 无针水光。
6. 穴位注射胎盘多肽注射液。

【联合治疗过程】

1. 水氧对皮肤进行清洁，在冲洗的过程给予皮肤氧分。
2. 表皮导入，根据皮肤状况选择导入仪器。
3. 将水光与微针联合治疗　①表面麻醉后卸麻醉药、消毒，选择0.5mm长度的微针滚轮，全脸均匀进行滚刺一遍，将皮肤打开通道；②德玛莎水光治疗仪，配合2.5ml无铰链玻尿酸，针长1.0～1.2mm；模式Dose、Very fast；负压50%；定点给药量0.0179～0.0208cc；③伊肤泉回春嫩肤套组，用溶酶溶解冻干粉，抽吸在5ml注射器中，将药水均匀地涂抹吸收后，选择0.5mm长度的微针滚轮，均匀的滚刺1～2遍后将剩余药水涂抹到面部；④待药水完全吸收后，将回春嫩肤精华连接到无针水光进行表皮的镇静补水；⑤操作完毕后外敷冷藏过的透明骨胶原水晶蛋白面膜，同时配合红光照射15min，面膜外敷40～60min。⑥术后交代注意事项：术后6h后可用无菌蒸馏水将面部的渗出液和灰尘清洁掉，24h内可外用含有EGF的皮肤修复喷剂或精华，每间隔8h可外敷一片含有EGF的无菌修复面膜，48h做好修复、补水、防晒工作，15天以内禁止外用功能性护肤品和化妆品，饮食避免辛辣刺激和饮酒，避免高温桑拿和泡浴。1个月后复查进行下一次治疗。

第五节　皮肤干燥美容微针改善设问及解答

针对皮肤干燥的改善，早期临床停留在超声波导入、生活美容护理及外敷面膜上，微针导入的出现给干燥皮肤带来了质的改变，有效解决了透皮吸收的问题，同时创伤修复的过程能调节皮肤屏障功能，加强皮肤的保湿锁水功能，将补水项目的联合治疗，分层次给皮肤补水，补水的同时更能长久的维持皮肤的水嫩状态，在补水的同时预防了皮肤老化问题的出现，是目前临床行之有效，且安全补水治疗项目。

1. 皮肤干燥通过微针改善需要几次能见效？

答：每次治疗都能起到改善的作用，根据个人肌肤水分的饱和程度，一般5次为基础疗程。

2. 每次治疗间隔时间?

答：皮肤干燥美容微针的改善不同于其他的损美性皮肤问题，皮肤出现紧绷、缺乏光泽等症状时就可以进行治疗，一般间隔21～30天进行一次。

3. 治疗术后多久可以用洗面奶清洁？多久能用自己的护肤品？多久可以化妆？

答：术后6～8h可用纯净水清洁面部，48h内建议用无菌的护肤产品及面膜修复，48h后可用自己的保湿护肤类产品，建议3天后可进行面部彩妆化妆。

4. 治疗术后饮食方面需要注意哪些？

答：术后3天建议避免过食辛辣刺激及光敏性食物，避免饮用有利尿功能的饮品。

5. 哪些因素会对治疗效果有影响？

答：治疗后进行曝晒、熬夜、酗酒会大大影响治疗的最终效果。

6. 微针改善皮肤干燥与无针水光和有针水光有什么区别？作用一样吗？

答：微针套组的有效成分不仅含有透明质酸还含有生长因子及修复因子，在渗透补水的同时还能激活细胞的活性，微针滚轮的机械性刺激能刺激胶原的生成促进有效成分的吸收，有针水光是直接将透明质酸等有效成分给予到真皮浅层，无针水光通过高压水氧的作用对表皮进行补水给氧，三种补水方式可以联合应用分层达到补水、保湿、锁水的效果。

第六节　皮肤干燥及美容微针改善案例呈现

【皮肤干燥治疗案例一】（图34-1）

62岁，期望改善肤色、肤质、干纹细纹、面部松弛等症状。

治疗方案：

1. 选择MT赋活美白套组和活化抗衰套组进行联合治疗。

2. 表皮麻醉。

3. 射频微针，选择针长2.2mm，能量选择35%。

4. 将活化抗衰套组溶酶冻干粉溶解用2.5ml注射器抽取溶酶和精华，水光备用，水光针长调为1.0mm，单点药量为0.025ml，进行全面部给药。

5. 选择0.5mm滚轮，将赋活美白溶液均匀导入到全面部。

6. 外用水晶蛋白面膜，并配合红光照射20min。

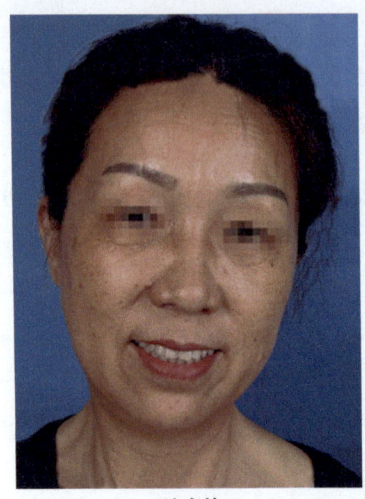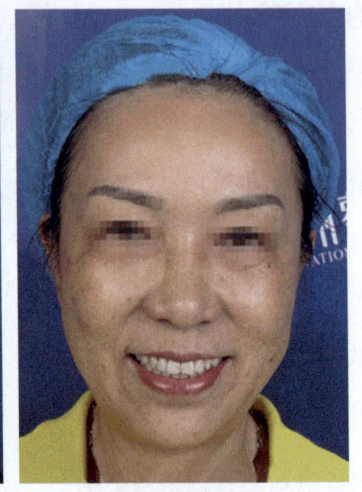

治疗前　　　　　　　　　四次微针治疗后

图 34-1　皮肤干燥治疗前后对比案例一

【皮肤干燥案例二】（图 34-2）

22 岁，敏感肌肤，面部肌肤反复潮红、水肿，局部有瘙痒及不适感，面部 VISIA 检测可见荧光亮点反应。

治疗方案：

1. 选择水光舒缓褪红套组。

2. 选用 0.5mm 滚轮，全面部均匀刺激。

3. 用 2.5ml 注射器抽取溶酶及精华，进行水光治疗，选择 1.0mm 的针长，单点给药量 0.025ml。

4. 外用水晶蛋白面膜，并配合红光照射 20min。

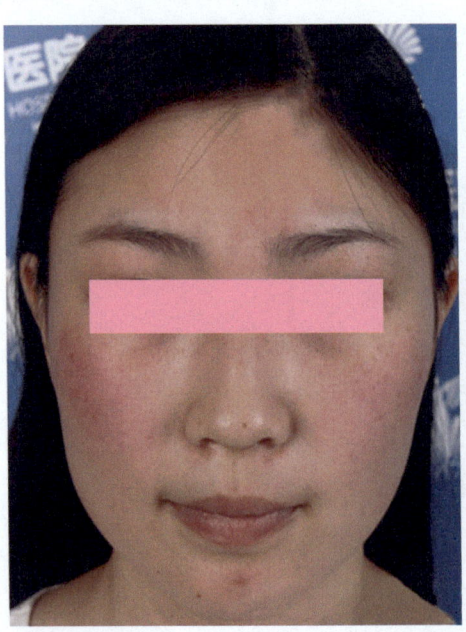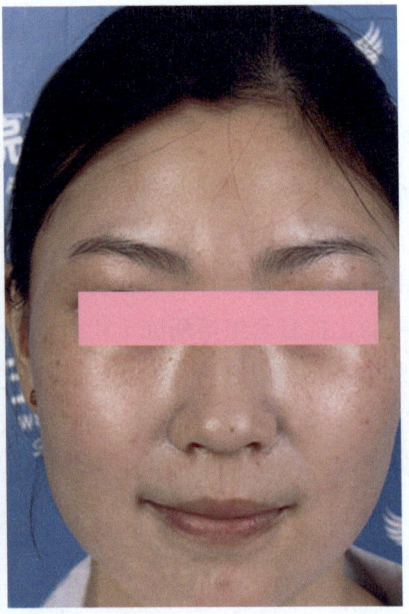

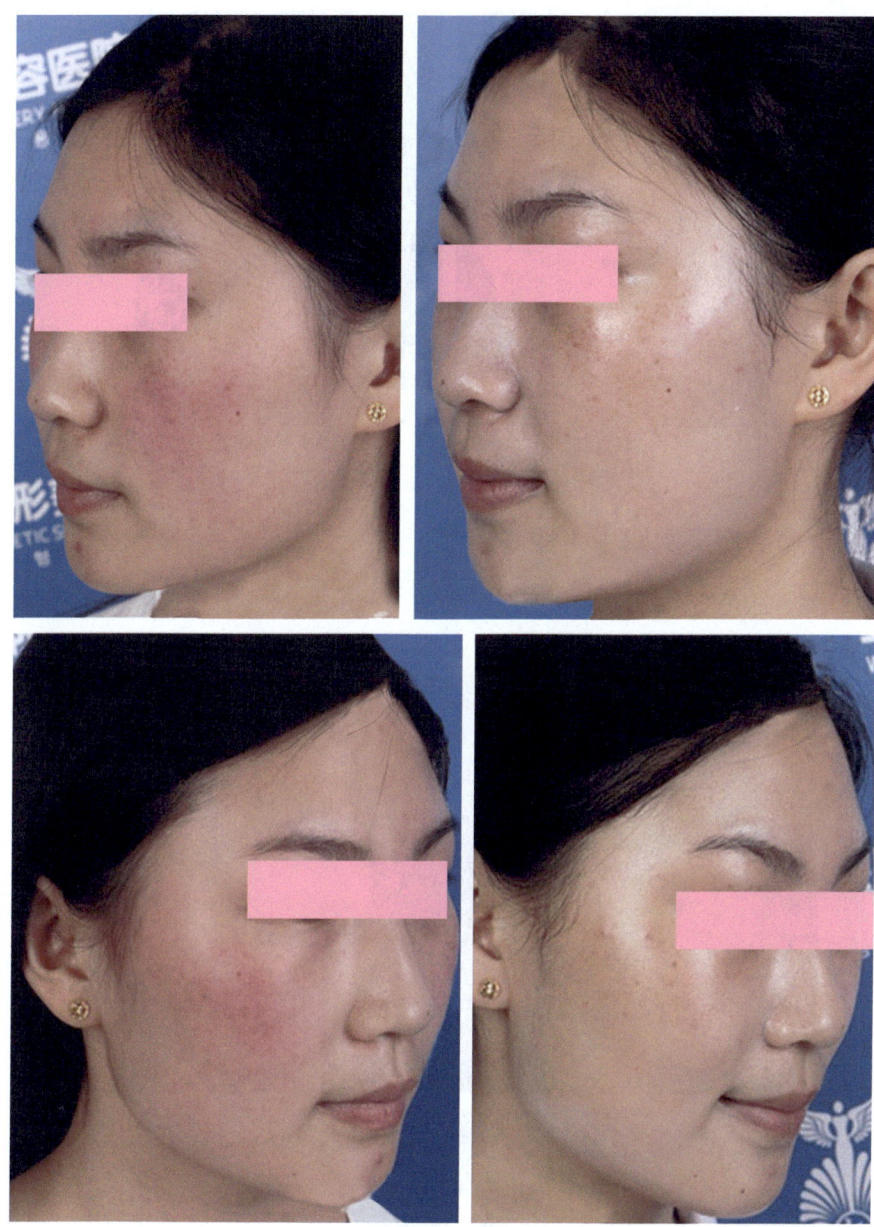

治疗前　　　　　　　　　三次微针治疗后

图 34-2　敏感肌肤治疗前后对比案例二

【皮肤干燥治疗案例三】（图 34-3）

45 岁，肤色暗黄，干燥缺水。

治疗方案：

1. 选择水光美白套组及回春嫩肤套组。
2. 微针将回春嫩肤套组均匀导入。
3. 水光选择 1.2mm 进行单点给药，单点选择 0.025ml。
4. 外用水晶蛋白面膜，并配合红光照射 20min。

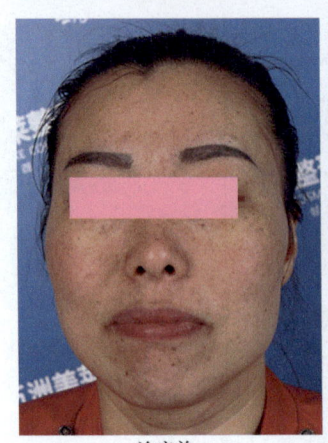
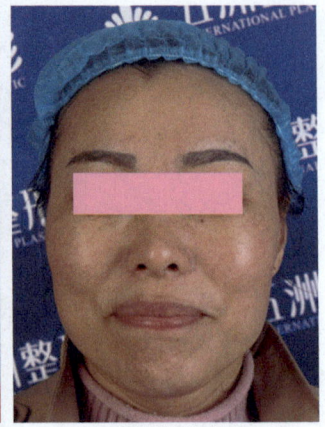

治疗前　　　　　　　　　五次微针治疗后

图 34-3　肤色暗黄、干燥案例三

【皮肤干燥治疗案例四】（图 34-4）

年龄 50 岁，肤色暗黄，松弛。

治疗方案：同案例一。

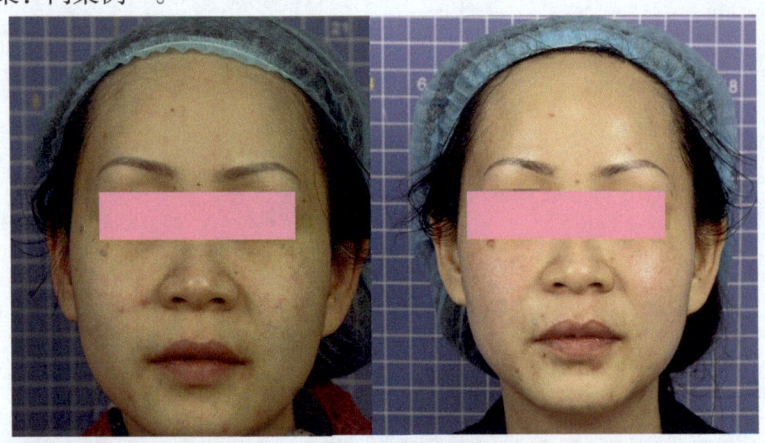
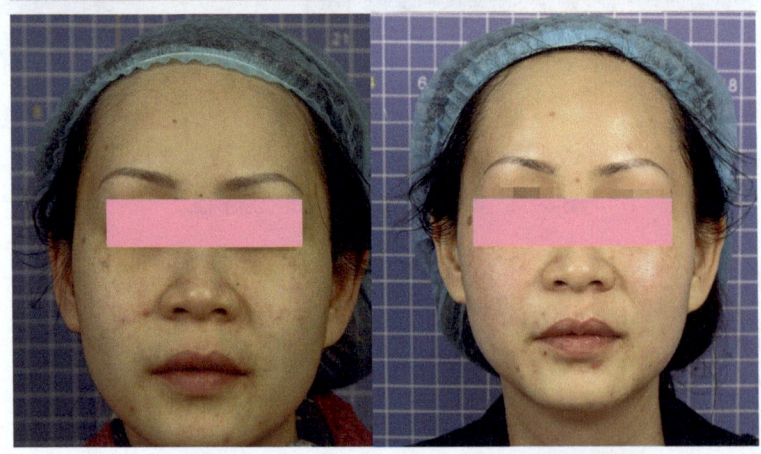

治疗前　　　　　　　　　五次微针治疗后

图 34-4　肤色暗黄、松弛治疗前后对比案例四

（黄媛媛）

第三十五章 皮肤松弛与美容微针应用

第一节 皮肤松弛概述

面部皮肤松弛是人体内源性的衰老和外源性的衰老共同作用的结果，同时也是皮肤老化最严重的标志。

【面部皮肤松弛基本认识】

主要是由于皮肤真皮胶原纤维的破坏，含量减少，皮肤失去正常的支撑结构，同时弹力纤维扭曲变性，弹性纤维功能丧失，皮肤失去弹性回缩力而松弛，皱纹就逐渐形成，随着弹性纤维变性物质堆积的增加，皱纹进一步加深。皮肤松弛常伴有就显现的干燥、粗糙、皱纹、毛孔粗大等表现。

【面部皮肤松弛常见原因】

1. 随着年龄增长，面部骨骼容量的萎缩，导致支持韧带的起点继发性错位，对皮肤的支撑力的下降。
2. 面部各种纤维连接系统逐渐变细，韧带强度下降，松弛度增加。常出现臃肿或膨出。
3. 面部肌肉在老龄化过程中，骨骼肌不仅体积缩小，肌张力也会降低。
4. 面部皮下脂肪先是萎缩，然后是变薄，致使容积缺失而令皮肤松弛。
5. 皮肤受基因，环境，激素变化和新陈代谢等各种原因造成真皮胶原含量和弹性纤维的减少。
6. 其他还有诸如减肥、营养不均、缺乏锻炼等各种原因造成的皮下脂肪流失、肌肉松弛令皮肤失去支持而松弛下垂。

【鉴别诊断】

这里特指衰老的皮肤松弛，需要排除先天性皮肤松弛症，获得性的皮松弛症 继发于皮肤型肥大细胞增生症的皮肤松弛症 Jadassohn-Pellizari 型皮肤松弛症等相关疾病。

第二节　皮肤松弛改善方式概要

【一般治疗建议】

1. 预防紫外线的损伤，做好防护工作，加强防晒的日常皮肤管理。
2. 注重皮肤的补水保湿，减少水分的丢失，保湿皮肤的水油平衡。
3. 日常护肤品选用具有抗氧化，抗糖化功能的产品，具有紧肤作用的产品。
4. 加强锻炼，避免过度减肥。
5. 营养要均衡，多食用新鲜的素菜水果，同时养成良好的作息习惯。

【局部美容治疗】

1. 手术类　有面部提升术、小切口面部提升术、微创面部提升术、内窥镜面部提升术、埋线悬吊面部提升术、自体脂肪移植等。
2. 非手术　计有若干种类技术有助于皮肤松弛的改善。
（1）超声波导入，增加营养，减少皱纹。
（2）化学换肤可采用果酸，水杨酸等酸类物质处理光老化的细纹。
（3）强脉冲光（OPT）、近红外光（NIR、TITAN）都有一定效果。
（4）非剥脱性点阵激光（1320nm、1450nm、1540nm、1550nm）皆常用。
（5）微剥脱性点阵激光（10600nm、2940nm）若能把握治疗力度和适应证，效果非凡。
（6）其他激光（1927nm、1064nm、755nm、980nm）已有用于紧肤治疗。
（7）微针治疗之滚轮微针、射频微针、水光注射等都非常常见，用于紧肤嫩肤治疗。
（8）射频治疗（单极射频、双极射频、多极射频、点阵射频、低温等离子体射频）是治疗皮肤松弛、紧肤的最经典方式。
（9）超声治疗（极限音波拉皮超声刀）已用于收紧皮肤的治疗。
（10）肉毒毒素、填充剂的注射和可吸收线的提拉技术均广泛用于皮肤提拉、增容和减少皱纹的治疗。

治疗的选择根据求美者客观的衰老的状况，松弛的程度，皱纹的深浅，以及求美者主观的改善预期，停工期，耐受能力，经济承受能力等因素综合设计适合求美者的特异性的优化治疗方案，对于女性求美者不紧要关注局部治疗，必要时也要针对内分泌系统给予整体系统干预。

第三节　皮肤松弛美容微针应用

【作用机制】

微针疗法用于皮肤松弛及紧肤嫩肤治疗已经十分普及，其中滚针和射频微针尤为受欢迎。

滚针的作用机制十分简单，密集的机械的针的点阵式损伤刺激作用，经过多次合适的累积刺激作用和修复再生作用，无疑会带来皮肤的以胶原为代表的组织再生重塑，从而改善皮肤衰老性松弛。其次，每次滚针治疗时都会有针对性配送和导入包括细胞因子在内的活性物质，以促进皮肤修复再生等效果。射频微针（也称微针射频）因其加入的射频能量，其皮肤损伤刺激作用显得更为强劲，所以改善皮肤松弛和紧肤效果来得更迅捷。以下就射频微针的作用简要介绍。

1. 首先拥有微针的物理机械刺激，同时刺入皮肤的微针电极直接加热真皮，微针包括绝缘微针和非绝缘微针，前者微针近端为绝缘材料，避免表皮针刺点的电热损伤，而微针尖端发射的射频能量可直接作用于真皮深层。非绝缘微针虽没有绝缘材料的保护，但由于表皮和真皮之间阻抗的差异，射频电流更容易通过真皮，故表皮的损伤依然很小。通过射频产生的生物效应和热刺激，共同激发皮肤的自我修复系统，促进新陈代谢，改善微循环，启动胶原蛋白等的新生与重排，达到增加皮肤的弹性，起到紧肤提升的作用。

2. 微针的穿透，打开了皮肤的快捷吸收通道，便于美容成分进入皮肤。

3. 微针针尖发射的射频能量可选择破坏毛囊皮脂腺、大汗腺，抑制炎症反应，激活自身抗炎修复系统。

【针长建议选择】

针长 0.8～2.0nm 根据要达到的不同的效果和作用对象及肤质选择不同的针长，由于仪器在操作过程中反作用力的缘故，插入皮肤的深度小于针长，通常有 0.1～0.2nm 的差异。

【套组建议选择】

套组可以根据治疗的项目及存在的皮肤问题来选择，如控油祛痘套组、回春套组、紧肤套组、美白套组等，可以灵活选用。

【操作程序】

1. 术前和求美者进行深入沟通，告知治疗前的准备工作，治疗中的感触，治疗后的皮肤反应及恢复期皮肤的修复过程。沟通后经求美者同意签字确认后开始做面部清洁。

2. 术前检查，留取术前不同角度的照片及进行皮肤检测，排除其禁忌证。

3. 外敷麻药对表皮进行浸润麻醉 45～60min。

4. 麻醉时间到了后，卸去麻药，先用清水全面清洁，然后全脸常规消毒。

5. 随后根据皮肤的状况，调整针长和能量从一侧额部开始治疗，一侧脸做完了再做另一侧，直至全脸治疗完成，局部散在可见点状渗血，面部皮肤收紧，毛孔缩小。

6. 即可涂抹套组活性药液，外敷水晶面膜，同时照射 LED 红光，促进红色消退。

【术后修复护理】

1. 术后 24h 避免水洗，外用表皮修复原液，每天敷水晶胶原蛋白面膜 5 天。

2. 24h 后轻柔水洗，继续用表皮修复原液，外涂角质修复霜。

3. 注意防晒保湿。

4. 1周内避免辛辣刺激的食物和牛羊肉海鲜等发物，禁烟酒，避免剧烈的运动。

5. 不要熬夜，按时睡眠。

第四节　皮肤松弛美容微针联合应用

皮肤松弛是中重度皮肤老化的重要表现之一，皮肤老化不仅仅涉及皮肤的松弛和皱纹，也包含皮肤的质地和颜色的改变，尽管针对皮肤松弛的各种治疗方法都有效并已经显示出了自己的优势，但同样也暴露出各自的不足，同时单一的治疗方法已经不能满足人们对面部年轻化的要求，因此联合治疗应运而生。起到了增加治疗效果，减少不良反应的目的。

【微针射频联合超声刀和热玛吉的应用】

超声刀和热玛吉治疗后几个月内逐渐显效，治疗后有一段漫长等待期，而且超声刀有治疗禁区，主要针对中下面部，额头部位处理就不足。只要条件允许，超声刀或热玛吉治疗再给予微针射频治疗是可以 1+1＞2 的，连续做 2～3 次的射频微针治疗，效果更为稳定显现。这样不仅可以缓解求美者的焦急等待的心里，而且可以给皮肤提供营养活性物质，促进胶原蛋白的合成；同时可以弥补超声刀和热玛吉治疗的不足。微针或射频微针针对的紧肤治疗更侧重于真皮和皮下浅层面，而超声刀或热玛吉则刺激深度更深，所以，这种联合是非常匹配有益的。

【微针射频联合果酸的应用】

针对油脂分泌旺盛，毛孔粗大和顽固性痤疮的求美者可以先用微针射频处理，治疗 1 周后可伴有痤疮样发疹，这时联合果酸来处理，果酸 3 周后再进行微针射频治疗，就这样交替进行。

【微针射频联合微针或（和）水光的应用】

先用微针射频进行全面部的治疗后，可以即刻用 0.5nm 的微针对表皮进行处理，或者在 2 周后进行微针或水光治疗。

【微针射频联合 PRP 的应用】

先用微针射频进行全面治疗后外涂抹 PRP 等修复药物。

第五节　皮肤松弛美容微针改善设问解答

1. 微针射频都能处理皮肤的什么问题？

答：细纹，皱纹，痤疮，痤疮瘢痕，毛孔粗大，皮肤松弛。

2. 微针射频处理痤疮的原理是什么？

答：瞬间产生高能，针对活动性痤疮的化脓部位和周围的皮脂腺选择性的破坏，热刺激使局部血液循环改善，增强皮肤新陈代谢，通过热刺激使病变组织升温，细胞内外水分蒸发，干燥，刺激巨噬细胞释放细胞因子，抑制痤疮炎症反应，清除坏死组织，加快炎性吸收，从而达到抗炎作用。

3. 哪些情况不适合做微针射频或微针射频禁忌证有哪些？

答：皮肤感染或皮肤疾病（粉刺除外）、出血性疾病、服用抗凝血药物、妊娠、瘢痕体质、佩戴起搏器（心脏装置和其他体内电子设备）、血管支架或金属植入物、皮肤恶性肿瘤等，建议不进行治疗。

4. 微针射频的优势体现在哪些？

答：微针射频的主要优势体现在疗法和维持时间上，黄金微针射频可以做到黄金微针＋射频＋点阵＋生物活性滋养配方四效合一，美肤效果持久，维持时长于其他疗肤方法。

5. 微针射频疗肤后多久可以外出，过程痛吗？

答：微针射频治疗过程全程会在表层敷麻醉药，没有明显痛感；治疗后因人而异，有的当日即可外出，有的次日即可外出，但不能够化妆，建议1周左右时间可正常化妆。

6. 微针射频做完的功效是什么？

答：微针射频是微针技术与双极射频技术相结合，既能帮各位爱美人士改善肤质情况，又能实现肌肤提升，从而达到抗衰老的目的。

7. 射频微针相对于剥脱激光的术后优势是什么？

答：快速表皮愈合，无红斑，无结痂，无瘢痕。

8. 射频微针治疗皮肤老化松弛的疗程设置？

答：对于轻度皮肤松弛一般1个疗程3～5次，1个月治疗一次。对于中重度松弛需要同其他的治疗方法联合应用。

第六节 皮肤松弛美容微针改善案例呈现

【皮肤松弛治疗案例一】(图 35-1)

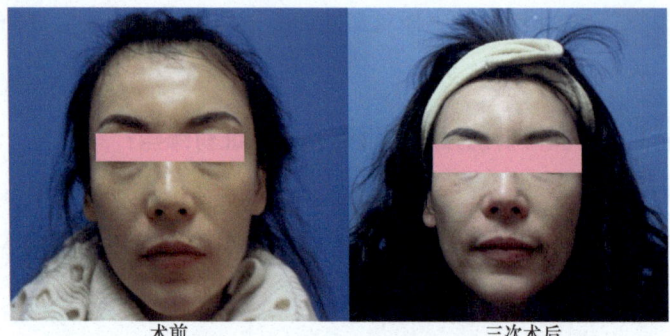

术前　　　　　　　　　三次术后

图 35-1　皮肤松弛治疗前后案例一

【皮肤松弛治疗案例二】(图 35-2)

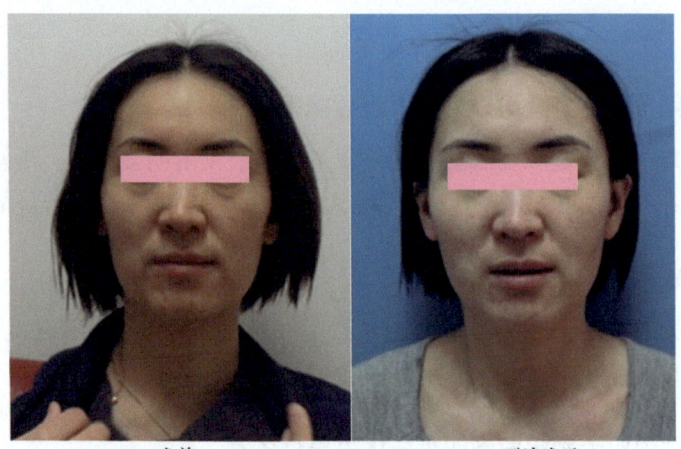

术前　　　　　　　　　五次术后

图 35-2　皮肤松弛治疗前后对比案例二

【皮肤松弛治疗案例三】(图 35-3)

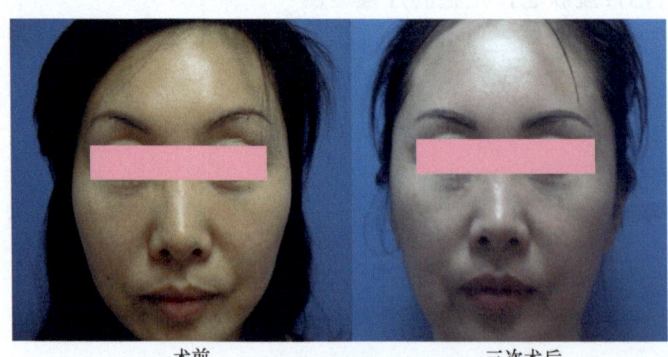

术前　　　　　　　　　三次术后

图 35-3　皮肤松弛治疗前后对比案例三

(白　珠)

第三十六章 毛孔粗大的微针应用

第一节 毛孔粗大概述

毛孔粗大为皮肤的毛孔呈现扩大状态一种表现，多伴有毛囊口堵塞、毛囊皮脂腺分泌物潴留现象；抑或 因为皮肤弹性下降而至毛孔松弛性开大。毛孔粗大尚不能算是一种疾病，仅属美容瑕疵。随着求美者对自身要求逐渐提高，越来越多的人追求紧致光滑的肌肤，而毛孔粗大问题却是实现梦想途中不小的坎坷。造成毛孔粗大有多种原因，简单粗暴的涂涂抹抹不但难以掩盖粗大的毛孔，甚至还可能加剧皮肤问题，若想让毛孔快快隐形，找准根源对症处理才有效。

【毛孔粗大原因及分析】

1. 皮脂腺过度活跃　油性肌肤和混合性肌肤的人比较容易出现毛孔粗大现象。青春期时体内激素分泌不稳定，皮脂腺过度活跃，皮脂腺分泌旺盛，皮脂腺分泌物储留，当量大时会刺激毛囊皮脂腺的导管，使开口撑大才能顺利排出油脂进而导致毛孔粗大。如图 36-1 皮脂腺活跃并毛孔粗大。

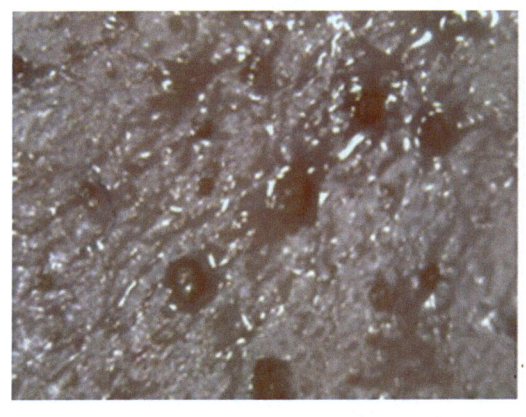 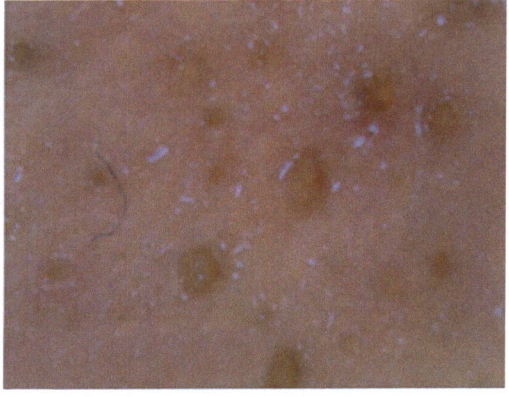

图 36-1　皮脂腺活跃并毛孔粗大（谢卓玲医师提供图片）

对于此类人群，一定要注意好皮肤的清洁。每天用清水和洁面用品清除肌肤表层的堆积污垢，保持毛囊口的通畅。对于毛孔特别粗大的人，必要时可咨询医师进行一些针对性专业治疗。

鼻子、前胸及后背是全身皮脂腺分布较多的区域，因而这三个区域毛孔比身体其他部位的毛孔要大些。如图36-2背部及手臂毛孔放大。

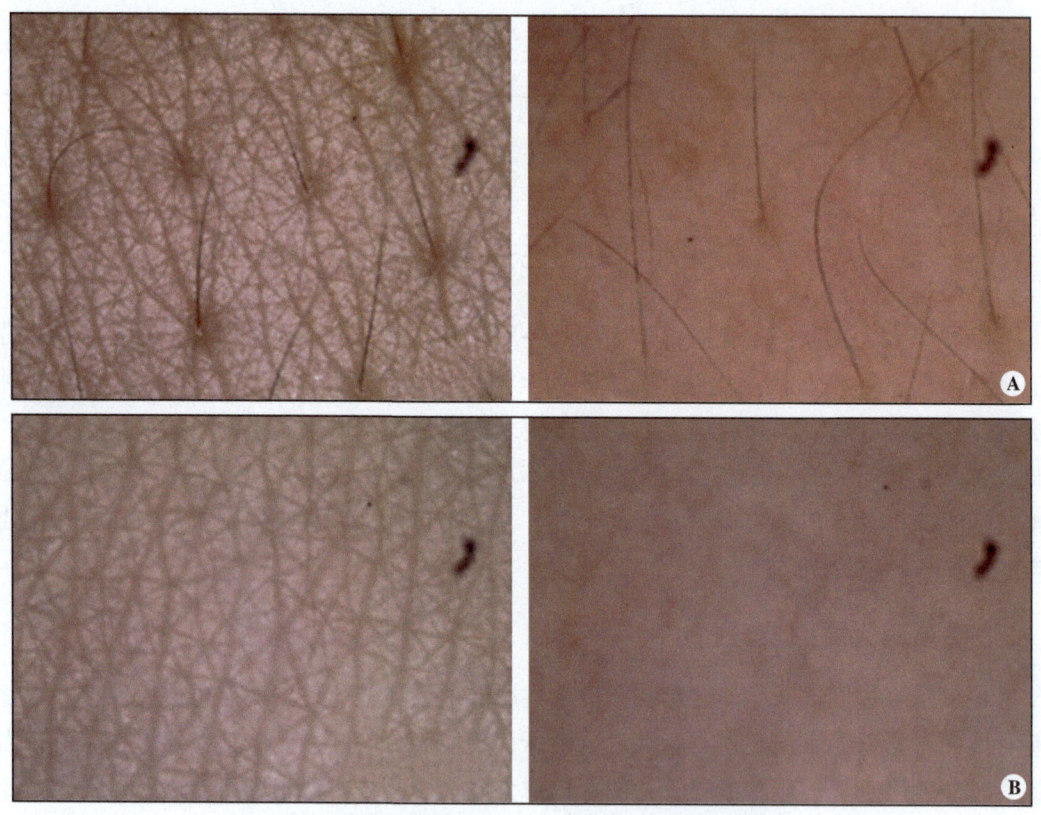

图36-2　背部及手臂毛孔放大（谢卓玲医师提供图片）
A.背部毛孔50倍皮肤镜图；B.上臂内侧毛孔50倍皮肤镜图

2.由肌肤老化引起　随着年龄的增长，保养与护理不当或不足，导致老化加速，胶原流失，毛孔自然也越加扩大。①皮肤松弛老化：随年龄增长而导致的毛孔粗大多与皮肤组织的萎缩有关，这是皮肤开始衰老的一个信号。随着年龄的增长，由于真皮层中的胶原蛋白、弹力蛋白、透明质酸等合成减少，流失增加，皮肤失去了"支撑"逐渐变得干瘪、弹性下降，毛囊皮脂腺的导管没有了外部的压力，向外扩张逐渐变大皮下；同时肌肉、脂肪出现萎缩及位移，深层支撑不足加重皮肤松弛。好发于两颊尤其是鼻唇沟上方的毛孔尤为粗大，严重的就像橘子皮一样。对于因皮肤衰老而造成的毛孔粗大，最重要的是抑制皮肤的过早衰老，平时注意保湿、防晒。②皮肤干燥缺水：随着年龄增大，细胞渐老化，细胞内水分流失的速度也会加快，在干燥缺水的环境下，肌肤缺乏滋润，这时毛孔就会显现出来。有些人虽然年纪不大，但在选择洗面奶时，长期过度关注控油而忽略了保湿的重要性，容易打破原本正常肌肤水分和油脂的平衡，肌肤因缺水呈现出过度出油的代偿作用，皮脂腺分泌的油脂增多也会加剧毛孔粗大。除了日常注意适当喝水防止体内缺水外，也要做好皮肤的保湿护理。可适当使用保湿面膜，另外，做皮肤控油护理也莫过度，应兼顾皮肤保湿，莫打破肌肤水油的平衡状态。

3. 由不良习惯引起　①清洁不当引起：皮肤的表皮基底层不断地新生细胞，并输送到上层，待细胞老化之后，一般都会自然脱落。但是毛孔如被阻塞，皮脂膜形成不完整，皮肤新陈代谢不顺利，老化的细胞无法如期脱落或角栓无法被溶解，就会致使毛孔撑大。②吸烟：吸烟导致血液中氧气含量下降，皮肤长期处于缺氧状态，于是干燥、老化都提早报到，面部线条自然下垂，毛孔撑大。③饮酒过度：喝酒容易造成身体水肿，毛孔撑开在所难免。④挤压过度或不当护理皮肤时，如果按压手法不当，比如挤痘、挤黑头，对皮肤过度刺激，都可使毛囊附近的组织遭到破坏而使毛孔更为粗大。图 36-3 干燥、挤压至毛孔粗大。平时注意做好脸部清洁，如果脸上痘、黑头太多，不要用手乱挤压，最好在医生的指导下进行调理。⑤过度使用化妆品：有些女性每天在面部涂抹过多化妆品，

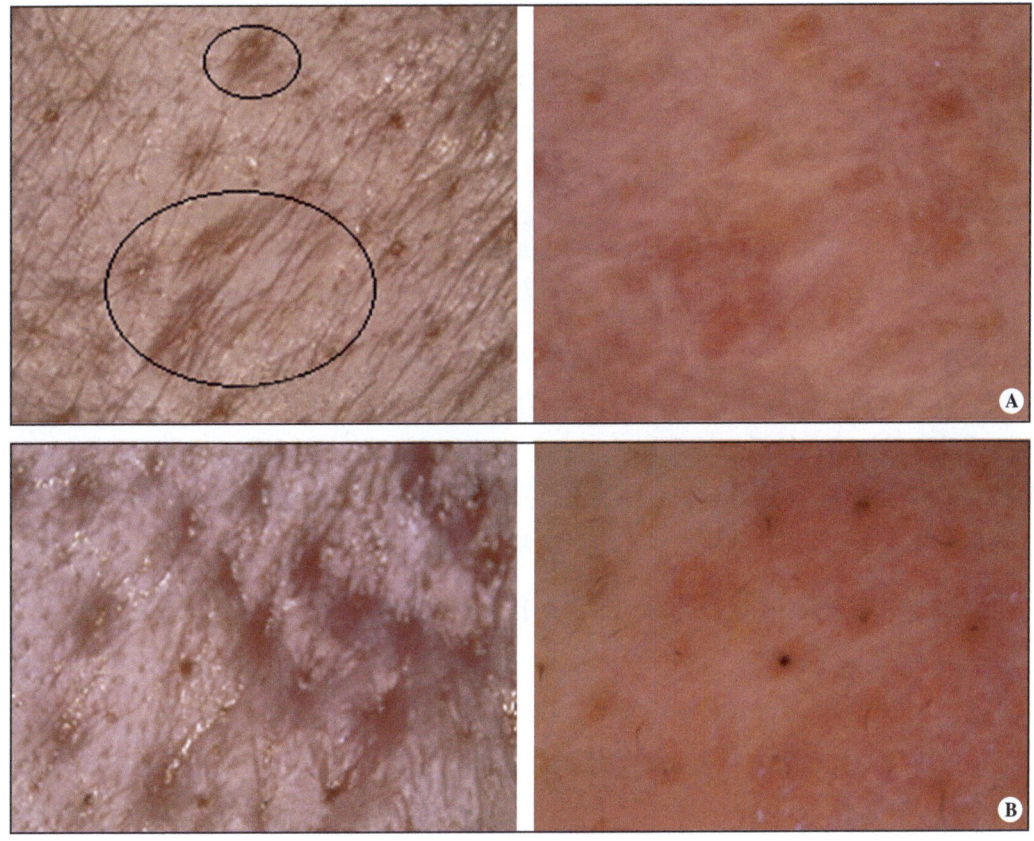

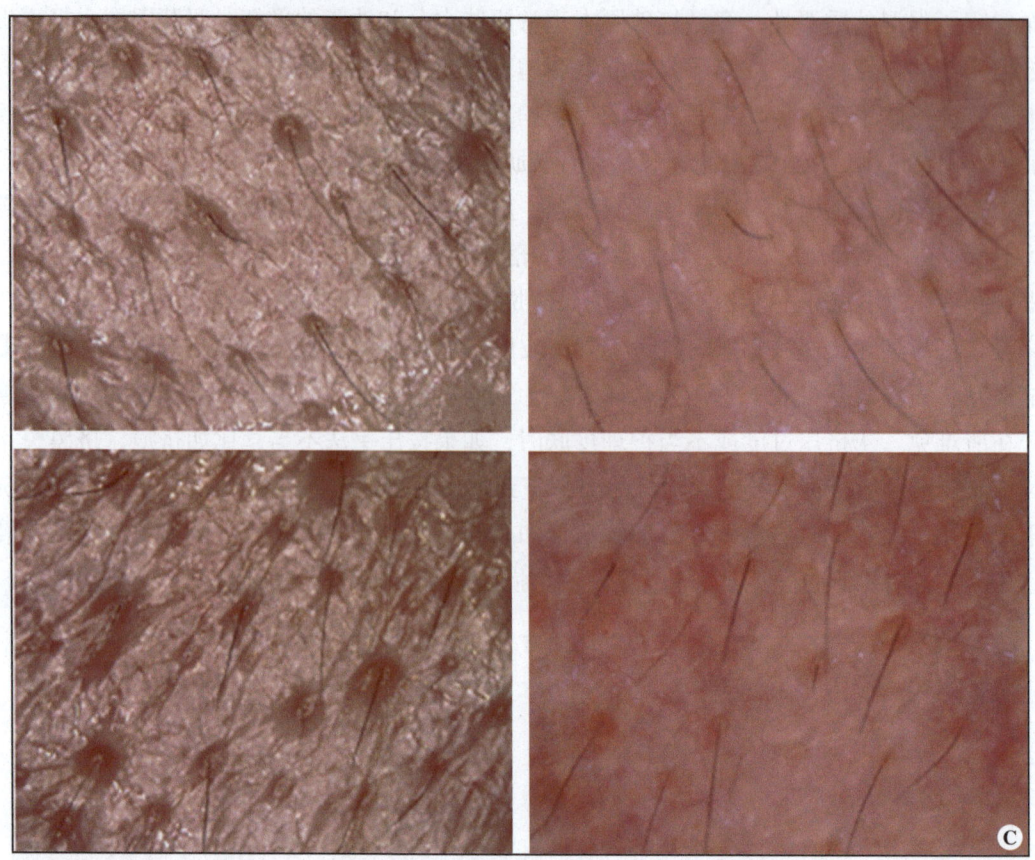

图 36-3　干燥、挤压致毛孔粗大（谢卓玲医师提供图片）

A.干燥、挤压不当导致的毛孔粗大；B.挤压不当导致鼻部毛孔粗大；C.挤压不当导致面颊部的毛孔粗大

层层叠叠，影响到毛孔的"呼吸"，堵塞了皮脂代谢物排泄的通道。毛孔长时间受到"密不透气"的虐待，就会试图正常"呼吸"代谢，会扩张变大。应合理选用化妆品、护肤品。化妆后要认真卸妆，然后用清水清洗干净，保证彻底卸妆，使毛孔"呼吸畅顺"，皮脂代谢物能顺利排出。涂抹具有刺激性的化妆品、长期使用强力杀菌性强的药膏或消炎水，会使毛孔阻塞更加严重，油脂排泄不出来，如再缺少适当的护理，毛孔就会越来越粗大。

【毛孔粗大的类型及日常处理方法】

导致毛孔粗大的原因多种多样，单一或多种原因都会造成不同类型的毛孔粗大，我们总结了一些日常常见的几种毛孔粗大及一些简单的日常处理方法。

1.角质型毛孔粗大　特征：满脸泛油光，毛孔发黑。这是由于肌肤表面的老旧角质代谢不良，使毛孔开口阻塞，毛孔周围的老旧角质掉进毛孔里，与毛孔里囤积的皮脂相互混合，形成角栓的固体，慢慢堆积变大，最后撑大了毛孔。当角栓发展至肌肤表面并接触到空气时，就会氧化变黑，出现让人在意的黑色颗粒，就是所谓的黑头粉刺。如图36-4所示皮脂腺过度活跃导致毛孔粗大。

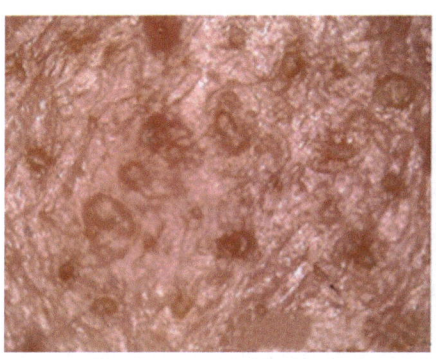 

图 36-4　皮脂腺过度活跃导致毛孔粗大（谢卓玲医师提供图片）

皮脂分泌旺盛，出油过剩，而清洁工作跟不上去，或者饮食过于油腻，都会迫使毛孔呈现粗大及油光。切记及时清除表皮代谢废物堆积，防止进一步加重堵塞。可使用可以带走皮肤表面代谢物的软膜，适当使用具有促进角质代谢或溶解角栓的产品，同时平衡油脂分泌。

2. 缺水型毛孔粗大　特征：干性皮肤，易干燥和长干纹，鼻头两侧毛孔粗大。毛孔时而还好，时而粗大，没有使用乳液时更为明显，那么毛孔一定与干燥缺水有关。如图36-5 所示干燥导致毛孔粗大。

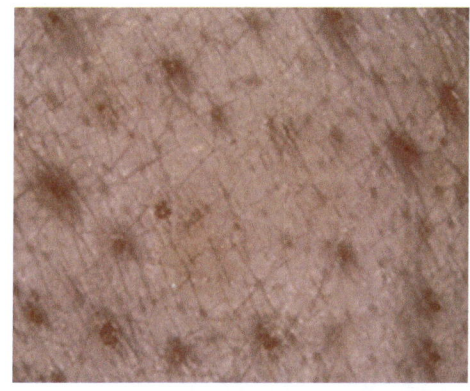 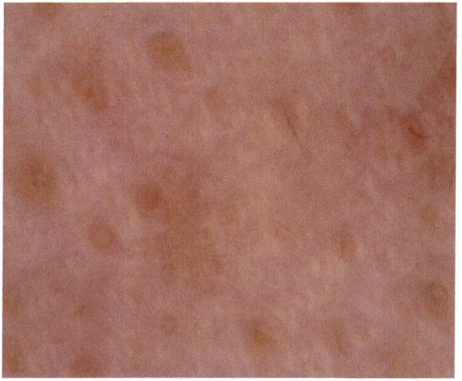

图 36-5　干燥导致毛孔粗大（谢卓玲医师提供图片）

缺水时，毛孔开口处的角质层会变得较薄，使毛孔扩张和明显。收缩毛孔方法：当肌肤变得干燥时，角质层水分降低，会让毛孔周围的肌肤看起来好像凹陷了一样，出现阴影，让原本看起来不显眼的毛孔变得明显且粗大许多。干燥肌肤，在防止皮脂腺开口堵塞的同时，需给予肌肤充足的水分及油脂，以便补充缺失的皮脂膜。还可适当敷补水面膜。注意不要熬夜、饮酒，防止加重肌肤缺水、衰老。

3. 老化型毛孔粗大　特征：毛孔狭长，呈直长型或水滴型。如图 36-6 所示松弛导致毛孔粗大。

年龄增长后，身体内胶原蛋白与弹力蛋白变得纤细且脆弱，无法有效支撑肌肤，使毛孔周围的肌肤出现松弛凹陷的状态，毛孔因而扩张呈水滴状。收缩毛孔方法：①做好基础清洁，充分保湿和防晒。②选择能增生胶原蛋白、弹性纤维及收缩毛孔成分的保养品。

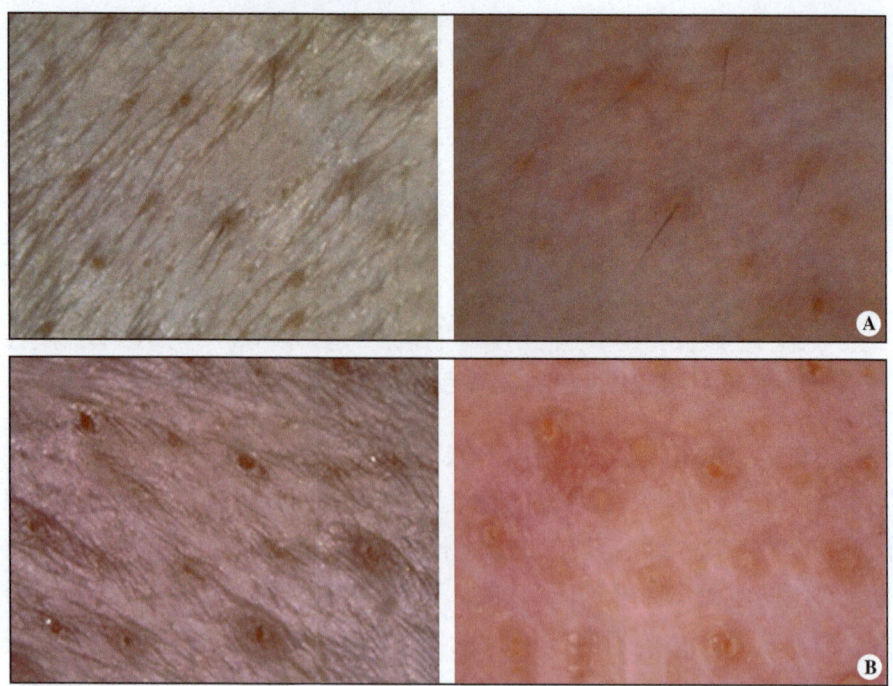

图 36-6　松弛导致毛孔粗大（谢卓玲医师提供案例）

A. 干燥、松弛伴有毛孔粗大；B. 松弛伴有毛孔粗大

4. 即将毛孔粗大者　皮肤深层存在堵塞，暂时没有表现出来，可以通过仪器检测出来。如图 36-7 所示毛孔堵塞可能导致毛孔粗大。

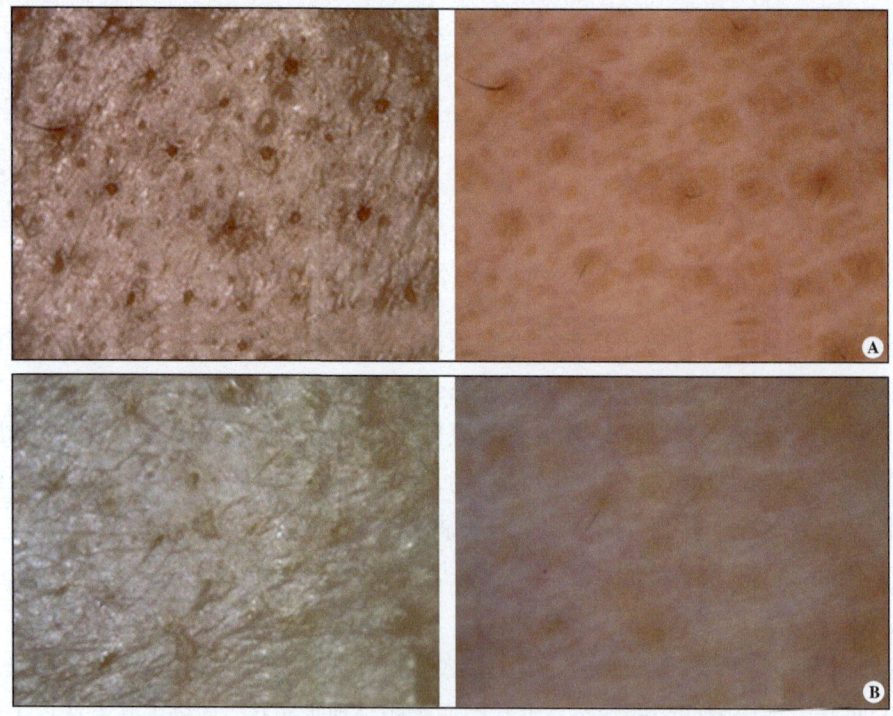

图 36-7　毛孔堵塞可能导致毛孔粗大（谢卓玲医师提供案例）

A. 可能出现毛孔粗大的患者 50 倍皮肤镜图；B. 毛孔粗大近期可能进一步加重的患者

表皮图可以看到毛孔尚未扩大到很明显，但是真皮堵塞颗粒较多，一旦天气转热，或者运动增多；抑或者抑制粉刺排除及溶解粉刺的产品停用就会出现大量粉刺排出而导致的毛孔粗大。此类人群需要做好预防工作。

第二节　毛孔粗大改善方法概要

这一节中会为大家介绍当毛孔粗大形成后我们应该怎样去找回光滑紧致的皮肤。

【及时洁面去除油垢】

早晚要彻底清洁皮肤，可使用优质的深层洁肤露、去黑头面膜或到专业的美容机构定期深层清洁皮肤，不仅能清除皮肤表面的老化角质，促进皮肤新陈代谢，调节皮脂分泌，而且皮肤深层污垢得到清除，毛孔自然缩小。

【晚上一定要卸妆】

卸妆可是每天晚上的清洁功课，必须仔细认真，不要滞留残妆在肌肤表层，这样久而久之，就会撑大毛孔，产生色斑之类的问题，因此卸妆一定要彻底，使用适合自己的卸妆产品，多下点功夫，正确卸妆，以防止毛孔变粗大。

【清除粉刺后用化妆水收敛肌肤】

当毛孔长有粉刺时会把毛孔撑大，适当的清除粉刺有助于缩小毛孔，但如果只是将阻塞物清除掉，没有后续处理，也是不行的，因此在拔完粉刺后一定要做肌肤收敛，可以使用收敛化妆水或者芦荟凝胶来做，能够镇静舒缓肌肤，保持肌肤健康。

【多做有氧运动】

运动是解决毛孔粗大的另一种有效方式。因为运动可以促使血液循环加快，促进肌肤的新陈代谢。如果皮肤深层存在堵塞情况，一般会出现毛孔先扩张，再缩小；继续坚持毛孔再扩大再缩小，进而越来越小的波段过程。

以下几种常用及临床效果也得以验证的治疗方式。

【光子嫩肤】

光子嫩肤是一项非介入性的治疗方法，在不损伤正常肌肤的前提下，通过热损伤刺激胶原蛋白新生，从而恢复皮肤的年轻态和健康态进而缩小毛孔，还可淡化色斑、年龄斑，祛除面部红血丝、瘢痕等，让肌肤柔滑、细腻，综合改善皮肤的状况。具有波长、能量、脉宽可调节性，可因人而异，甚至因不同部位的皮肤状况而异，对求美者的伤害能降低到最小的程度。

【激光嫩肤】

通过激光爆破涂在脸上医疗级纳米炭粉，从而震碎表皮的污垢及角质，所产生的高热能量传导至真皮层，充分刺激皮肤细胞的更新和活力，激发胶原纤维和弹性纤维的修复。然后利用肌体的天然修复功能，启动新的胶原蛋白有序沉积和排列，从而实现瞬间祛除幼纹及皱纹，收缩毛孔，平滑皮肤的效果。需要注意的是，当肌肤有创面或有皮肤病时，不能进行黑脸娃娃镭射（激光）。在术后的 1 周内，应该刻意增加防晒工作，避免直接照射阳光。术后的补水也不可缺少，每天敷一张面膜，效果会更好。

【像素激光】

皮肤组织具有创伤自我修复的能力，当皮肤遭到外伤损害后，能够自我愈合修复。创伤面积过大，修复的结果就是瘢痕产生。创伤很小时，皮肤能够完全复原。点阵像素激光每一微小光束对组织来说都是一个微小创伤，这种微创伤足以启动组织的再生修复功能，其结果即是得到完美换肤。像素激光收缩毛孔是一种全新的医学光子美肤概念。与传统的激光相比，像素激光改变了光的发射模式，每一个脉冲激光发出来的作用点，都是由数百个微激光脉冲组成，每个微激光光斑面积仅为数十平方纳米。皮肤的治疗、保养更为精确，照射得更加均匀，效果也显著、稳定。同样，当肌肤有创面或者皮肤病时不能进行像素激光；术后 7 天内要避免阳光直射，不能化妆。在脱痂前，应当坚持每天涂抹抗生素；脱痂后，肌肤到了重生时期，务必时刻注意防晒。

【口服锌制剂联合外用甘氨酰甘氨酸】

正常角化细胞内钙离子浓度较低而胞外钙离子浓度较高，形成一个膜电位。不饱和脂肪酸含量增加会导致钙离子内流，不仅改变膜电位，还影响细胞的分化增殖，诱导表皮肥厚及角化不全，促使毛孔不断向外扩张，形成毛孔粗大现象。为了使钙离子内流导致的表皮角化不全恢复正常，就需要促进阴离（氯离子）的流入，或者抑制钙离子内流。哺乳动物体内的配体门控氯离子通道主要由甘氨酸和氨基丁酸激活，而甘氨酰甘氨酸作为甘氨酸的二聚体，具有和甘氨酸类似的良好功效。这就是甘氨酰甘氨酸能抑制不饱和脂肪酸信号，改善毛孔粗大的原因。另一方面，研究发现，钙离子内流与 N- 甲基 -D 天冬氨酸型谷氨酸受体（NMDAR）有关，NMDA 特异性拮抗剂能抑制细胞内钙离子浓度上升，抑制毛孔增大。锌离子是 NMDAR 与其激动剂结合的强烈抑制剂，由于 NMDAR 是钙离子进入细胞的主要通道，而锌离子的抑制作用可以阻断钙离子通过 NMDAR 大量流入细胞内，从而使细胞避免异常的分化增殖。因此口服锌制剂联合外用甘氨酰甘氨酸可能产生协同效应，即甘氨酰甘氨酸作用 GlyR，促进氯离子的流入；而锌离子不但降低皮脂的分泌，还作用于 NMDAR 阻断钙离子的流入，因此两者联合可有效改善毛孔粗大。

【肉毒素注射】

肉毒素是为大家熟知的抗衰老注射剂，同时也有一定的收缩毛孔的功效主要是由于肉毒毒素注射在真皮层上，可直接影响到立毛肌。而立毛肌是与毛囊有关的一种平滑肌，又名竖毛肌。肉毒毒素注射后，皮肤的立毛肌被麻痹，表层皮肤变松由此产生缩小毛孔的治疗作用。

【微针疗法】

微针对毛孔粗大有非常好的改善作用。我们会在第三节中详细介绍。

第三节　微针疗法应用于毛孔粗大

【作用机制】

1. 微细通道效应　经皮给药，透皮吸收；为皮肤提供有效代谢通道。
2. 局灶损伤及刺激作用激活各项功能活动　如酶系统、代谢系统、微循环系统、淋巴系统、修复系统等。

【术前准备】

治疗前常规签字、洁面并照相。照相采用同一相机、相同位置、相同光源、正位及斜位（45°）。

【制剂选择建议】

建议选用伊肤泉毛孔紧致套组或搭配其他套盒联合使用。

【治疗方法】

洁面后在治疗区涂抹利多卡因乳膏，表面覆膜 50min，麻醉后擦去利多卡因乳膏，使用消毒液消毒，术者戴消毒手套，根据患者皮肤情况采用 0.5mm 滚针在面部均滚动，微针滚轮操作。操作时遵循以下原则：①平稳、均匀滚刺，确保深度稳定；②滚刺速率和节奏宜慢不宜快，手腕动作 1～2Hz；③同一方向、同一角度滚刺，3～5 次为宜；④同一区域交叉角度滚刺 1～2 遍为宜；⑤同一区域、同一方向不得过多重复滚刺，避免形成片状损伤；⑥同一区域在操作前后都需要涂抹药物，要保证微针在打开通道后，皮肤一直处于湿润状态。眼周治疗时不可使蛮力，轻浅进行导入。微针滚轮导入后，将药水均匀地涂抹到皮肤表面，让其完全吸收。

【术后护理】

治疗后予以冷藏的医用修复类面膜敷面并配合红光照射 20～30min，冷藏过的面膜能有效地镇静止痛，红光的照射能够很好地帮助修复褪红，提高治疗术后的满意度，缩短修复时间。24h 内面部不沾水、不涂抹护肤品，注意防晒。患者每天使用修复因子喷雾 3～5 次，治疗当天如感不适可随时使用喷雾。每次治疗后如面部皮肤局部出现灼热、微红、微肿、少量渗出、结痂、色素沉着等一般不予特殊处理，待其自然恢复。

治疗间隔时间为 20～30 天，3 次为 1 个小疗程，3 次治疗完后一般可达到一个较好的效果，这时可继续巩固治疗 3 次，在完成疗程并达到改善后也应注意前文中提到的日常护理，皮肤的治疗是没有一劳永逸的，在专业医生的治疗下还应坚持正确的护理保养。

第四节 毛孔粗大美容微针联合治疗

联合应用可发挥不同疗法的各自优势，有很好的协同作用，可增强疗效，减少不良反应的发生，达到更佳的美容效果，提高满意度。

【微针联合光电治疗应用】

1. 微针可联合射频 针对毛孔粗大且皮肤轻度松弛者。先行低能量射频治疗，再给予保湿修护面膜补水20min，之后行微针治疗；也可交替治疗，治疗间隔半月。

2. 微针可联合点阵激光或射频微针治疗 针对伴有萎缩性瘢痕、中度松弛、有皱纹者，可同时治疗，先做点阵激光或射频微针，再微针或仅涂抹微针伊肤泉平肤/赋活提升/毛孔紧致套组；也可交替治疗，每次治疗间隔1个月。

3. 微针联合强脉冲光治疗 低能量强脉冲光（IPL）治疗后两周再做微针；或同天治疗。

【微针联合水光注射应用】

可将伊肤泉回春嫩肤套组套组以水光注射的方式注入皮肤，再施以滚针涂抹伊肤泉毛孔紧致套组；再外敷活蛋白水晶面膜60min。

【微针不同套组联合应用】

毛孔粗大只是皮肤不健康的一种表现形式，常伴有皮肤干燥、肤色不均、粉刺丘疹、色素沉着等；故可将伊肤泉不同套组与毛孔紧致套组或控油祛痘套组进行联合应用，既可单以微针的方式，也可先用水光注射的方式再施以滚针。

【微针联合内调治疗应用】

在微针治疗的期间，同时辅以口服锌制剂联合外用甘氨酰甘氨酸。

第五节 毛孔粗大美容微针改善设问及解答

1. 毛孔粗大美容微针改善要几次才能见效？

答：一般治疗一次有一次效果，如果皮脂腺分泌物潴留过多，可能需要多次逐渐代谢排出后毛孔收紧效果方能持久。

2. 治疗间隔时间多长为宜？

答：通常治疗间隔时间3~4周为宜。治疗间隔不宜太长，最长不超过2个月，否则将影响疗效。

3. 治疗术后 1 周内皮肤出现更多粉刺及痘，是正常的吗？多久可以恢复？

答：因术后皮肤通道打开，皮脂腺分泌物储留有通道可以排出，且皮脂腺分泌物储留较多时会表现粉刺增多或冒痘的情况；通常 1 周后即可恢复，2 周左右疗效即可显效。

4. 治疗术后多久可以正常洗脸，用洗面奶？多久可以化妆？

答：术后 24h 禁水，或者用肌肤修护液（喷雾）/康合素喷涂于皮肤表面，使用无菌面前做清洁；第二天即可用凉白开水清洁。因术后需要辅助外用修复产品，一天 3～5 次，修复期间 5～7 天最好避免化妆。毛孔粗大患者多伴有毛囊口堵塞，尽量减少粉质类产品堵塞毛孔，加重皮肤负担。

5. 治疗后没有效果，是什么原因？

答：一般因为真皮颗粒堆积较多，单次治疗不能将深层堵塞的堆积物全部带走，故需要多次治疗才可以逐渐改善。同时需要回顾患者术后是否有继续使用粉质产品继续堵塞毛孔，期间是否出现其他干扰因素，如熬夜、酗酒、身体状况不佳、防晒不到位、运动不足等。通过监测结果来指导医生治疗，监督求美者配合治疗的情况，以保证疗效。

第六节　毛孔粗大微针治疗案例呈现

【毛孔粗大治疗案例一】（图 36-8）

面部皮肤干燥松弛、毛孔粗大、色素沉着 5 年余。

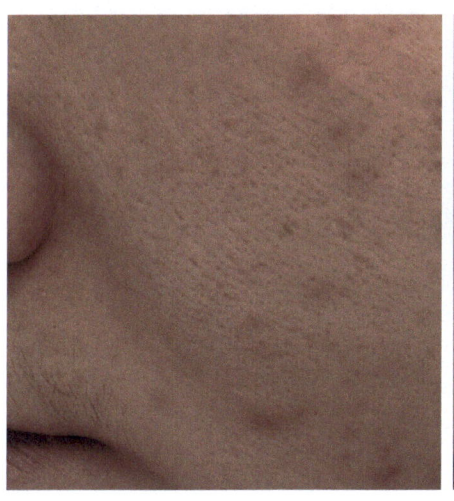
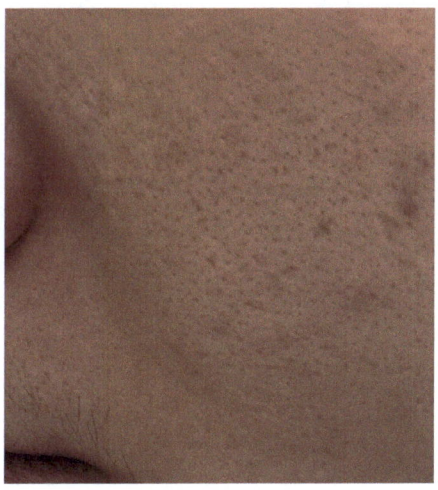

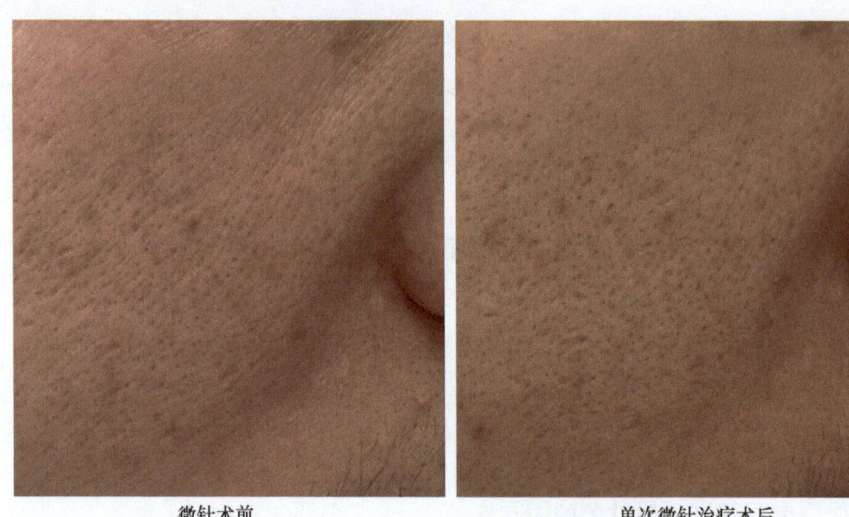

微针术前　　　　　　　　　　　单次微针治疗术后

图 36-8　毛孔粗大微针治疗 1 次案例一（谢卓玲医师提供图片）

【色素沉着治疗案例二】（图 36-9）

面部毛孔粗大、色素沉着 3 年余。

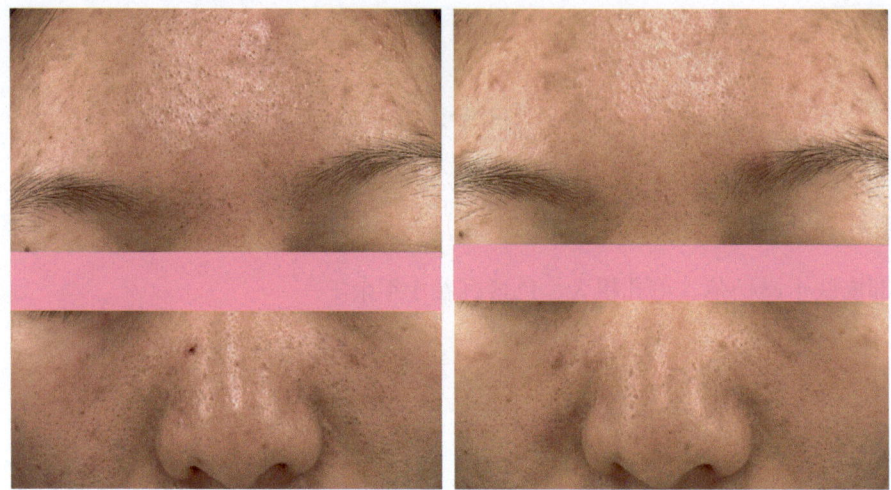

图 36-9　毛孔粗大微针治疗 1 次案例二（谢卓玲医师提供图片）

（王小玉）

第三十七章 脂肪臃堆与美容微针应用

第一节 脂肪臃堆概述

脂肪臃堆的概念有待探究。作者试图提出脂肪臃堆概念，以描述那些不一定整体肥胖，而是更关注局部的脂肪过多。本症状也从另外一个角度反映衰老，因为衰老过程中脂肪会发生重新分布、异常堆积等特有的衰老形态变化，使得人体看起来"臃肿"。

【脂肪臃堆基本认识】

1. 脂肪臃堆是由于人体摄入热能多于消耗热能，导致多余热能以脂肪形式储存于身体形成的脂肪堆积过多或异常分布的一种状态。
2. 常见于面颊、双下颌、上臂、腰腹及大腿等脂肪易膨出部位。
3. 随着生活水平的不断提高，加之不良的生活习惯，脂肪臃堆的群体不断增长。
4. 病理表现主要是以脂肪细胞的数量及体积增加为主。

第二节 脂肪臃堆改善法概要

【一般建议】

通过合理饮食、适度运动、调畅情志、规律睡眠等预防脂肪臃堆的产生。

【可选治疗】

通过以减少脂肪细胞的数量和体积的治疗方式达到改善脂肪臃堆的现象。以下技术方法都可以选用。

1. 光纤溶脂　通过激光热效应使脂肪细胞融解、液化，从而清除堆积的脂肪，即激光溶脂。常见激光有 1064nm 激光、980nm 激光等。
2. 射频溶脂　RF 射频技术是通过可控的温热疗法来治疗脂肪臃堆，甚或收紧皮肤。其作用机制主要是：①通过生物热引起真皮深部收紧，随后启动了创伤后的炎性反应，包括成纤维细胞的增生，胶原表达上调，新胶原形成、重组；②加速局部的血液微循环，使血管扩张、充血，改善淋巴回流；③热导致脂肪酸的分解及脂肪细胞凋亡。目前，临床上可用的治疗设备有多种，且发展迅速，主要是治疗头的改进，如有单极、双极、多极、冷却电极等，其治疗原理有所不同，但各种技术各有其优缺点，包括微创介入式射频溶脂。

3. 脂肪抽吸术　脂肪抽吸术是近20年来开始兴起的一项美体塑形术，它是利用负压吸引器连通一根特制的抽脂金属管，通过其侧孔在皮下脂肪层反复抽吸去除皮下堆积的脂肪组织。

4. 超声波技术　即超声能机械破坏皮肤下的脂肪细胞膜，脂肪进入细胞间被吸收或吸出。

5. 针灸埋线减肥　通过针刺、埋线的方式，调节局部气血循环，加速新陈代谢达到减少脂肪细胞的目的。

第三节　脂肪臃堆美容微针应用

美容微针是之于脂肪臃堆治疗指通过药物注射的方式减脂、提升达到改善脂肪臃堆的治疗目的。通常治疗周期间隔1个月，连续3次治疗即可达到一定的治疗效果。药物用量与脂肪臃堆程度成正相关。

【目前常用溶脂药物主要成分】

1. 磷酸酯胆碱　又名卵磷脂，是最重要的脂肪溶解剂，可乳化分解油脂，降低血液中三酰甘油、胆固醇及中性脂肪酸含量，临床上用的磷脂酰胆碱于大豆中萃取，外用注射最早应用于脂肪瘤的治疗，后有学者尝试将磷脂酰胆碱注射入皮下脂肪溶脂，获得成功后，便在整形美容中应用。

2. 咖啡因、左旋肉碱和氨茶碱被辅助应用减少脂肪。

3. 天然复合物如朝鲜蓟（artichoke）刺激淋巴回流，加速清除脂肪。

4. 替拉曲考（tiratricol）是甲状腺素类药物，增加脂肪燃烧，减少脂肪。

5. 透明质酸有助于局部创伤的修复和保持皮肤水润，紧致。

【常用溶脂配方】

配方1：磷酸卵磷脂 250μg（5ml）
　　　　替拉曲考 700 或 1400μg（2ml）
2% 普鲁卡因 2ml
配方2：美索卡因 2ml
　　　　氨茶碱 2ml
　　　　朝鲜蓟 2ml
　　　　替拉曲考 700μg（2ml）

【溶脂药物使用方法】

术区彻底消毒后，依施术部位大小选泽不同规格注射器抽取制备好的药物，换

27G/30G（面部）针头。左手提起施术部位，依标记点依次缓慢推注，每点 0.2～0.5ml（依实际药物说明来定）。出针后立即用棉签按压针孔，以防药物流出。注射完成后医者可适当按摩注射部位，以促进药物吸收扩散。涂抗生素软膏，冰敷。

第四节　脂肪臃堆美容微针联合应用

以上项目对局部脂肪臃堆都能有一定的疗效，临床上常常会结合在一起使用，例如，美容微针术后 1 周可以施射频治疗，不仅可以促进已被破坏脂肪的代谢，也能起到刺激皮肤胶原新生的作用。

（夏　秋）

第三十八章　皮肤橘皮症与美容微针应用

第一节　皮肤橘皮症概述

【皮肤橘皮症基本认识】

1. 皮肤橘皮症是指出现在腹部、臀部、大腿根部等皮下脂肪的异常结节，女性比男性常见，外观如同丘陵或橘皮样，是由皮下脂肪异常结构和生理状态所引起的。

2. 多数研究认为皮肤橘皮症是一种特殊类型的脂肪代谢障碍，为脂肪细胞、水及机体的代谢产物混合在一起的结合体。

3. 微循环障碍、结缔组织变薄弱及脂肪堆积是其主要原因。

4. 此外，遗传、快速胖瘦、酗酒熬夜、久坐不运动、青春期、妊娠期、更年期激素的影响，都是橘皮组织形成的因素，但发生的确切原因尚不清楚。

5. 近年来通过显微镜观察、磁共振成像、超声波扫描等研究方法对有橘皮的皮肤做了大量的研究，较为一致的结论：①女性特有的皮肤比男性容易出现；②皮肤橘皮的形成过程是逐渐向周围扩展的；③对于个体来说，橘皮的皮肤和没有橘皮的皮肤在功能及血液循环方面没有本质区别。

6. 皮肤橘皮按其轻重可分为四级　①0级：没有凹坑—光滑皮肤；②1级：极少量小的，浅的可见凹坑，在大腿或臀部疏散分布；③2级：大腿或臀部中等数量或有些大的可见凹坑；④3级：大腿或臀部大部分区域大量的可见凹坑。

7. 亦有学者采用如下分级　①1级：捏起和压迫皮肤时肉眼可见凹坑；②2级：立位和卧位时未见凹坑，但捏起和压迫皮肤时出现凹坑；③3级：立位时可见凹坑，卧位时未见；④4级：立位和卧位时肉眼均可见凹坑。

第二节　皮肤橘皮症改善法概要

【预防】

通过运动、调畅情志、规律睡眠、按摩、热敷等物理方式预防皮肤橘皮产生。

【可选治疗】

可以通过收紧皮肤和适度溶解局部脂肪的途径改善皮肤橘皮症。以下技术方法都可以选用。

1. 射频紧肤溶脂　RF射频技术是通过可控的温热疗法来消除橘皮下脂肪，以及收紧皮肤。其作用机制主要是：①通过生物热引起真皮深部收紧，随后启动了创伤后的炎症反应，包括成纤维细胞增生，胶原表达上调，新胶原形成、重组；②加速局部的血液微循环，使血管扩张、充血，改善淋巴回流；③热导致脂肪酸的分解及脂肪细胞凋亡。目前，临床上可用的治疗设备有多种，且发展迅速，主要是治疗头的改进，如有单极、双极、多极、冷却电极等，其治疗原理有所不同。

2. 超声波技术　即超声能机械性破坏皮肤下脂肪细胞膜，脂肪进入细胞间被吸收或吸出。

3. 复合紧肤技术　如赛诺龙的薇拉系列设配，它集结了机械负压+近红外光+射频技术，比较有针对地刺激浅层脂肪调整和收紧皮肤，改善皮肤橘皮症。

第三节　皮肤橘皮症美容微针应用

【应用概述】

1. 溶脂性美容微针即将药物注射于人体局部的皮下达到如下效果：①改善微循环；②降解多余的脂肪堆积（溶脂）；③清除纤维、硬的结缔组织（细胞溶解）；④改善淋巴功能。

2. 溶脂性美容微针一般是由血管扩张药、淋巴回流、刺激剂和麻醉药组成。

3. 溶脂性美容微针注射后1～2周显示局部脂肪堆积中出现大量的淋巴细胞，特别是巨噬细胞、泡沫状细胞，并伴有严重的脂肪萎缩，证明此疗法能使皮下脂肪坏死和吸收。

4. 射频微针用于皮肤橘皮症改善亦是很好的适应证，深度微针穿刺加上局够能量的射频导入，既收紧皮肤又溶解浅层橘皮脂肪。

5. 强有力持续多次的滚针治疗也对橘皮症皮肤松弛有效。

第四节　皮肤橘皮美容微针联合应用

以下联合治疗思路针对皮肤橘皮症。

1. 滚轮微针联合薇拉复合紧肤　滚针微针疗程和薇拉疗程交替进行，可起到复合叠加效果。

2. 滚轮微针联合射频紧肤　滚针微针疗程和射频紧肤疗程交替进行，可起到复合叠加效果。

3. 射频微针联合薇拉复合紧肤　射频微针和薇拉复合紧肤交替进行，可起到更好的复合叠加效果。

（夏　秋）

参考文献

何黎, 刘玮. 2008. 皮肤美容学. 北京: 人民卫生出版社

汪春运. 2016. 黛力新的临床应用. 精神医学杂志, 29(4): 314-317

王才惠, 段西凌. 2013. 羟氯喹在治疗皮肤病中的应用. 临床皮肤科杂志, 42(4): 259-261

张学军. 2013. 皮肤性病学. 第 8 版. 北京: 人民卫生出版社

赵辨. 2012. 中国临床皮肤病学. 南京: 江苏科学技术出版社

中国医师协会皮肤科医师分会《中国痤疮治疗指南》专家组. 2008. 中国痤疮治疗指南 (讨论稿). 临床皮肤科杂志, 37(5): 339-342

中华医学会整形外科分会血管瘤和脉管畸形学组. 2016. 血管瘤和脉管畸形诊断和治疗指南 (2016 版). 组织工程与重建外科, 12(2): 63-93

朱海琴, 朱文远, 范卫新. 2007. 烟酰胺在皮肤局部外用中的进展. 临床皮肤科杂志, 36(3)189-190

Duval C, Smit NP, Kolb AM, et al. 2002. Keratinocytes control the pheo/eumelanin ratio in cultured normal human melanocytes. Pigment Cell Res, 15(6): 440-446

Fowler J, Jarratt M, Moore A, et al. 2012. Once-daily topical brimonidine tartrate gel 0.5% is a novel treatment of moderate to severe facial erythema of rosacea: results of two multicenter, randomized and vehicle-controlled studies. Br J Dermatol, 166(3): 633-641

Gano SE, Garcia RL. 1979. Topical tretinoin, hydroquinone, and betamethasone valerate in the therapy of melasma. Cutis, 23(2): 239-241

Haass NK, Smalley KS, Li L, et al. 2005. Adhesion, migration and communication in melanocytes and melanoma. Pigment Cell Res, 18(3): 150-159

Hayakawa R, Ueda H, Nozaki T, et al. 1981. Effects of combination treatment with vitamins E and C on chloasma and pigmented contact dermatitis. A double blind controlled clinical trial. Acta Vitaminol Enzymol, 3(1): 31-38

Hirobe T. 2005. Role of keratinocyte-derived factors involved in regulating the proliferation and differentiation of mammalian epidermal melanocytes. Pigment Cell Res, 18(1): 2-12

Hsu CC, Lee JY. 2011. Carvedilol for the treatment of refractory facial flushing and persistent erythema of rosacea. Arch Dermatol, 147(11): 1258-1260

Imokawa G. 2004. Autocrine and paracrine regulation of melanocytes in human skin and in pigmentary disorders. Pigment Cell Res, 17(2): 96-110

Kligman AM, Willis I. 1975. A new formula for depigmenting human skin. Arch Dermatol, 111(1): 40-48

Li YH, Chen JZ, Wei HC, et al. 2008. Efficacy and safety of intense pulsed light in treatment of melasma in Chinese patients. Dermatol Surg, 34(5): 693-700

Neering H. 1975. Treatment of melasma(chloasma) by local application of a steroid cream. Dermatologica, 151(6): 349-353

Polnikorn N. 2008. Treatment of refractory dermal melasma with the MedLite C6 Q-switched Nd: YAG laser: two case reports. J Cosmet Laser Ther, 10(3): 167-173

Sharlow ER, Paine CS, Babiarz L, et al. 2000. The protease-activated receptor-2 upregulates keratinocyte phagocytosis. J Cell Sci, 113(Pt 17): 3093-3101

van Zuuren EJ, Fedorowicz Z. Interventions for rosacea: abridged updated Cochrane systematic review including GRADE assessments. Br J Dermatol, 173(3): 651-662

Weiner L, Han R, Scicchitano BM, et al. 2007. Dedicated epithelial recipient cells determine pigmentation patterns. Cell, 130(5): 932-942

Yoshida Y, Hachiya A, Sriwiriyanont P, et al. 2007. Functional analysis of keratinocytes in skin color using a human skin substitute model composed of cells derived from different skin pigmentation types. FASEB J, 21(11): 2829-2839